北京协和医院复杂病例用药解析

主　　编　张抒扬　梅　丹
副 主 编　田　庄　杜小莉　张　波
编　　者（以姓氏笔画为序）

马　杰　　王　辉　　王　强　　田　庄　　田欣伦　　白　帆
卢　强　　史亦丽　　叶文玲　　叶益聪　　孙雯娟　　左亚刚
冯　俊　　冯　雷　　庄俊玲　　闫雪莲　　任　爽　　李　剑
刘永太　　关鸿志　　杜小莉　　沈建中　　吴婵媛　　陈　罡
陈闽江　　陈太波　　陈　未　　邹雨真　　张抒扬　　张　波
张　路　　周雨佳　　范倩倩　　郭潇潇　　杨　红　　杨　阳
胡蓉蓉　　胡　扬　　赵　彬　　赵久良　　都丽萍　　唐　彦
梅　丹　　康　琳　　韩业晨　　舒　畅

点评专家　李大魁　朱文玲

人民卫生出版社

图书在版编目(CIP)数据

北京协和医院复杂病例用药解析/张抒扬,梅丹主编.—北京:人民卫生出版社,2016

ISBN 978-7-117-23065-0

Ⅰ.①北… Ⅱ.①张…②梅… Ⅲ.①用药法 Ⅳ.①R452

中国版本图书馆 CIP 数据核字(2016)第 188338 号

| 人卫智网 | www.ipmph.com | 医学教育、学术、考试、健康、购书智慧智能综合服务平台 |
| 人卫官网 | www.pmph.com | 人卫官方资讯发布平台 |

版权所有,侵权必究!

北京协和医院复杂病例用药解析

主　　编:张抒扬　梅　丹
出版发行:人民卫生出版社(中继线 010-59780011)
地　　址:北京市朝阳区潘家园南里 19 号
邮　　编:100021
E - mail:pmph @ pmph.com
购书热线:010-59787592　010-59787584　010-65264830
印　　刷:北京铭成印刷有限公司
经　　销:新华书店
开　　本:710×1000　1/16　印张:15　插页:2
字　　数:286 千字
版　　次:2016 年 8 月第 1 版　2018 年 4 月第 1 版第 2 次印刷
标准书号:ISBN 978-7-117-23065-0/R·23066
定　　价:35.00 元

打击盗版举报电话:010-59787491　E - mail:WQ @ pmph.com
(凡属印装质量问题请与本社市场营销中心联系退换)

前 言

从临床中来， 到临床中去

从用药中来， 到药用中去

诊断、用药与护理是医学服务的"三驾马车"，有临床价值的药品只有用好才是有效、安全与经济的。合理用药是医学临床的落脚点，又是祛病与康复的出发点，也是所有临床科学方案、临床科学诊疗的载体。合理用药，服务于患者的临床治疗；合理用药，支撑疑难病例的治疗，是现代医学实践和疾病治疗的核心与基石，提高药物治疗水平使得患者最大程度从药物治疗中获益，是临床医生与临床药师日常工作中不懈的追求。

药物对症、疗效好，才可谓是合理、科学地用药。提供"良药"给患者，给予公众适宜的用药教育指导，是医生与患者、疾病与疾病治疗之间紧密联系的纽带。人们常说"是药三分毒"，这并非公众完全没有道理的对用药、服药的理解，这里所说的"毒"，其实就是指药物不良反应的大小。在临床工作中，我们常常会遇到一些复杂、棘手的病例，药物治疗中会出现让临床医师两难的局面。例如，由于基因变异导致患者对药物过度敏感，不良反应明显；患者同时存在矛盾的临床情况，血栓已形成但同时又存在出血或是易出血现象的高危人群，抗栓治疗难以实施；超适应证用药，虽然能够使患者获益，但是医生却承担着不符合药品说明书使用的风险等。为了帮助医生在医疗实践中给患者设计和提供更为安全和合理的用药方案，减少药物间不良的相互作用，解决影响药物治疗的相关因素等，北京协和医院多名临床医生和临床药师共同努力，联手将近年来临床实践中遇到的部分复杂案例的诊治，特别是药物治疗中的特点和难点问题，加以总结提炼，汇集成本册。

本书案例均从疾病药物治疗的角度入手，紧扣最新的疾病治疗指南和循证医学证据，引入医药学领域的最新理论及研究进展，在疾病诊断、药物治疗、药理机制和药效学、药动学、药物相互作用、药学监测及个体化治疗等方面做了阐述和分析。本书内容实用性强，从临床中来，到临床中去，从用药中来，到药用中去，有利于引导读者思考和探究复杂临床情况下药物治疗的原则与方法，对于提升临床及药学工作者正确认识疾病，特别是在复杂临床情况下合理安全用药有很大裨益。

本书还特别邀请我国著名的心血管病学专家北京协和医院朱文玲教授和著名药学专家北京协和医院李大魁教授对病例逐一点评。他们丰富的临床经验和深刻的学术见解是本书的"点睛"之处。借此机会，由衷感谢两位老专家的倾情奉献和对年轻人的提携帮助。

本书在编写过程中还得到了多位临床专家和药学同仁的热情指导和帮助，在此表示衷心感谢。同时也向参与编著工作及在其他方面提供协助的人员表示诚挚的谢意。鉴于医药学是一门不断发展和更新的实践科学，虽然编者对选取的案例进行了认真的筛选、分析、探讨及审议，但也难免有疏漏不当之处，恳请广大读者不吝赐教，以便我们有机会再版时给予修正和完善。

张抒扬　梅　丹

2016 年 7 月

目 录

一、药物治疗矛盾

鱼与熊掌可兼得乎？——真性红细胞增多症合并心肌梗死一例 /2
山重水复疑无路——磺胺过敏时如何治疗耶氏肺孢子菌感染？ /6
进退两难的抉择——华法林导致皮肤坏死一例 /11

二、个体化给药

变与不变，给药的艺术——血液透析患者应用多联抗癫痫药物
　　治疗抽搐一例 /16
抗凝治疗，因人而异——华法林不敏感病例一例 /22
基因检测，精准医治——华法林高度敏感病例一例 /27
甲之蜜糖，乙之砒霜——硫唑嘌呤导致严重骨髓抑制一例 /32

三、特殊人群用药

用药决策，因人而异——复杂泌尿系感染患者治疗一例 /38
保胎也应护心——利托君引起急性心肌梗死一例 /41
拿什么来拯救你？——伊洛前列素用于特发性肺动脉高压孕妇 /45
药物配伍有七情——多种药物合用导致老年人腹泻、震颤一例 /49
妊娠用药、如履薄冰——急性淋巴细胞白血病孕妇诊治一例 /53
用好抗凝药，保母子平安——机械瓣膜置换术后妇女的妊娠 /58

莫忘核查用药史——药物致老年患者低钠血症一例 /63
谨慎定夺，行之有据——孕期溃疡性结肠炎药物治疗一例 /67
产妇用药须讲究——多药抗感染治疗对患者哺乳的影响 /71
特殊时期的营养保驾——妊娠剧吐患者肠外营养支持一例 /76

四、药物不良反应

达摩克利斯之剑高悬——免疫抑制治疗并发重症感染一例 /82
常用药物不为人知的一面——丙硫氧嘧啶致 ANCA 相关小血管炎一例 /86
早期发现、及时停药——博来霉素导致肺纤维化一例 /90
百年老药，如何使用——消化道出血患者应用抗血小板药物一例 /95
切勿忽略药品说明书——头孢美唑钠导致粒细胞缺乏一例 /99
欲抗凝，恐栓塞——低分子量肝素诱导的血小板减少症一例 /103
老药不良反应不容忽视——利福平致肾衰竭一例 /108
新药不良反应须警惕——英利西单抗诱发再生障碍性贫血致死亡一例 /111
新药不良反应，不容小觑——厄洛替尼致肺癌患者皮疹及肝损害一例 /114
代谢性疾病管理的艺术——甲巯咪唑引起的低血糖症 /118
药物不良反应中的"跨科思维"——阿德福韦酯引起的低磷骨软化症一例 /122
抗痛风药之"痛"——别嘌醇致药物超敏反应综合征一例 /126
卡马西平想说爱你不容易——卡马西平致重症多形红斑型药疹一例 /131
皮肤损害，触目惊心——拉莫三嗪致中毒性表皮坏死松解症一例 /135
磺胺的不安——复方磺胺甲噁唑致中毒性表皮坏死松解症 /140
救命良药还是夺命毒药——心力衰竭患者地高辛中毒一例 /146
肝素抗凝，钢丝上的舞蹈——溶栓治疗致血小板减少并急性肾衰竭一例 /150
曲妥珠单抗的"伤心事"——胃癌晚期患者应用曲妥珠单抗致左室射血分数减少一例 /156
甲巯咪唑的"危机处理"——甲状腺功能亢进伴粒细胞缺乏药物治疗一例 /160
揭开黄疸的"面纱"——美沙拉秦导致溶血性贫血一例 /164
抑郁的心——氯米帕明致扩张型心肌病一例 /168
惊心动魄的化疗——大剂量甲氨蝶呤输注致急性肺水肿一例 /173
药源性室速不容忽视——羟氯喹导致心脏损伤一例 /177

抽丝剥茧，探寻病因——他克莫司导致消化道多发溃疡和失明一例 /181
缜密思索、找寻原因——他克莫司引起严重谵妄一例 /185
非选择性药物的致命伤——普萘洛尔导致慢性肾衰竭患者高钾血症一例 /190

五、药物相互作用

一波三折的血压——血液透析患者调整血压治疗方案一例 /196
按图索骥——异烟肼导致腹泻、皮肤损害一例 /202
多重用药中的"暗礁"——多种 CYP450 酶代谢药物合用致辛伐他汀横
　纹肌溶解症一例 /206
收之东隅，失之桑榆——合用质子泵抑制剂导致甲氨蝶呤中毒一例 /211

六、其　他

超适应证用药的是与非——利妥昔单抗用于抗 NMDA 受体抗体脑炎一例 /218
抗心律失常药物是把双刃剑——胺碘酮用于宽 QRS 心动过速一例 /222
恶性肿瘤与血栓，祸不单行——胃癌患者 PICC 相关静脉血栓的抗凝
　治疗一例 /227

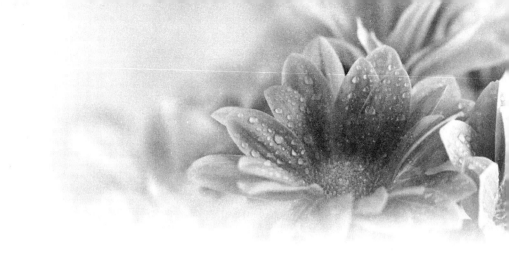

一、药物治疗矛盾

鱼与熊掌可兼得乎？
——真性红细胞增多症合并心肌梗死一例

韩业晨，北京协和医院心内科主治医师

（一）病例介绍

患者男性，44岁，因"反复胸闷、胸痛1年，加重1月余"入院。患者2012年9月无诱因出现胸闷、胸痛，持续数分钟后自行缓解，无其他伴随症状，每1~2个月发作1次。2013年6月，患者静息时再次出现胸闷、胸痛，持续3小时不缓解，当地医院查心电图示"Ⅱ、Ⅲ、aVF导联ST段抬高0.1~0.3mV"，考虑"急性下壁心梗"，予抗凝等治疗后疼痛缓解，复查心电图示"ST段回落至基线"，考虑"冠状动脉血栓自溶再通"。此后规律服用阿托伐他汀、氯吡格雷、单硝酸异山梨酯等药物治疗，但患者仍有胸闷、胸痛发作。2013年8月当地医院行冠脉造影示"前降支肌桥，收缩期狭窄50%；右冠状动脉近段可疑机化血栓影，狭窄最重80%，TIMI血流3级"，未行支架植入。既往史：2010年初，患者因"左上腹痛，发热"，行腹部CT提示：巨脾，脾梗死；脾动脉迂曲，脾静脉纤细，闭塞不除外，脾门、脾周、胃底多发侧支循环形成。血常规提示HGB升高（180g/L），JAK2-V617F基因（+），结合骨髓穿刺诊断真性红细胞增多症，交替给予羟基脲、干扰素治疗，HGB控制欠佳，最高180g/L；同时予阿司匹林100mg qd。2013年5月患者出现上消化道出血，胃镜提示：胃底静脉曲张，遂停用阿司匹林，口服氯吡格雷75mg qd（注意：患者在2013年6月份就发生急性心肌梗死）。2013年10月再次呕吐咖啡样胃内容物，排黑便，遂改为氯吡格雷50mg qd。否认高血压、糖尿病、血脂异常病史。个人史：吸烟20支/天×20年，戒烟3年，少量饮酒史。

入院查体：血压120/75mmHg，心率60次/分；未见肝掌、蜘蛛痣，未见颈静脉充盈；心肺查体无殊；腹壁未见曲张静脉，肝（-），脾大平脐，质地稍韧，未超过正中线，无压痛；双下肢无水肿。入院后查血常规：WBC $(3.5~10.5) \times 10^9$/L，HGB 145~157g/L、HCT 46.3%~53.9%，PLT（159~294）×

10^9/L；便潜血（+）×2，（－）×5；肝肾功、凝血正常；血脂：TC 1.73mmol/L，TG 1.43mmol/L，HDL-C 0.6mmol/L，LDL-C 0.74mmol/L；免疫指标阴性；ECG：Ⅱ、Ⅲ、aVF 导联病理性 Q 波；超声心动图：左室下后壁中部运动减弱，左室射血分数74%；胃镜：食管静脉球，胃底孤立性静脉曲张（重度），慢性浅表性胃炎，胃底静脉曲张可见红色征，提示患者处于曲张静脉破裂出血前期；考虑加用阿司匹林后消化道出血风险大，仍给予氯吡格雷 75mg qd 及其他二级预防药物；同时加强抑酸、保护消化道黏膜。但是患者仍有静息状态下胸闷、胸痛，ECG 提示胸前导联（$V_1 \sim V_5$）T 波高尖及 ST 段压低，心肌酶逐渐升高（肌钙蛋白 I 0.239→2.640μg/L）；给予静脉泵入硝酸甘油以及加用那屈肝素 4100U ih q12h 抗凝，患者症状无好转并且加重，监测 ECG 显示新发右束支传导阻滞，心肌酶明显升高（肌钙蛋白 I 3.152→9.839μg/L↑），加用磺达肝癸钠 2.5mg ihqd 抗凝，硝酸甘油加量至 140μg/min 疗效仍欠佳。

（二）病例特点

患者中年男性，病程 1 年，以急性冠脉综合征起病。同时合并真性红细胞增多症、胃底静脉曲张和消化道出血病史。患者不规律服用抗血小板药物后再次出现胸闷、胸痛并逐渐加重。

（三）治疗要点和治疗经过

1. 基础疾病对急性冠状动脉综合征治疗的影响

患者明确患有真性红细胞增多症，该病是一种以克隆性红细胞异常增殖为主的慢性骨髓增生性疾病，临床表现主要是血栓形成，其中脑血栓最为常见，而冠脉内血栓形成后果较为严重，有报道其发生率高达 27%。其形成血栓的机制包括血液高黏度、血管内皮功能失调、血小板和白细胞被过度激活以及血栓素 A_2 的过表达等，这些因素会导致微循环的失调从而在动脉和静脉系统形成大量的血栓。因此指南推荐长期服用小剂量阿司匹林可以有效地预防此类患者血栓形成。

本例患者的冠脉病变考虑为动脉血栓形成所致，导致患者发生急性心肌梗死，经过积极抗凝和抗血小板治疗后血管部分再通，症状得以缓解。但是由于患者脾动脉血栓形成和门静脉系统慢性血栓栓塞导致食管及胃底静脉曲张以及上消化道出血，因此未能进行有效的抗血小板治疗，再次发作胸痛考虑是冠脉内血栓逐渐形成导致急性冠状动脉综合征。所以对其进行充分的抗血小板治疗非常关键，然而我院及外院胃镜均提示患者曲张的胃底静脉极易出血，因此如何在各种治疗间寻找最佳的平衡点是治疗的难点。

患者获得有效的抗栓治疗对冠状动脉病变有益，但出血的风险如同达摩克利斯之剑，时刻悬在患者的头上。患者曲张的食管和胃底静脉随时可能出血，导致治疗进退两难的境地。如何平衡出血的风险是心脏科医生必须面对的问题。目前对于曲张静脉的处理包括采用套扎、硬化剂注射等内镜下治疗，经颈静脉肝内门-体静脉支架分流术为主的介入治疗，以及外科行门体静脉分流术。对于本例患者，需要考虑采用介入或者外科手术的方法解决食管和胃底静脉曲张，极大程度杜绝抗栓治疗时消化道出血的风险。但是由于患者近期发生了急性冠状动脉综合征，以上干预均需要等待3个月。当然在此期间需要采用药物等方法避免消化道出血发生，强效抑酸药物（质子泵抑制剂）和胃黏膜保护剂，以及对患者日常饮食的教育管理非常重要。

2. 治疗经过

患者出现难以缓解的胸痛症状、心电图出现新发右束支传导阻滞，肌钙蛋白I逐渐升高，超声心动图显示室间隔中下段及心尖部无运动，左室前壁及下后壁中下段运动明显减低，左室收缩功能减低（单平面法左室射血分数38%），考虑患者冠状动脉病变进展，出现心肌梗死，在氯吡格雷基础上加用阿司匹林，患者症状仍未缓解。行冠状动脉造影显示右冠状动脉完全闭塞，前降支近段弥漫血栓形成，狭窄95%，TIMI血流2级。

患者冠脉造影证实除原有右冠血栓病变以外，前降支新发血栓形成，这是导致患者持续胸痛的主要原因。在双重抗血小板治疗情况下仍然有血栓的持续增长，此时需要加强抗凝治疗。但是最初使用的低分子量肝素和磺达肝癸钠都无法有效地遏制血栓的形成，同时缺乏临床监测有效性和出血风险的指标，因此将磺达肝癸钠改为肝素750~1000U/h泵入抗凝，抗凝强度达到APTT延长1.5~2倍，患者胸闷、胸痛逐渐缓解，1周后加用华法林抗凝，INR控制在2~3之间后停用肝素。复查超声心动图：室间隔及心尖部运动较前好转，左室射血分数45%（单平面法）。

（四）治疗体会

许多患者在临床中存在有治疗的困境，寻找治疗的平衡点对于临床医生来说是非常困难的。掌握疾病的发病机制以及抓住患者目前的主要临床问题，同时个体化用药，可能是解决这些治疗矛盾的有效方法。

（五）专家点评——朱文玲

一例红细胞增多症合并心肌梗死的患者，多处冠状动脉血栓形成发病。常规用于红细胞增多症治疗的阿司匹林不能阻止冠脉内血栓形成;常规用于急性冠状动脉综合征的低分子量肝素疗效不满意,改为普通肝素终于取得满意疗效。普通肝素与低分子量肝素相比,作用于凝血酶和多个内源性凝血因子,并干扰凝血过程多个环节,与凝血因子结合的位点多。肝素还与多种血浆蛋白结合降低其凝血活性,并抑制血小板黏附和聚集。普通肝素抗凝作用强,持续静脉滴注,产生持久稳定的抗凝作用。用药过程中严格检测APTT可保证抗凝效果,防止过度抗凝出血。因此,在低分子量肝素抗凝效果不佳时值得使用普通肝素抗凝治疗。

参考文献

[1] Finazzi G. A prospective analysis of thrombotic events in the European collaboration study on low dose aspirin in polycythemia (ECLAP). Pathol Biol (Paris), 2004, 52 (5): 285-288.
[2] Tefferi A. Polycythemia vera and essential thrombocythemia: 2013 update on diagnosis, risk-stratification, and management. Am J Hematol, 2013, 88 (6): 507-516.
[3] Goethals P, Evrard S, Dubois C. Recurrent coronary stent thrombosis. Acta Cardiol, 2000, 55 (6): 371-373.

山重水复疑无路

——磺胺过敏时如何治疗耶氏肺孢子菌感染？

冯雷，北京协和医院药剂科主任药师

（一）病例介绍

患者女性，59岁。系统性红斑狼疮（SLE）32年，以肾、血液系统受累为主。2011年1月出现无明显诱因发热，午后达峰，T_{max} 37.9℃，伴关节及肌肉疼痛，脉搏90次/分，呼吸28次/分，血压140/90mmHg，自行服用退热药后体温能够下降，未进一步诊治；同时服用泼尼松5mg qd。2011年2月门诊检查WBC $3.8×10^9$/L，PLT $76×10^9$/L，抗双链DNA抗体579IU/ml，尿常规蛋白＞3.0g，24小时尿蛋白8.52g，补体C3 0.48g/L，C4 0.07g/L，结核感染T细胞斑点试验（TB-Spot）（－），考虑狼疮活动，故调整泼尼松剂量至40mg qd，环磷酰胺100mg qd，雷公藤多苷20mg tid。一周后泼尼松增至60mg qd，治疗后发热好转。2011年4月初再次出现无明显诱因高热，T_{max} 40℃，伴有寒战、胸闷、憋气、咳嗽，少量黄白痰，不易略出，深呼吸时伴有左侧胸痛，就诊于我院急诊。查动脉血气：pH 7.54，PCO_2 30mmHg，PO_2 55mmHg，Lac 3.6mmol/L，提示Ⅰ型呼吸衰竭；胸部高分辨CT提示双肺弥漫性磨玻璃影，考虑感染。为进一步诊治收入院。既往史：系统性红斑狼疮32年；个人史：磺胺药物过敏，表现为全身发红、双手荨麻疹、水肿，无褪皮。

入院查体：T_{max} 37.9℃，体温37℃，脉搏90次/分，呼吸28次/分，血压140/90mmHg；实验室检查患者免疫球蛋白明显减低，淋巴细胞计数 $0.16×10^9$/L。

（二）病例特点

中老年女性，患系统性红斑狼疮32年，使用较强的免疫抑制治疗。近期出现高热、胸闷、咳嗽，胸部CT提示肺部病变。此次入院主要明确发热、针对肺部病变的原因给予治疗。

（三）治疗要点和治疗经过

1. 发热及肺部病变的原因

患者发热并伴有肺部症状，胸部 CT 提示为肺间质改变为主。需要鉴别的是：①狼疮肺炎：由于多有肺泡出血，临床表现为咯血和血红蛋白的降低，影像学常表现为局限性、片状肺部实变，这些与患者的临床表现不符。②耶氏肺孢子菌（*Pneumocystis jiroveci*，PJ）感染：患者罹患系统性红斑狼疮，长期使用糖皮质激素、免疫抑制剂治疗；免疫球蛋白明显减低，淋巴细胞计数 0.16×10^9/L，存在严重的细胞和体液免疫缺陷；肺部病变以肺间质改变为主，呈磨玻璃样，而临床体征少，痰少，低氧血症明显，Ⅰ型呼吸衰竭，活动后气短明显。PJ 感染可能性大。③其他感染：患者患有免疫系统疾病，是否有细菌、病毒感染不能除外。

完善感染及病原学检查，结果：痰涂片耶氏肺孢子菌（+），聚合酶链反应（+），G 试验 35.89pg/ml，巨细胞病毒-PP65（+），白色念珠菌（++），黄曲霉少量，鲍曼不动杆菌（+++），革兰氏阳性球菌大量。

患者基础疾病为 SLE，此次肺部病变的特点是痰少、临床体征少、低氧血症明显，结合影像学特征及感染、病原学结果，认为合并 PJ 感染可能性大。

耶氏肺孢子菌是一种机会性致病真菌，由其导致的严重肺部感染性疾病称为耶氏肺孢子菌肺炎（pneumocystis pneumonia，PCP）。PCP 起病隐匿或呈亚急性，先天或后天免疫力低下患者容易发生。PCP 的病死率极高，未经治疗的 PCP 患者病死率几乎 100%，经过治疗仍有 5%~50% 的病死率，PCP 的早期诊断是治疗成功的关键。

2. 治疗方案的制定与治疗结果

SLE 合并 PCP 治疗的标准方案以复方磺胺甲噁唑（SMZ-TMP）联合糖皮质激素为主，其中 SMZ-TMP 为治疗 PCP 的首选药物，有报道该药在非 HIV 感染的治疗中，有效率为 60%~80%。常用量为磺胺甲噁唑 75~100mg/(kg·d)，甲氧苄啶 10~20mg/(kg·d)，po q6h。肾功能不全患者应减量，肌酐清除率为 15~49ml/min 的患者减为半量，肌酐清除率<15ml/min 的患者不可用。治疗时间须达 2~3 周；症状、体征和胸片好转后逐渐减至半量，给药期间碱化尿液、多饮水。对伴巨细胞病毒感染或其他细菌感染者，加用更昔洛韦和抗生素，暂停用免疫抑制剂，并增加糖皮质激素剂量（相当于泼尼松龙 50~100mg/d，5~7 天后减至 40~50mg/d）。

由于该患者 SLE 合并 PCP，并有磺胺药物过敏史，抗感染治疗只能采用二线方案：卡泊芬净首剂 70mg 静脉滴注 qd 后 50mg 静脉滴注 qd，哌拉西林钠/他唑巴坦钠 4.5g 静脉滴注 q8h 抗感染；甲泼尼龙 40mg 静脉滴注 q12h 以减轻炎症反应，控制肺泡渗出。根据病原学检查结果巨细胞病毒-PP65（+），白色念珠菌（++），黄曲霉少量，鲍曼不动杆菌（+++），革兰氏阳性球菌大量的提示，后续治疗使用注射用两性霉素 B 脂质体（安浮特克）150mg 静脉滴注 qd，伏立康唑 0.2g 静脉滴注 q12h，头孢哌酮/舒巴坦 3g 静脉滴注 q8h，美罗培南 1g 静脉滴注 q8h，利奈唑胺 0.6g 静脉滴注 q12h，更昔洛韦 0.25g 静脉滴注 q12h。

然而，治疗一周后患者病情未见好转，T_{max} 持续在 38℃（±），且呼吸困难加重，予以储氧面罩 10L/min，血氧饱和度可维持在 100%。复查血气：pH 7.51，PCO_2 35mmHg，PO_2 30mmHg，Lac 2.9mmol/L；血常规：WBC 2.73×10^9/L，HGB 108g/L，PLT 76×10^9/L；胸部高分辨 CT：双肺病变进展。提示选用二线药物卡泊芬净治疗效果不佳。如何解决？

在包括免疫、感染、变态反应科等 6 个临床科室参与的多科会诊中，专家们充分听取了药师提供的信息：①抗 PCP 的其他二线药物伯氨喹、氨苯砜、阿托伐醌、喷他脒中，伯氨喹为 SLE 禁用；氨苯砜与磺胺结构类似，存在交叉过敏的可能；阿托伐醌、喷他脒不易获得。②依据 SMZ-TMP 联合糖皮质激素为 SLE 合并 PCP 治疗的标准方案，其中复方磺胺甲噁唑为治疗 PCP 的首选药物。③多个国外指南提出对磺胺过敏者，采用脱敏疗法是唯一的解决途径。可具体参照《澳大利亚治疗指南·抗生素分册》SMZ-TMP 6 小时脱敏方案执行。最终多科专家会诊综合意见：根据该患者病情给予磺胺脱敏疗法；前期治疗中已用的甲泼尼龙有预防过敏的作用，同时做好患者出现速发型过敏反应的抢救预案，并与家属沟通取得其知情同意。

2011 年 4 月 20 日 19：00 为该例患者行磺胺脱敏治疗，即以低剂量开始逐渐增加剂量的方法给机体引入导致患者发生变态反应的变应原，使机体产生免疫耐受性。过程如下：复方磺胺甲噁唑片（磺胺甲噁唑 400mg，甲氧苄定 80mg）1/20000 片入胃管，观察患者无过敏反应出现；20：00 予 1/2000 片入胃管，无过敏反应出现；21：00 予 1/200 片入胃管，22：00 予 1/20 片入胃管，22：20 予 1/2 片入胃管，21 日 0：00 予 2 片入胃管，1：00 予 4 片入胃管，整个过程患者均无过敏反应出现。持续 4 片 q8h 给药，其间患者未出现任何过敏反应。经治疗后，患者发热、憋气和低氧逐渐好转，5 月 10 日查肺孢子虫聚合酶链反应检测转为阴性。

（四）治疗体会

本案患者主述曾因使用复方磺胺甲噁唑发生严重皮疹，又因疾病所限无法使用其他药品，或已用其他药物疗效不佳，权衡利弊后考虑使用磺胺脱敏疗法。需要注意的是，为患者实施脱敏治疗，应在有抢救能力的医院进行，准备好应对预案。抗生素治疗指南中指出，如患者有药物诱导表皮坏死病史（Stevens-Johnson 综合征），绝对禁止脱敏治疗；为防止速发型过敏反应，在使用磺胺脱敏之前给予患者抗组胺药物，如口服西替利嗪和糖皮质激素类药可有效减少早期过敏反应的发生。对于骨髓抑制者，重组人粒细胞刺激因子有助于改善患者因用药引起的白细胞下降。同时，加强人文关怀可提高患者依从性，患者治疗的依从性是直接影响脱敏治疗效果的因素之一。

（五）专家点评——李大魁

药物治疗中采用脱敏法虽然已不多了，但在一些无替代药物的特殊情况下仍是非常重要的手段。本文成功进行磺胺药脱敏，其间仔细询问病史，准备抢救预案，剂量适度递增，是安全实践的具体保障。

参考文献

[1] MICROMEDEX（R）Healthcare Series 2011，Vol. 146/O_2

[2] Kovacas JA, Hiemenz JW, Macher AM, et al. Pneumocystis carinii pneumonia: a comparison between patients with the acquired immunodeficiency syndrome and patients with other immunodeficiencies. Ann Intem Med, 1984, 100: 6332-6711.

[3] Tsai HC, Lee SS, Lin HH, et al. Pneumocystis carinii pneumonia in systemic lupus erythematousus: a report of two case. J Formosan Med Assoc, 2001, 100: 6992-7021.

[4] Sepkowitz KA. Opportunistic infections in patients with and patients without acquired immunodeficiency syndrome. Clin Infect Dis, 2002, 34 (8): 1098-1107.

[5] Ward MM, Donald F. Pneumocystis carinii pneumonia in patients with connective tissue diseases: the role of hospital experience in diagnosis and mortality. Arthritis Rheum, 1999, 42: 7802-7891.

[6] Dworkin MS, Williamson J, Jones JL, et al. Prophylaxis with trimethoprim sulfamethoxazole for human immunodeficiency virus infected patients: impact on risk for infectious diseases. Clin Infect Dis, 2001, 33 (3): 393-398.

[7] 罗慰慈. 应重视肺孢子菌感染的问题. 临床肺科杂志, 2007, 12 (2): 107-107.

[8] 郑文洁，宋海澄，赵岩，等. 自身免疫病并发卡氏肺孢子菌肺炎的临床分析. 中华传染病杂志, 2007, 25 (4): 219-222.

[9] 张进川，戴autoplay业，樊谨，等. 卡泊芬净治疗老年卡氏肺孢子菌肺炎一例并文献复习. 中华结核和呼吸杂志, 2006, 29 (7): 463-465.

[10] 王海燕，文仲光，庞晶琳. 卡泊芬净治疗 IgA 肾病并发肺孢子菌肺炎一例. 中国呼吸与危重症杂志, 2009, 8 (1): 80-81.

[11] 施安国. 新一类抗真菌药——棘白菌素类药物. 中国药学杂志, 2006, 41 (2): 154-156.
[12] 张凡, 梅丹, 刘正印, 等. 棘白素类抗真菌药物——卡泊芬净. 中国药学杂志, 2006, 41 (15): 1196-1198.
[13] 江雪艳, 张仁芳, 郑毓芳, 等. 卡泊芬净联合复方磺胺甲噁唑治疗艾滋病合并肺孢子菌肺炎. 中国真菌学杂志, 2010, 5 (3): 141-143.
[14] [澳] 治疗指南有限公司. 治疗指南: 抗生素分册. (原著第12版). 李大魁, 盛瑞媛, 等译. 北京: 化学工业出版社, 2005: 230-231.
[15] 桑福德 (美). 热病桑福德抗微生物治疗指南. 36版. 北京: 中国协和医科大学出版社, 2006.

进退两难的抉择

——华法林导致皮肤坏死一例

刘永太，北京协和医院心内科副教授

（一）病例介绍

患者女性，27岁，以"气短2年，皮肤损害7月余"入院。2年前患者于自然分娩3个月后逐渐出现胸闷、乏力、活动时气促。外院就诊时超声心动图显示双房、左室扩大（左室舒张末内径68mm），左室收缩功能重度减低，射血分数22%，左心腔内附壁血栓。诊为"围生期心肌病，心力衰竭"。给予利尿药、地高辛、美托洛尔和坎地沙坦治疗后患者症状缓解，但是患者未能坚持用药，因此心衰症状反复发生，利尿后缓解。7个月前因明显的下肢水肿再次外院就诊，复查超声心动图显示左心室较前扩大（左室舒张末内径71mm），收缩功能减低，射血分数32%，左室内血栓形成。针对心室内血栓给予低分子量肝素皮下注射（剂量不详）同时口服华法林4.5mg qd治疗。3天后注射部位（前腹壁皮肤）出现皮下瘀斑，逐渐出现皮肤破溃坏死。停用华法林及低分子量肝素，局部经积极换药等处理后，破溃逐渐愈合，瘢痕形成（见文末彩图1）。但20余天后患者开始出现双侧颊部红斑，局部瘙痒，遇冷水后双侧前臂、双侧小腿皮肤出现多形态出血性皮疹，部分破溃融合，点状溃疡脓肿形成，局部红肿，疼痛明显，并逐渐向四肢近端进展。既往史、家族史无特殊。

入院查体：血压90/60mmHg，心率80次/分，心界扩大，肝肋下3cm，双下肢压凹性水肿，双侧颊部红斑，四肢散在分布皮肤多形陈旧性出血性皮疹，部分融合破溃，点状脓肿形成（见文末彩图2）。

（二）病例特点

患者青年女性，围生期起病，主要表现为心衰，超声心动图提示为左心扩大、射血分数下降及心腔内血栓。华法林抗凝期间出现严重皮损，停药后仍有新发皮损出现。

（三）治疗要点和治疗经过

1. 心力衰竭病因

围生期心肌病是一种较少见的心肌病，多发生于分娩前4周到分娩后5个月，无其他明确心衰的病因，超声心动图显示为左室收缩功能衰竭。围生期心肌病的发病机制还不清楚，可能与病毒感染、激素内分泌、自身免疫及对妊娠期间血流动力学改变的不恰当反应有关。本患者心衰发生的时间以及超声心动图符合以上诊断标准，需要除外导致心衰的其他原因，如高血压、瓣膜病、心内分流性疾病、甲状腺功能亢进、贫血以及一些少见的结缔组织病如系统性红斑狼疮等。

入院后进行了一些辅助检查包括血常规、肝肾功、甲状腺功能、抗核抗体、抗磷脂抗体、狼疮抗凝物均正常。复查超声心动图：左房左室扩大（左房前后径47mm，左室前后径71mm），射血分数30%，心腔内多发血栓。未见有瓣膜病（如主动脉狭窄）、先天性心脏病（如动脉导管未闭、室间隔缺损、主动脉缩窄）。患者病史及入院查体也未显示有高血压。

结合患者的发病特点和此次入院检查结果，考虑患者为围生期心肌病。文献报道约50%~60%围生期心肌病患者在产后6个月内临床状况和心功能完全或近乎完全恢复。心功能不能恢复者按照收缩性心衰进行规范治疗，即给予β受体阻滞剂和肾素-血管紧张素-醛固酮系统阻断剂。

2. 皮损的原因

患者皮损在使用华法林后出现，应警惕华法林诱导的皮肤坏死。华法林诱导的皮肤坏死发生率很低，在口服华法林抗凝患者中的患病率为0.01%~0.1%。其可能的机制是：华法林主要通过抑制肝脏维生素K环氧化物还原酶，阻止维生素K的循环应用，干扰维生素K依赖性凝血因子Ⅱ、Ⅶ、Ⅸ、Ⅹ的羧化，使这些凝血因子无法活化，从而达到抗凝的目的。同时华法林也抑制蛋白C，一种抗凝因子，而由于蛋白C半衰期较以上维生素K依赖性凝血因子短，因而服用华法林后其活性首先下降，在使用华法林初期体内是反常性高凝，部分患者皮下脂肪内的小静脉和毛细血管内形成微血管血栓，导致皮肤坏死。发生华法林诱导的皮肤坏死的患者大多存在易栓倾向，比如蛋白C缺乏等，使用华法林时更容易发生微血管血栓栓塞性皮肤坏死。蛋白C缺乏的患者，即使不使用华法林，也可能因为高凝状态而出现微血管血栓栓塞性皮肤坏死。本例患者进行实验室检查发现血蛋白C活动度50%，复查54%（正常值69%~151%）。两次结果支持患者存在蛋白C缺乏。在此基础上，使用较大剂量华法林后患者出现皮肤坏死；停用后由于蛋白 C 缺乏，仍持续出现微血栓导致的皮肤损害。

在出现华法林诱导的皮肤坏死的患者中，重新使用华法林可能会再次导致严重皮肤坏死。考虑患者存在围生期心肌病、蛋白 C 缺乏以及心腔内血栓形成，需要长期甚至终身抗凝治疗，如果不能使用华法林而长期应用肝素，不仅不方便，而且容易导致骨质疏松、肝素诱导的血小板减少等不良反应。一些文献报道在发生华法林诱导的皮肤坏死患者中可以重新给予小剂量华法林，同时给予治疗剂量的肝素，随后几周内逐渐增加华法林的剂量。这种方法可避免在凝血因子Ⅱ、Ⅸ、Ⅹ减少之前蛋白 C 水平的迅速下降，可能可以避免再次使用华发林时皮肤坏死的发生。

此次入院后，给予患者普通肝素治疗（调整剂量至 APTT 延长 1.5~2 倍）同时加用小剂量华法林（1.5mg qd），并逐渐增加剂量至 INR 维持于 2~2.5 之间后停用肝素。抗凝过程中未发生新皮损，原有皮疹逐渐消退（见文末彩图 3）。同时从小剂量开始加用依那普利和卡维地洛，并根据心率、血压增加剂量。出院时卡维地洛 25mg q12h，依那普利 10mg q12h，华法林 4.5mg qd，INR 2.33。患者出院后定期随诊 4 年，心功能Ⅱ级（NYHA 分级），未再出现皮疹及皮肤坏死。出院后 9 个月复查超声心动图：左室较前缩小（前后径 63mm），左室收缩功能接近正常（射血分数 47%）。

（四）治疗体会

使用华法林抗凝时如果发生皮肤坏死，需要寻找是否存在蛋白 C 缺乏可能。在发生过华法林诱导的皮肤坏死的患者中，为避免再次出现华法林诱导的皮肤坏死，可以在肝素化的同时小剂量合用华法林，逐渐调整至 INR 达标。

（五）专家点评——朱文玲

青年女性，2 年前于分娩后 3 个月诊断围生期心肌病。左心大，左室收缩功能重度下降，伴左室血栓。

患者因左心室血栓，同时低分子量肝素及华法林抗凝治疗，3 天后腹壁皮下注射部位出现严重皮损，皮下瘀斑，皮肤破溃坏死。停用华法林及低分子量肝素，破溃逐渐愈合，瘢痕形成。但停药后又在不同部位出现性质相同的皮损。

皮损原因？如与抗凝药有关，为何停药后又有新发皮损？患者皮损在使用华法林后出现，需警惕华法林诱导的皮肤坏死（WISN）。经查阅文献，作者介绍了 WISN 的发生机制。华法林治疗初期容易发生反常高凝状态，WISN 的患者大多存在易栓倾向，比如抗凝因子蛋白 C 缺乏等。经实验室检查本例确实存在蛋白 C 缺乏症。从而可以解释较大剂量华法林诱发皮肤坏死和停药后由于蛋白 C 缺乏再次发生微血栓导致皮肤损害。

然而针对左心室及微血管血栓均需抗凝治疗，如何应用抗凝剂？按照文献推荐的方法抗凝治疗成功。持续华法林治疗，INR 满意，未再出现皮损。

本例启示：在遇到华法林引起皮肤坏死时，应测定血浆抗凝因子蛋白 C，在蛋白 C 缺乏时高剂量华法林可诱发皮下组织微血管血栓导致皮肤坏死。改变抗凝策略，在肝素化同时使用小剂量华法林，逐渐达到华法林有效剂量。这种方法可避免在凝血因子Ⅱ、Ⅸ、Ⅹ减少之前由于蛋白 C 水平迅速下降发生的高凝状态，从而避免再次使用华发林时因为血栓形成导致皮肤坏死的发生。

参考文献

[1] Hilfiker-Kleiner D, Haghikia A, Nonhoff J, et al. Peripartum cardiomyopathy: current management and future perspectives. Eur Heart J, 2015, 36 (18): 1090-1097.

[2] Essex DW, Wynn SS, Jin DK. Late-onset warfarin-induced skin necrosis: case report and review of the literature. Am J Hematol, 1998, 57 (3): 233-237.

二、个体化给药

变与不变，给药的艺术

——血液透析患者应用多联抗癫痫药物治疗抽搐一例

邹羽真，北京协和医院药剂科药师，临床药师

（一）病例介绍

患者男性，68岁，肢端网状青斑样皮疹5月，双下肢疼痛4月，水肿、无尿3月，抽搐、意识丧失1月。5个月前患者出现手足肢端网状青斑，并逐渐出现双下肢对称压凹性水肿，蔓延至大腿，诊断胫前静脉附壁血栓。4个月前出现恶心、呕吐，并有一次鼻出血，咯出50ml左右暗红色液体，且双下肢疼痛严重，活动受限，需卧床。3个月前再次出现鼻出血、持续无尿、水肿、憋喘，查HGB下降至69g/L（之前1个月118g/L），Cr（E）811μmol/L，BUN 34.44mmol/L，血清蛋白电泳：M蛋白32.4%，抗中性粒细胞胞质抗体、抗核抗体及抗磷脂抗体（-）。给予右侧股静脉深静脉置管及规律透析治疗后，患者肌痛、肢端皮疹逐渐好转，双下肢水肿消退，未再出现鼻出血、咯血。复查血常规：WBC 5.99×10^9/L，NEUT% 76.5%，HGB 74g/L，PLT 180×10^9/L；肝肾功能：ALT 23IU/L，TP 58.5g/L，Alb 19.7g/L，Cr（E）621.8μmol/L，BUN 29.10mmol/L，血尿免疫固定电泳均示IgGκ单克隆条带。骨髓穿刺涂片骨髓增生Ⅲ级，浆细胞比例为15%，可见双核浆细胞。诊断为多发性骨髓瘤，由于患者合并症多，多器官功能障碍，未行化疗。规律行每周三次血液透析治疗。

一个月前（2015年10月5日）患者透析后突发抽搐，意识丧失，多科会诊认为该患者抽搐原因不明，考虑颅内静脉窦血栓可能性大，原发病进展不除外。因患者一般情况差，不考虑手术或溶栓治疗，对症给予左乙拉西坦250mg po bid，控制不佳；10月8日透析过程中两度再发抽搐，加用苯巴比妥0.1g im q12h，因该药可能使患者咳痰能力下降，加重肺部感染，故采取间断给药；10月15~16日患者再发频繁抽搐，多为颜面部抖动，伴或不伴四肢抽搐，不

伴有意识丧失，多于血液透析过程中或结束后发作，持续3～10分钟后自行缓解或在静脉推注咪达唑仑后缓解。考虑上述抗癫痫药物依然控制不佳，于10月15日起加用苯妥英钠0.1g po bid，但患者10月17～19日依然频发抽搐，6～8次/日，于10月19日起再加用丙戊酸钠0.5g po bid；10月22日透析后两度再发抽搐，遂将丙戊酸钠剂量增加为0.75g po bid。住院期间的抗癫痫治疗方案详见表1。

表1　患者住院期间抗癫痫药物的给药过程

药物名称	给药日期	用法用量
左乙拉西坦	10月6日～11月7日	250mg po bid
苯巴比妥	10月8日～10月11日	0.1g im q12h
	10月17日～11月4日	0.1g im q12h
	11月4日～11月7日	0.1g im qd
苯妥英钠	10月15日～10月29日	0.1g po bid
	10月26日	0.1g po once（透析前12小时）
	10月29日～11月7日	0.15g po bid
丙戊酸钠	10月19日～10月22日	0.5g po bid
	10月23日～11月7日	0.75g po bid
	10月26日～11月7日	0.5g po W3D（透析前4小时）

（二）病例特点

该患者为多发性骨髓瘤IgGκ型，ISS（国际分期系统）Ⅲ期，多器官侵犯，病情重，进展快。因急性肾功能不全（尿毒症期），规律行血液透析治疗，之后患者频繁在透析过程中或透析结束后发作抽搐，以多联抗癫痫药物治疗（左乙拉西坦+苯巴比妥+苯妥英钠+丙戊酸钠）仍难以控制。

（三）治疗要点和治疗经过

1. 血液透析时抗癫痫药物的剂量调整策略

透析过程对不同特性的药物的体内清除具有不同的影响。通常认为透析会显著清除游离药物，因此蛋白结合率高的药物受影响相对较小。笔者汇总了药品说明书和相关专著中有关本例患者所用抗癫痫药物的蛋白结合率信息和推荐剂量（表2）。

表2 抗癫痫药物的蛋白结合率和血液透析时的推荐剂量

蛋白结合率（%）	左乙拉西坦 <10	苯巴比妥 40	苯妥英钠 88~92	丙戊酸钠 80~94
推荐剂量	250~500mg bid	50~100mg q8~12h	负荷剂量：1g；维持剂量：0.3~0.4g/d	15~60mg/（kg·d）
血液透析剂量调整	透析后追加一剂250~500mg	透析后给药	无须追加剂量	无须追加剂量

左乙拉西坦的蛋白结合率低，血液透析过程对其清除＞50%，故应在透析后追加一剂以控制透析之后的抽搐。苯巴比妥的血液透析清除率＞30%，理论上也应在透析后追加剂量，以保证维持有效的血药浓度；但鉴于本例患者存在严重肺部感染，并出现了嗜睡症状，不宜再增加苯巴比妥剂量，于11月4~7日减停苯巴比妥（为避免病情反跳，不可骤停）。患者出现嗜睡的原因不除外药物相互作用因素，丙戊酸钠会通过抑制肝药酶CYP2C9和CYP2C19使苯巴比妥的血药浓度增加约50%。

有研究表明，血液透析可使丙戊酸钠血药浓度下降约20%，但因透析可降低丙戊酸钠的蛋白结合率，使结合药物减少，所以血药浓度可能被高估，这种情况在血浆蛋白水平低时尤为显著。这种情况对于苯妥英钠也同样存在。研究表明，苯妥英钠亦可以适度被血液透析所清除；血液透析成功治疗苯妥英钠中毒的病例报道间接证实了这一作用，由于透析条件和个体因素等，文献报道的清除率差异很大，在10%~40%之间。苯妥英钠和丙戊酸钠属于阴离子药物，其蛋白结合率在血液透析患者会有显著改变并存在较大的个体差异，从而造成血药浓度的误判。本例患者住院期间蛋白水平始终偏低，因此药物浓度受血液透析影响更大。需要更加频繁地进行监测，加强临床观察。

2. 利用治疗药物监测调整给药方案

由于丙戊酸钠、苯妥英钠受血液透析的影响较左乙拉西坦和苯巴比妥小，因此考虑在常规给药方案的基础上于血液透析前追加一剂，以控制患者的抽搐症状。丙戊酸钠缓释片没有明显的血药浓度峰值，在服药后4~14小时血药浓度出现稳定的平台期，受肾功能影响比较小，因此在血液透析前4小时给药。苯妥英钠在服药后4~12小时达到血药浓度峰值，肾功能减退患者的清除半衰期延长，因此在血液透析前12小时给药。10月26日开始执行追加给药方案，口服丙戊酸钠0.5g、苯妥英钠0.1g。为判断剂量调整的效果，于10月26日和28日分别测定了患者透析前后的血药浓度，结果见表3。

表3 血透前后治疗药物浓度检测结果

检测时间	检测值（μg/ml）	
	苯妥英钠	丙戊酸钠
10月26日透析前（16：00透析）	1.61	49.56
10月26日透析后	1.80	33.25
10月28日透析前（12：00透析）	2.18	58.59
10月28日透析后	2.08	36.93

注：治疗浓度范围（谷浓度）：丙戊酸钠为40～100μg/ml，苯妥英钠为10～20μg/ml。

由检测结果可知，血液透析对丙戊酸钠的清除比较显著，尽管临时追加一剂，血透后血药浓度依然降至治疗浓度范围以下，提示若抽搐控制不佳可考虑增大其透析前追加剂量。而苯妥英钠的血药浓度远低于治疗浓度范围，故于10月29日起将给药剂量增大至0.15g bid；由于血透前后浓度差异不大，故不再于血透前追加给药。11月5日检测苯妥英钠的谷浓度为2.05μg/ml，较增大剂量前显著升高（10月20日第一次检测结果0.4μg/ml）。

苯巴比妥和苯妥英钠是肝药酶诱导剂，可改变丙戊酸钠血药浓度，也可改变自身的血药浓度。建议停用苯巴比妥3天后（即11月11日）复测苯妥英钠的谷浓度，若仍显著低于有效浓度，则继续给药意义不明，还会影响丙戊酸钠的疗效，可考虑停用。患者住院期间给药和血药浓度监测过程见图1。

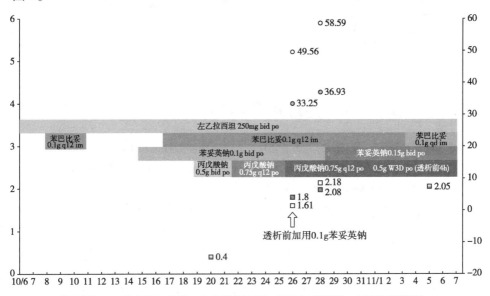

图1 住院期间给药过程和血药浓度监测值

3. 治疗结果

经过药代动力学分析和文献回顾，结合患者的血药浓度检测值，不断调整给药方案。患者自 10 月 23 日后 10 余天未发作抽搐，认为目前的给药方案能够有效地控制抽搐，予以维持，即左乙拉西坦 250mg po bid + 苯妥英钠 0.15g po bid + 丙戊酸钠 0.75g po q12h，每周 3 次透析前 4 小时加用丙戊酸钠 0.5g po once。患者出院后定期随访。

（四）治疗体会

多发性骨髓瘤重症患者的原发病进展会侵犯多器官造成器官功能衰竭，包括心脏、肾和凝血系统等，在治疗原发病的同时必须重视合并症的对症支持和调整药物剂量。本例患者的特殊之处在于出现难治的原因不明的抽搐，使用多联抗癫痫药物治疗，同时规律性行血液透析治疗尿毒症。为合理有效地控制病情，应当评估血液透析对药物的影响，并且综合分析药物相互作用和血药浓度检测值，以制定更加合理有效的治疗方案。

（五）专家点评——李大魁

透析患者用药比较复杂，既涉及透析并发症用药也要考虑基础疾病的用药。需要根据药动学原理，分析药物的理化性质、蛋白结合率、患者情况（如血浆蛋白水平）及透析方法等方面的影响，结合血药浓度监测综合考虑。本例密切观察和监测患者，分析判断正确，及时恰当地调整用药和剂量，结果满意。提供了理论结合实际的临床案例。

参考文献

[1] 翟所迪，应颖秋．肾衰药物手册．北京：人民军医出版社，2010：78，116.

[2] Product Information：SPRITAM（R）oral tablets, levetiracetam oral tablets. Aprecia Pharmaceuticals (per manufacturer), East Windsor, NJ, 2015.

[3] Richard CJ. Dialyzability of drugs. Dialysis Transplant, 1981, 10：474-474.

[4] Fernandez de Gatta MR, Alonso Gonzalez AC, Garcia Sanchez MJ, et al. Effect of sodium valproate on phenobarbital serum levels in children and adult. Ther Drug Monit, 1986, 8 (4)：416-420.

[5] Lapierre O, Dubreucq JL, Beauchemin MA, et al. Valproic acid intoxication in a patient with bipolar disorder and chronic uremia. Can J Psychiatry, 1999, 44 (2)：188-190.

[6] Product Information：DEPAKENE（R）oral capsules, oral syrup, valproic acid oral cap-

sules, oral syrup. Abbott Laboratories, North Chicago, IL, 2006.

[7] Bennett WM, Aronoff GR, Golper TA, et al. Drug Prescribing in Renal Failure, American College of Physicians, Philadelphia, PA, 1994.

[8] Anseeuw K, Mowry JB, Burdmann EA, et al. Extracorporeal Treatment in Phenytoin Poisoning: Systematic Review and Recommendations from the EXTRIP (Extracorporeal Treatments in Poisoning) Workgroup. Am J Kidney Dis, 2016, 67 (2): 187-197.

[9] Miller MA, Crystal CS, Patel MM. Hemodialysis and hemoperfusion in a patient with an isolated phenytoin overdose. Am J Emerg Med, 2006, 24 (6): 748-749.

[10] Eyer F, Felgenhauer N, Pfab R, et al. Hemodialysis and hemoperfusion in a patient with an isolated phenytoin overdose. Med Sci Monit, 2008, 14 (12): 145-148.

[11] Ghannoum M, Troyanov S, Ayoub P, et al. Successful hemodialysis in a phenytoin overdose: case report and review of the literature. Clin Nephrol, 2010, 74 (1): 59-64.

[12] Asconapé JJ. Use of antiepileptic drugs in hepatic and renal disease. Handb Clin Neurol, 2014, 119: 417-432.

[13] Van Dyke DC, Berg MJ, Olson CH. Differences in phenytoin biotransformation and susceptibility to congenital malformations: a review. Drug Intell Clin Pharm, 1991, 25: 987-992.

抗凝治疗，因人而异

——华法林不敏感病例一例

王辉，北京协和医院心内科主治医师

（一）病例介绍

患者女性，31岁，维吾尔族，因"活动后胸闷、气短4月，一过性意识丧失1次"入院。患者4个月前（产后1个月）上3层楼后出现胸闷、气短，一过性意识丧失，约1分钟后自行清醒，无肢体抽搐、二便失禁。此后活动耐量进行性下降，遂就诊于当地医院，查超声心动图：右心大，肺动脉左、右分支略扩张，三尖瓣轻-中度反流，肺动脉收缩压70mmHg，左室射血分数52%。右心导管检查：肺动脉压70/30mmHg（余不详）。肺通气血流显像：右肺上叶尖段及左肺上叶尖后段血流灌注及通气减低；肺动脉造影：右肺动脉中段狭窄，可疑血栓影，远段肺动脉显影差。当时考虑肺血栓栓塞可能性大，继发肺动脉高压，予依诺肝素（剂量不详）2天，并加用华法林3mg qd抗凝治疗，西地那非50mg bid降肺动脉压治疗。出院后根据INR将华法林剂量逐步上调至4.5mg/5.25mg隔日口服，监测INR仍波动于1.6~1.9。患者日常活动不受限，可平地行走数百米，未再发生胸闷、气短、意识丧失等症状。1月余前于外院复查超声心动图：肺动脉收缩压73mmHg，左室射血分数60%，停用西地那非，继续口服华法林抗凝治疗。为进一步诊治收入我院。既往史：孕2产2，2013年曾患妊娠糖尿病，2014年10月顺产1女。

入院查体：血压100/78mmHg，血氧饱和度97%，双肺未闻及干湿啰音，心率62次/分，心律齐，第2心音无亢进，各瓣膜区未闻及病理性杂音，腹部查体无阳性体征，双下肢不肿。辅助检查：血常规：（-）；肝肾功能：AST 106U/L，ALT 132U/L，余（-）；凝血：PT 13.5s，APTT 32.5s，INR 1.11；血气：PO_2 101mmHg，sPO_2 98.2%；血沉20mm/1h，高敏C反应蛋白4.40mg/L；免疫球蛋白：IgG 23.98g/L，IgM 2.64g/L，补体（-）；抗核抗体谱、抗磷脂抗体谱、抗中性粒细胞胞质抗体、抗可溶性抗原抗体均（-）；自身免疫性肝病抗体：（-）；甲状腺功能、感染4项、甲肝、戊肝抗体均（-）；N端前脑钠肽：

63 pg/ml；6 分钟步行距离 425m；ECG：窦性心律，电轴右偏，Ⅱ、Ⅲ、aVF、$V_1 \sim V_6$ 导联 T 波倒置；超声心动图：肺动脉收缩压 53mmHg，右心轻度增大，轻度三尖瓣关闭不全；盆腔超声及下肢深静脉超声未见异常；颈动脉、椎动脉、锁骨下动脉超声均未见异常；胸部高分辨 CT：双上肺多发小结节，肺动脉干增宽；CT 肺血管成像未见异常；肺通气血流显像：左肺上叶尖段、右肺上叶后段血流灌注轻度受损，与通气显像不匹配，考虑肺栓塞中度可疑。考虑慢性血栓栓塞性肺动脉高压可能性大。将华法林剂量逐渐上调至 6mg qd。同时加用多烯磷脂酰胆碱保肝治疗。患者未再出现胸闷、气短，可于病区内活动。

（二）病例特点

患者青年女性，产后 1 个月急性起病，主要表现为活动后气短并进行性加重，一过性意识丧失 1 次。当时考虑有急性肺血栓栓塞，外院予华法林抗凝治疗及西地那非降肺动脉压治疗，但肺动脉高压无明显改善。此次入院后行肺通气血流显像考虑肺栓塞中度可疑。

（三）治疗要点和治疗经过

1. 慢性血栓栓塞性肺动脉高压的治疗

患者经超声心动图和右心导管检查显示存在肺动脉高压。结合患者产后发生发病（围产期高凝状态），肺动脉造影以及 V/Q 显像提示有肺动脉栓塞可能，同时经相关检查，排除了结构性心脏病、心力衰竭、呼吸系统疾病、自身免疫病、血液病、肝硬化及 HIV 等其他可引起肺动脉高压的疾病，目前诊断考虑为慢性血栓栓塞性肺动脉高压可能性大。

慢性血栓栓塞性肺动脉高压的治疗可以考虑：①肺动脉内膜剥脱术：主要适应证为术前肺血管阻力 $>300 dyn/(s \cdot cm^5)$，平均肺动脉压力 $>40mmHg$；影像学检查结果显示血栓位于手术可及的肺动脉干、叶动脉、段动脉或亚段动脉。患者 CT 肺血管成像并未发现以上部位血栓，目前无手术指征。②抗凝治疗：除非有禁忌证，所有慢性血栓栓塞性肺动脉高压病人应接受华法林抗凝治疗，保持 INR 为 2.0~3.0，以防止肺动脉原位血栓形成和反复静脉血栓栓塞至肺动脉引起肺动脉高压。③靶向治疗药物：针对肺动脉重构的靶向药物有前列腺素、内皮素受体拮抗剂和磷酸二酯酶-5 抑制剂等。鉴于患者经抗凝治疗后肺动脉收缩压显著降低，目前仅为轻度肺动脉高压，可考虑继续充分抗凝后随诊肺动脉压情况，暂不考虑加用靶向治疗药物。

患者入院前隔日交替服用华法林 4.5mg 及 5.25mg，入院后查 INR 1.11，遂将华法林增加至5.25mg qd，5天后复查INR为1.53，进一步将华法林增加至6mg qd，增加剂量第4天复查INR为1.72。患者除华法林外的合并用药为多烯磷脂酰胆碱456mg tid。中国人群华法林的日平均剂量约为3mg/d，患者服用的华法林远远超过常规剂量，然而INR仍未达标。

2. 是什么因素导致患者对华法林如此不敏感呢？

华法林属于香豆素类药物，是目前治疗及预防血栓栓塞最有效的药物之一，是肺栓塞及慢性血栓栓塞性肺动脉高压的首选治疗药物。但其治疗窗窄，药物代谢及作用过程容易受其他因素影响，个体差异大。因此有必要了解影响华法林疗效的各种因素，以便及时有效地进行剂量调整，既要避免抗凝不足发生血栓栓塞，亦要避免抗凝过量导致出血。

影响华法林抗凝治疗效果的因素有：①非遗传因素：包括年龄、体重、体表面积、饮食（摄入含大量维生素K的食物、酒精）、并发症或合并其他临床情况（肝肾功能不全、呕吐、腹泻、缺氧、化疗、发热、甲亢）以及合并用药等。本例患者起病之初肝功能异常，主要表现为肝酶显著升高，查甲肝、乙肝、丙肝、戊肝抗体及自身免疫性肝病抗体均（-）；腹部超声未见异常，考虑与右心功能不全有关，同时可能存在药物相关肝损害。入院后经多烯磷脂酰胆碱保肝治疗后肝功能基本恢复正常。关于多烯磷脂酰胆碱与华法林间是否存在药物相互作用，目前尚未见临床病例报道或明确的研究证据。②遗传因素：华法林的主要代谢途径细胞色素P450（CYP）2C9，该酶的活性会影响华法林代谢；此外，其作用位点维生素K环氧化物还原酶复合物1（vitamin K epoxide reductase complex subunit 1，VKORC1）的基因多态性也是影响华法林作用的主要遗传因素。编码CYP2C9基因的野生型为CYP2C9 *1/*1，属快代谢型，而该基因两种主要突变类型为*2和*3突变，可使细胞色素酶活性降低，导致华法林血药浓度升高，抗凝作用增强。VKORC1是华法林的作用位点，通过抑制该酶的活性达到抗凝作用，启动子区突变（-1639G＞A）是其常见的基因多态性，突变后也会影响华法林的作用。研究表明，VKORC1-1639 G＞A变异使患者所需华法林用量显著减少，三种基因型校正的华法林剂量由高到低依次是GG型、AG型、AA型。

3. 治疗经过

由于本例患者对华法林高度不敏感，因此进行CYP2C9等位基因和环氧化物还原酶基因检测，结果表明本例患者CYP2C9等位基因为*1/*1，VKORC1为1639GG型（具体检测结果见表4）。本例患者为新疆维吾尔族人。据文献报道，我国汉族人群中，VKORC1-1639A/G基因多态性以AA基因型为主，罕见 GG 基因型，而在维吾尔族健康人群中，VKORC1-1639A/G 基因多态性以 AG 基因型为主，基因型频率 58%，其次是 AA 基因型，频率为 33%，GG 基因型频率也可达 9%。因此，CYP2C9 及 VKORC1 基因多态性是导致本例患者对华法林不敏感的主要原因，需要更大剂量的华法林方能达到有效抗凝治疗窗。

表4 华法林耐药基因检测结果

检测基因位点	BZ	检测结果
CYP2C9 基因 430 位点	430C > T	CC
CYP2C9 基因 1075 位点	1075A > C	AA
VKORC1 基因 1639 位点	1639G > A	GG
CYP2C9 基因型	CYP2C9 基因型	CYP2C9 *1/*1
VKORC1 基因型	VKORC1 基因型	VKORC1-1639 GG

注：检测方法：PCR-芯片杂交法。CYP2C9 *1/*1 基因型提示酶活性高，属快代谢。VKORC1-1639 GG 基因型提示酶活性高。

鉴于该患者携带华法林快代谢基因及 VKORC1-1639GG 基因，为达到华法林的有效治疗范围，可在密切监测 INR 并尽量维持饮食和合并用药稳定的情况下，逐渐增加华法林剂量，直至达到目标 INR 范围。本例患者出院后于门诊定期随诊，根据 INR 水平，逐渐增加华法林剂量，每次增加 0.75mg，最终从 6mg qd 缓慢递增至 8mg qd，INR 维持在 2~3 之间，无出血等不良反应。

（四）治疗体会

华法林的作用存在显著个体差异，影响其疗效的因素既包括遗传因素，也包括环境因素。本例病例中，华法林代谢和作用位点的基因多态性是导致华法林高度不敏感的主要原因。因此，对于使用华法林的患者应加强监测 INR，特别是对于使用明显超常规剂量华法林但 INR 仍不达标的患者，应考虑行基因多态性检测来确定华法林维持剂量，真正做到精确、有效、安全、合理地个体化抗凝治疗。

（五）专家点评——朱文玲

随着遗传药理学的发展，发现编码华法林代谢和药效酶的基因多态性解释了华法林的个体和种族差异。华法林的剂量受 CYP2C9 和 VKORC1 基因多态性影响。华法林的代谢酶 CYP2C9 基因具有高度多态性，最常见的等位基因型是 CYP2C9 *1 型（野生型）、CYP2C9 *2 型和 CYP2C9 *3 型。CYP2C9 *2 型和

*3型基因突变可导致CYP2C9酶活性降低，减慢华法林代谢，使血药浓度增高，抗凝作用增强，因而该基因突变的患者应减低华法林的使用剂量。维生素K环氧化物还原酶复合物1（VKORC1）是华法林作用的靶点，华法林抑制该酶活性达到抗凝作用。VKORC1的单核苷酸多态性影响华法林用药剂量个体和种族差异。VKORC1活性高则凝血作用强，需要华法林用量大。与野生型相比，VKORC1-1369GG型需要华法林剂量较高，GA、AA型剂量依次降低。

本例CYP2C9等位基因为*1/*1（野生型），不影响华法林剂量。而VKORC1为-1639GG型，需要高剂量华法林。基因检测明确了华法林不敏感的基因型。该例反映了药物基因学在临床应用中的意义。

参考文献

[1] Aithal GP, Day CP, Ketseven PJL, et al. Association of polymorphisms in the cytochrome *P450 CYP2C9* with warfarin dose requirement and risk of bleeding complications. Lancet, 1999, 353 (9154): 717-719.

[2] D'Andrea G, D'Ambrosio RL, Di Perna P, et al. A polymorphisms in the *VKORC1* gene is associated with an inter-individual variability in the dose-anticoagulant effect of warfarin. Blood, 2005, 105 (2): 645-649.

基因检测，精准医治

——华法林高度敏感病例一例

叶益聪，北京协和医院心内科主治医师

（一）病例介绍

患者女性，62岁，因"间断心慌2年余，加重1月"入院。患者于2年前无明显诱因开始出现夜间发作心悸，持续约3~5分钟，每月发作1~2次。发作时心电图提示心房纤颤。1个月前自觉症状加重，平均4~5天发作一次，发作时伴有气短、乏力。24小时动态心电图：平均心率80次/分，最高心率150次/分，最低心率55次/分，房颤伴心室长间歇（RR间期>2.5s 37次，最长3.56s）。既往史：高血压病2年（血压最高180/100mmHg），服用缬沙坦80mg qd＋硝苯地平控释片30mg qd，目前血压控制良好。否认有糖尿病，卒中史及甲状腺疾病史。

入院查体：血压110/84mmHg，脉搏85次/分。甲状腺不大，双侧颈动脉未闻及杂音，双肺未闻及干湿性啰音，心率94次/分，心律绝对不齐，S_1强弱不等，各瓣膜区未闻及病理性杂音。腹部查体无阳性体征，双侧足背动脉搏动对称，双下肢无水肿。入院后完善检查：血常规正常；ALT及BIL正常，Cr 114μmol/L［eGFR 45.7ml/(min·1.73m^2)］；血脂：TC 2.83mmol/L，TG 1.93mmol/L，LDL-C 1.32mmol/L，HDL-C 0.82mmol/L；甲状腺功能：正常；心电图：心率115次/分，心房纤颤。超声心动图：左心轻度增大（左室舒张末内径50mm，左室收缩末内径32cm，左房43cm）；左室收缩功能及室壁运动未见异常（射血分数0.65）；轻度二、三尖瓣及主动脉瓣关闭不全。

（二）病例特点

患者中老年女性，持续性房颤合并高血压和慢性肾疾病，CKD 3期，无糖尿病、心力衰竭、心脏瓣膜疾病、甲状腺疾病以及脑卒中病史。24小时动态心电图显示房颤伴长间歇。

（三）治疗要点和治疗经过

1. 房颤的治疗

主要分为两方面，即①恢复窦律还是控制心室率；②是否需要抗凝治疗。鉴于患者房颤发生时间不长，心房无明显增大而且不存在有心功能不全、心肌病和瓣膜病变等心脏基础疾病，应该尝试进行恢复窦性心律的治疗。该治疗可以分为转复加长期抗心律失常药物和射频消融加短期抗心律失常药物治疗。本例患者房颤合并有长间歇，长期服用抗心律失常药物维持窦性心律有加重缓慢性心律失常的风险，故针对房颤，决定采用射频消融术恢复窦性心律。房颤另外一项主要的治疗是防治血栓栓塞发生，这是房颤患者致死致残的主要原因。对房颤患者需要进行血栓的风险评分，目前比较公认使用的是CHA2DS2-VASc评分，即有无以下危险因素，进行分值计算并选择抗凝方案：心衰（1分）、高血压（1分）、年龄≥75岁（2分）、糖尿病（1分）、卒中（2分）、血管疾病（1分）、年龄（65~74岁，1分）和女性（1分）。本例患者为女性，有高血压病史，CHA2DS2-VASc评分2分，按照指南要求需要长期使用口服抗凝药物治疗。

患者入院后查INR 1.01，于房颤射频消融术前3天即开始口服华法林3mg qd。除此以外的合并用药有：胺碘酮200mg tid，硝苯地平控释片30mg qd，缬沙坦80mg qd。服用华法林3mg qd×5d后复查INR达到2.75，遂改为3mg及2.25mg交替，INR仍继续上升，最高达4.3，停用华法林10天后INR方回落至2.5。中国人群华法林的日平均剂量约为3mg/d，患者服用常规剂量而INR明显升高。

2. 是什么因素导致患者对华法林如此敏感呢？

华法林属于香豆素类药物，是目前预防房颤血栓栓塞的最有效的药物之一，研究表明每治疗1000例房颤，可预防25例卒中。但其治疗窗窄（INR 2.0~3.0），药物代谢及作用过程容易受其他因素影响，个体差异大。因此有必要了解影响华法林抗凝效果的因素，有助于对其进行剂量调整，避免抗凝不足或者出血的后果。

（1）华法林口服生物利用度高（100%），蛋白（白蛋白、α_1酸性蛋白）结合率99%，服药后90分钟达血药浓度峰值，主要通过肝代谢，由肾排泄，半衰期36~42小时。华法林为维生素K拮抗剂，其作用机制主要通过抑制肝环氧化物还原酶，使无活性的氧化型维生素K无法还原为有活性的还原型维生素K，阻止维生素K的循环应用，干扰维生素K依赖性凝血因子Ⅱ、Ⅶ、

Ⅸ、Ⅹ的羧化，使这些凝血因子无法活化，仅停留在前体无活性阶段，从而达到抗凝的目的。华法林是人工合成消旋异构体（R/S），其中 S 异构体比 R 异构体抗凝效率高 3~5 倍，S 异构体主要通过细胞色素酶 CYP2C9 代谢，而 R 异构体主要通过细胞色素酶 CYP1A1、1A2、3A4 代谢。

（2）影响华法林抗凝效果的因素

1）非遗传因素：包括年龄、体重、体表面积；饮食（维生素 K 摄入、酒精）；疾病状态（肝肾功能不全、呕吐、腹泻、缺氧、化疗、发热、甲亢）以及合用药物等。本例患者有明确的肾功能不全（CKD 3 期），文献报道 CKD 3 期以上的慢性肾功能不全患者由于华法林排泄受损会导致其维持目标 INR 的日剂量较 CKD 1~2 期患者低 1mg 左右。同时该患者术后使用胺碘酮，该药的代谢产物可以抑制细胞色素酶 CYP2C9 和 CYP1A2 的活性，从而导致华法林血药浓度升高，增强华法林抗凝作用。

2）遗传因素：华法林的主要代谢途径中，细胞色素酶 CYP2C9 及其作用位点环氧化物还原酶的基因多态性是影响华法林代谢和作用的主要遗传因素。编码细胞色素酶 CYP2C9 的基因为 CYP2C9，其野生型为 CYP2C9 *1/*1，主要的 2 种突变类型为 *2 和 *3 突变。*2 突变表现为 430C>T，*3 突变表现为 1075A>C，2 种突变均可使药酶活性降低，导致华法林血药浓度升高，抗凝作用增强。最新的荟萃分析表明，CYP2C9 *1/*2、*1/*3、*2/*2、*2/*3 和 *3/*3 基因型的携带者，分别较 CYP2C9 *1/*1（野生型）携带者华法林需求低 19.6%、33.7%、36.0%、56.7% 和 78.1%。维生素 K 环氧化物还原酶复合物 1 是华法林的作用位点，启动子区突变（-1639G>A）是其常见的基因多态性，突变后也会影响华法林的作用。由于本例患者对华法林高度敏感，因此进行 CYP2C9 等位基因和环氧化物还原酶基因检测。CYP2C9 等位基因结果为 *3/*3，这是所有等位基因中对华法林最为敏感，需要华法林剂量最少的类型。维生素 K 环氧化物还原酶复合物 1 基因检测结果为野生型，在亚洲人群中，野生型较突变型的华法林日剂量明显下降。因此 CYP2C9 及环氧化物还原酶基因多态性是导致本例患者对华法林高度敏感的主要因素。

3. 治疗经过

考虑到患者存在华法林代谢、作用靶点的基因多态性以及肾功能不全和合并用药的影响，需要较大程度的降低华法林剂量，故给予患者 0.75mg qod，患者 INR 稳定在 2.5~3.0 之间（华法林用法与 INR 之间的关系详见图 2）。

（四）治疗体会

华法林的作用存在明显的个体差异，影响因素包括非遗传和遗传相关因

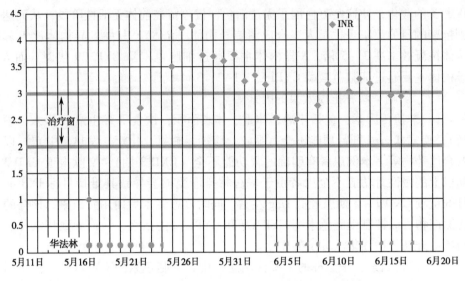

图2　华法林用法及INR关系（华法林规格3mg/片）

素。如本病例，肾功能不全、药物相互作用（胺碘酮）与基因多态性是导致华法林高度敏感的主要原因。因此，使用华法林前应注意检测肝、肾功能，同时应避免使用有相互作用的药物，如必须合并用药，需严密监测INR，调整药物剂量。同时对于特殊病例可考虑进行基因多态性检测，以便个体化治疗。

（五）专家点评——朱文玲

本文通过病例报告分析房颤患者华法林抗凝治疗为何其剂量比一般患者小的原因。作者全面分析临床各脏器功能以及合并用药，并进行与华法林代谢相关的CYP2C9和维生素K环氧化物还原酶复合物1的基因检测。发现患者肾功能减退（eGFR符合CKD 3期）导致华法林排泄减少；患者同时服用胺碘酮与华法林产生药物相互作用，胺碘酮为P450酶的抑制剂，使通过P450酶代谢的华法林代谢减慢，血药浓度增加；更重要的是基因检测发现该患者CYP2C9等位基因为*3/*3，需要华法林剂量最小；维生素K环氧化物还原酶复合物1基因为野生型，所需华法林剂量显著小于突变型。因此，本例所需低剂量华法林。

在华法林抗凝治疗时，应关注患者的肾功能及药物相互作用，而且药物基因学可帮助我们科学实施华法林剂量的个体化。

参考文献

[1] Hirsh J, Fuster V, Ansell J, et al. American Heart Association/American College of Cardiol-

ogy Foundation guide to warfarin therapy. Circulation, 2003, 107 (12): 1692-1711. [2] Aithal GP, Day CP, Ketseven PJL, et al. Association of polymorphisms in the cytochrome *P450 CYP2C9* with warfarin dose requirement and risk of bleeding complications. Lancet, 1999, 353 (9154): 717-719.

[2] D'Andrea G, D'Ambrosio RL, Di Perna P, et al. A polymorphisms in the *VKORC1* gene is associated with an inter-individual variability in the dose-anticoagulant effect of warfarin. Blood, 2005, 105 (2): 645-649.

甲之蜜糖，乙之砒霜
——硫唑嘌呤导致严重骨髓抑制一例

马杰，北京协和医院肾内科主治医师

（一）病例介绍

患者女性，35 岁，因"双下肢水肿 10 月，发热 2 周"入院。患者 10 个月前因双下肢水肿，就诊于外院，血常规：WBC 9.16×10^9/L，HGB 98g/L，PLT 248×10^9/L；尿常规+沉渣：蛋白 0.15g/L，红细胞 80 个/μl，异常红细胞% 100%；24 小时尿蛋白定量 1.68g；生化：Alb 33g/L，Cr 57μmol/L，BUN 6.04mmol/L；抗核抗体谱：抗核抗体均质型 1∶1280（+），抗双链 DNA 抗体 628IU/ml；抗心磷脂抗体、抗 $β_2$ 糖蛋白 1、狼疮抗凝物均阴性。肾活检病理诊断：狼疮肾炎Ⅳ型。考虑为系统性红斑狼疮、狼疮肾炎。开始口服泼尼松 50mg qd 同时联合环磷酰胺 0.2g iv qod，一个月后复查免疫指标滴度下降，尿蛋白逐渐减少，泼尼松逐渐减量至 10mg qd 维持；环磷酰胺也逐渐减停（累计 16.9g）。治疗期间一般情况好，水肿消退，每月监测血常规大致正常，补体逐渐恢复正常，肝肾功能正常。1 个半月前停用环磷酰胺后开始加用硫唑嘌呤 50mg qd，未监测血常规。2 周前出现发热、咽痛、咳嗽、咳白痰，体温 40.3℃，伴牙龈疼痛、口唇脓疱、明显脱发。当地查血常规：WBC 0.9×10^9/L、NEUT 0.1×10^9/L，HGB 79g/L、PLT 142×10^9/L；停用硫唑嘌呤，继续泼尼松 10mg qd 治疗原发病，并予头孢唑肟钠 2g bid 抗感染，仍有持续发热，T_{max} 39.0℃。既往史：6 岁时北京儿童医院诊为"特发性血小板减少性紫癜"，治疗后恢复（具体不详）。

入院后诊治：查血常规：WBC 0.8×10^9/L，NEUT 0.27×10^9/L，HGB 70g/L，PLT 137×10^9/L；尿常规：蛋白阴性，红细胞痕量；生化：ALT 9U/L，K 3.8mmol/L，Alb 38g/L，Ca 2.21mmol/L，Urea 3.50mmol/L，Cr（E）51μmol/L，TC 2.78mmol/L，高敏 C 反应蛋白 47.34mg/L。抗核抗体谱：抗核抗体均质型 1∶80（+）、抗双链-DNA 阴性（−）；IgG 9.92g/L，IgA 0.86g/L，IgM 0.4g/L，C4 0.274g/L，C3 1.305g/L。降钙素原<0.05ng/ml。巨细胞

病毒 DNA＜500copies/ml，EB 病毒-DNA＜500copies/ml。胸部 CT：双下肺少许斑片影。骨髓穿刺：骨髓增生减低。

（二）病例特点

青年女性，基础病为系统性红斑狼疮和狼疮性肾炎，经过足量糖皮质激素及环磷酰胺的诱导缓解治疗后病情逐渐稳定，在维持治疗阶段换用硫唑嘌呤，治疗过程中出现白细胞降低合并感染。

（三）治疗要点和治疗经过

1. 白细胞减少的原因？

患者基础病为系统性红斑狼疮，此次发生白细胞减少是药物调整后的病情活动所致吗？入院后进行免疫学指标的检测，抗核抗体低度较低，补体并未降低，尿蛋白量正常，肾功能正常；这些均不支持狼疮病情活动，无法用系统性红斑狼疮解释患者白细胞减少。

患者之前使用环磷酰胺，累积量达 16.9g，会是该药所致的骨髓抑制吗？患者在使用环磷酰胺过程中监测血象并未出现白细胞减少，停用该药 2 周后才发生骨髓抑制，而环磷酰胺对骨髓并无停药的后遗效应，不支持环磷酰胺所致。

患者狼疮病情稳定，在维持治疗期调整为硫唑嘌呤，用药两周后出现骨髓抑制，而这也是硫唑嘌呤常见的不良反应，故需考虑该药带来的不良反应。但是患者服用剂量较小，为何会出现骨髓抑制呢？

2. 硫唑嘌呤体内代谢过程和不良反应

硫唑嘌呤在体内转化为 6-鸟嘌呤核苷酸，后者可渗入淋巴细胞的 DNA、RNA 中，阻碍 DNA、RNA 及蛋白质的合成，阻止抗原敏感淋巴细胞转化为免疫母细胞，从而起到免疫抑制作用。同时 6-鸟嘌呤核苷酸也具有骨髓抑制作用。

硫唑嘌呤体内代谢过程复杂，进入体内后在肝经谷胱甘肽转移酶（GST）代谢为 6-巯基嘌呤，在体内有 3 条相互竞争的代谢途径：①在巯嘌呤甲基转移酶（TPMT）作用下，生成无活性的 6-甲巯基嘌呤（6-MP），TPMT 是这一途径的关键酶；②在黄嘌呤氧化酶作用下生成 6-硫尿酸，这是最终代谢产物，由肾排出体外；③在次黄嘌呤磷酸核糖转移酶作用下代谢为巯基次黄嘌呤单磷酸盐，再经过一系列的酶，生成 6-鸟嘌呤核苷酸。参与上述代谢过程的黄嘌呤氧化酶、次黄嘌呤磷酸核糖转移酶等酶均无遗传多态性，只有 TPMT 具有遗传多态性，TPMT 的酶活性与硫唑嘌呤药物药效及不良反应的关系尤其重要。

TPMT 广泛存在于人体的肝、肾、胃肠道、肺、脑等组织和血细胞等中，其中在肝和肾中活性最高。由于人体红细胞 TPMT 活性与肝、肾细胞中的 TPMT 活性有良好的相关性，故常用红细胞中 TPMT 的活性来评估其他组织的酶活性。TPMT 酶活性缺乏或低下的个体，硫唑嘌呤体内甲基化途径代谢减少，而经其他代谢途径生成的 6-鸟嘌呤核苷酸浓度升高，因此常规剂量即容易引起严重的骨髓抑制等不良反应，甚至导致死亡。由于个体差异带来药物耐受性的不同，有必要根据 TPMT 活性差异调整药物剂量。活性明显低下者使用小剂量就可能发生明显的骨髓抑制，应尽量避免使用硫唑嘌呤；对于活性偏低者使用常规剂量可能发生骨髓抑制，用药时应从小剂量开始，并密切监测血象。

TPMT 活性是由 TPMT 基因决定的，此基因在人体第 6 号染色体短臂上，包括 10 个外显子。常染色体共显性遗传 TPMT 突变基因杂合子（WT/MUT）和突变基因纯合子（MUT/MUT）个体，其 TPMT 酶活性降低或缺乏，使用常规剂量硫唑嘌呤可能就会发生严重骨髓抑制。常见的影响酶活性的等位基因有 4 种，即 TPMT*2、TPMT*3A、TPMT*3B 和 TPMT*3C。TPMT 基因突变类型在不同种族间也存在显著差异：白种人最常见的突变类型是 TPMT*3A，其次是 TPMT*2 和 TPMT*3C；美国黑人最常见的突变类型是 TPMT*3C，其次是 TPMT*3A；而在中国大陆人群中，TPMT*3C 突变最常见，未见 TPMT*3A 突变。

该患者进行了 TPMT 基因检测，提示为 TPMT*3C 突变，为杂合子突变。未进行 TPMT 活性检测。结合患者的临床表现和 TPMT 基因检测，考虑患者存在 TPMT 活性减低，因此在使用较低剂量硫唑嘌呤时即出现严重的不良反应。

3. 治疗经过

（1）停用硫唑嘌呤，予美罗培南抗感染治疗，体温降至正常。

（2）给予重组人粒细胞刺激因子 300μg qd 治疗，WBC 0.34×10^9/L→14.31×10^9/L，中性粒细胞 0.02×10^9/L→11.05×10^9/L，停用。

（3）原发病稳定，继续泼尼松 10mg qd 治疗。后续维持治疗不再考虑选用硫唑嘌呤。

本例患者由于 TPMT 基因突变导致严重的骨髓抑制。临床上并非所有发生骨髓抑制的病例都可以用携带 TPMT 的突变基因来解释。事实上，其他许多因素亦可导致骨髓抑制，例如：①药物相互作用。某些药物能影响硫唑嘌呤的代谢途径，如 TPMT 抑制剂（柳氮磺吡啶、水杨酸类药物及呋塞米等）、黄嘌呤氧化酶抑制剂（别嘌醇和甲氨蝶呤等），这些药物与硫唑嘌呤合用时，也可以导致6-鸟嘌呤核苷酸浓度异常升高，从而导致骨髓抑制；②自身免疫病患者常用的环磷酰胺、甲氨蝶呤及柳氮磺吡啶等也会引起骨髓抑制；③病原体如病毒也可引起骨髓抑制。因此在使用硫唑嘌呤过程中出现严重不良反应时要多方查找原因。

（四）治疗体会

硫唑嘌呤是一个临床应用了几十年的经典免疫抑制剂，虽然大多数患者耐受良好，但少数患者使用后会发生严重的骨髓抑制甚至威胁生命。TPMT遗传多态性会影响药物的疗效和不良反应。为避免严重不良反应，在制定硫唑嘌呤药物治疗方案以前，将红细胞TPMT活性测定及基因检测作为常规检查有助于个体化治疗。但需要注意的是，酶活性测定和基因分析不能代替用药过程中对血细胞计数、肝功能的监测。用药后严密监测血常规白细胞变化极其重要，白细胞下降时及时停药可以避免严重并发症的发生。

（五）专家点评——朱文玲

患者青年女性，系统性红斑狼疮，狼疮性肾炎，硫唑嘌呤治疗2周后出现白细胞急剧降低（WBC 0.8×10^9/L，NEUT 0.27×10^9/L），为何该例患者用硫唑嘌呤后发生严重骨髓抑制？

硫唑嘌呤经过多条代谢途径生成主要的活性代谢产物6-鸟嘌呤核苷酸，发挥细胞毒和骨髓抑制作用。硫唑嘌呤代谢途中的关键酶巯嘌呤甲基转移酶（TPMT）具有基因多态性，TPMT的酶活性与硫唑嘌呤药效及不良反应密切相关。TPMT酶活性缺乏或低下时，药物经甲基化途径代谢减少，而经其他代谢途径生成的6-鸟嘌呤核苷酸浓度升高，因此常规剂量或低剂量即引起严重的骨髓抑制不良反应。

该患者TPMT基因突变的检测结果结合临床表现，考虑存在TPMT活性减低，个体差异解释了较低剂量硫唑嘌呤出现严重骨髓抑制的原因。如何避免硫唑嘌呤的骨髓抑制的不良反应？作者推荐红细胞TPMT活性测定及基因检测作为硫唑嘌呤治疗前的常规检查，有助于个体化治疗。但酶活性测定和基因分析不能替代用药过程中血细胞计数、肝功能的监测。如用药后白细胞下降，应及时停药以避免严重骨髓抑制的发生。

此病例让我们知晓硫唑嘌呤的代谢存在个体差异，低剂量硫唑嘌呤居然引起如此严重的骨髓抑制，以及个体差异的原因和服用硫唑嘌呤密切监测血象白细胞的注意事项，有条件者可测定红细胞TPMT活性及基因多态性检测。

参考文献

[1] Sahasranaman S, Howard D, Roy S. Clinical pharmacology and pharmacogenetics of thiopurines. Eur J Clin Pharmacol, 2008, 64 (8): 753-767.

[2] McLeod HL, Siva C. The thiopurine S-methyltransferase gene locus: implications for clinical pharmacogenomics. Pharmacogenomics, 2002, 3 (1): 89-98.

[3] Sanderson J, Ansari A, Marinaki T, et al. Thiopurine methyltransferase: should it be measured before commencing thiopurine drug therapy? Ann Clin Biochem, 2004, 41 (Pt 4): 294-302.

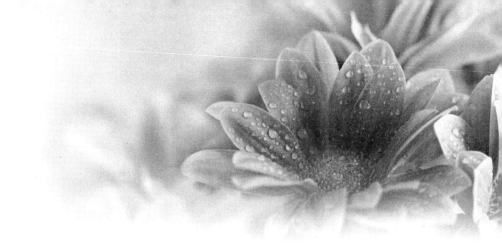

三、特殊人群用药

用药决策，因人而异

——复杂泌尿系感染患者治疗一例

杨阳，北京协和医院药剂科药师，临床药师

（一）病例介绍

患者女性，37岁，主因"发热伴左侧腰痛4天"入院。患者4天前无明显诱因开始发热，体温37.3℃，伴左侧腰部钝痛，无双下肢放射痛，无肉眼血尿，未诊治。2天前体温升至38.3℃，左侧腰痛加重，就诊当地医院，尿常规提示 WBC 满视野/HP，RBC 0～2/HP，血常规示 WBC 11.27×10^9/L，NEUT% 80.8%，诊断为"泌尿系感染"，未给予抗感染治疗。1日来持续发热，体温39℃，伴左侧腰痛，尿液混浊，门诊考虑"急性肾盂肾炎"，为进一步诊治收入院。患者自幼乙肝表面抗原阳性；3年前因宫颈癌行宫颈癌根治术，术后规律放化疗，2年前因双肾积水行双侧 D-J 管置入术；高血压2年，最高 190/100mmHg，目前服用硝苯地平控释片 30mg qd 及富马酸比索洛尔片 5mg qd 治疗；患者对青霉素过敏，表现为皮疹。

入院后完善患者相关检查，血常规示 WBC 9.30×10^9/L，NEUT% 79.1%，血肌酐 178.6μmol/L，血培养（-）。

（二）病例特点

患者女性，急性肾盂肾炎诊断明确。患者血肌酐偏高，双侧 D-J 管置入术后，此次为行抗感染治疗收入院。

（三）治疗要点和治疗经过

1. 血肌酐偏高且 D-J 管置入术后的急性肾盂肾炎患者该如何制定抗感染治疗方案？

患者急性肾盂肾炎诊断基本明确，参考2014年版《泌尿系感染诊断治疗指南》，对发热超过38.5℃、肋脊角压痛、血白细胞升高的患者，应首先注射给药（肌内注射或静脉滴注）。目前，尿路感染的常见病原菌包括大肠埃希菌、肠球菌属细菌、克雷伯属细菌等，其中大肠埃希菌最为常见，且大约54%为产超广谱β-内酰胺酶（extended-spectrum β-lactamases，ESBLs）的大肠埃希菌。因此在初始经验性治疗时，应考虑选择能覆盖此类细菌的药物。

参考《中国产超广谱β-内酰胺酶肠杆菌科细菌感染应对策略专家共识》，对于产ESBLs的肠杆菌科细菌，可以选择碳青霉烯类药物、β-内酰胺类/β-内酰胺酶抑制剂复方制剂、头霉素类药物等，但碳青霉烯类抗生素是对产ESBLs肠杆菌科细菌所致感染最为有效的药物，后两者耐药率相对较高，主要适用于轻中度的ESBLs所致感染。本例患者肌酐较高，且留置D-J管，因此在经验性治疗时需要迅速控制患者感染，避免细菌对肾的进一步损害。故在初始治疗时，推荐选用碳青霉烯类抗生素。美罗培南与亚胺培南/西司他丁均属于此类抗生素，药代动力学方面，两者均主要经肾排泄。Guzek A等研究表明美罗培南与亚胺培南对ESBL（+）的肠杆菌科细菌的90%受抑制的最小抑菌浓度（MIC_{90}）分别为0.125μg/mL、0.25μg/mL，体外实验表明美罗培南效果较好，因此两者间优先选择美罗培南。患者血肌酐178.6μmol/L，计算得到的肌酐清除率为39.6mL/min。参考美罗培南药品说明书，在治疗尿路感染方面，常规剂量为0.5g静脉滴注q8h。但对于肌酐清除率小于50mL/min的患者，需减少给药剂量或者延长给药间隔时间，为了便于护士操作，可延长给药间隔时间为q12h。同时在治疗过程中需警惕皮疹等过敏现象，并监测血肌酐值，适时调整给药剂量，当肌酐值恢复正常后需将美罗培南给药剂量也调整为常用剂量。留置D-J管的患者尿培养阳性时，即可诊断为复杂性泌尿系感染。2014年版《泌尿系感染诊断治疗指南》指出，对于伴有下尿路症状患者，一般疗程为7天；对于伴有上尿路症状患者，疗程一般为14天。根据临床情况，有时需延长至21天。

综合以上，治疗方案确定为：美罗培南抗感染0.5g静脉滴注q12h。同时继续予以硝苯地平控释片30mg qd以及富马酸比索洛尔片5mg qd控制血压。

2. 治疗结果

患者在入院第3日，体温即转为正常，尿液较前清亮，提示感染得以初步控制。入院第5日，尿培养示大肠埃希菌对美罗培南敏感，对氨苄西林、哌拉西林耐药。继续美罗培南0.5g静脉滴注q12h抗感染。入院第7日，患者尿管内尿液清亮，复查尿常规，尿白细胞降至60~70/HP，同时血肌酐降至118.70μmol/L，提示感染对肾脏的损伤有所缓解，将美罗培南改为q8h给药。入院第13日，患者腰痛症状消失，体温正常，考虑感染基本已得到控制，再巩固治疗4日后准予出院。

（四）治疗体会

泌尿系感染的治疗需要考虑三方面的内容，一要明确常见的致病菌及其耐药情况，二要熟悉不同抗菌药物的药理学及药动学特征，三要根据患者具体的生理状况来选择药物和确定剂量。本例患者入院时高热且留置 D-J 管，血肌酐值高，因此需要选择强效抗菌药物控制感染，避免肾的进一步损伤，同时需要根据肌酐清除率来调整给药剂量。这样才能更好地制定初始的经验性治疗方案，以帮助患者获得安全有效的治疗效果。

（五）专家点评——李大魁

本例抗感染治疗是在对患者、致病菌和药物之间全方位考虑后制定的给药方案。泌尿系感染的经验治疗结合药敏结果选择药物；药物则要关注抗菌谱和药代及安全性；患者基本状况要注意基础疾病和肾功能及 D-J 管等。

参考文献

［1］那彦群，叶章群，孙颖浩，等. 2014 版泌尿系感染诊断和治疗指南. 北京：人民卫生出版社，2013.

［2］朱德妹，汪复，胡付品，等. 2010 年中国 CHINET 尿液标本中细菌的分布和耐药性监测. 中国感染与化疗杂志，2012，12（4）：241-250.

［3］胡付品，朱德妹，汪复，等. 2013 年中国 CHINET 细菌耐药性监测. 中国感染与化疗杂志，2014，14（5）：365-374.

［4］周华，李光辉，陈佰义，等. 中国产超广谱 β-内酰胺酶肠杆菌科细菌感染应对策略专家共识. 中华医学杂志，2014，94（24）：1847-1856.

［5］Guzek A, Tomaszewski D, Rybicki Z, et al. Comparison of in vitro efficacy of ertapenem, imipenem and meropenem by the Enterobacteriaceae strains family. Anaesthesiol Intensive Ther, 2013, 45（2）：67-72.

保胎也应护心

——利托君引起急性心肌梗死一例

沈建中，北京协和医院心内科主治医师

（一）病例介绍

患者女性，30岁，宫内孕34周，主诉"发作性剑突下及右后背疼痛16周，再发伴憋气心悸1天"入院。患者于入院前4个月开始出现劳累后剑突下及右背疼痛，于外院就诊行腹部超声检查提示：胆囊壁毛糙，胆囊多发结石。诊断"胆石症，胆囊炎"，予对症补液治疗，疼痛持续约5小时缓解。入院1天前无明显诱因再发剑突下及右背胀痛，伴恶心，无呕吐。来我院急诊就诊，查肝肾功能、心肌酶、血淀粉酶正常。超声提示：胆囊结石（0.6cm大小）。予禁食补液，疼痛无明显缓解。急诊观察治疗6小时后出现下腹阵发性疼痛，产科考虑子宫收缩，予硫酸镁静滴，下腹疼痛无缓解，给予利托君静脉泵入（50μg/min），2小时后下腹阵发性疼痛缓解。但患者出现心悸、憋气、头晕、恶心，心前区及左背隐痛，测血压70/40mmHg，心电图提示窦性心动过速，心率113次/分，胸前导联$V_1 \sim V_4$ ST段压低$0.1 \sim 0.2$mV，T波倒置。停用利托君20分钟后，心前区疼痛缓解，测血压90/60mmHg，复查心电图心率90次/分，胸前导联$V_1 \sim V_4$ ST段回复至基线，T波直立。心肌酶肌钙蛋白I测定最高达到0.255μg/L（$0 \sim 0.056$μg/L）。既往史：无高血压、糖尿病病史，无心脏病史。

入院查体：血压100/60mmHg，甲状腺不大，双肺未闻及干湿性啰音，心率90次/分，心律整齐，双下肢压凹性水肿。入院后完善检查：血常规：WBC 7.83×10^9/L，HGB 104g/L，PLT 120×10^9/L；生化：ALT及BIL正常，Cr 41μmol/L，Glu 5.4mmol/L；血脂：TG 1.73mmol/L，LDL-C 2.21mmol/L，HDL-C 0.82mmol/L；甲状腺功能：正常。超声心动图：心脏大小及运收缩功能未见异常（射血分数0.65）。入院后未给予特殊药物，患者未再发生胸痛、心电图和心肌酶的改变。

（二）病例特点

患者青年女性，妊娠中晚期合并胆石症，剧烈胆绞痛诱发子宫收缩，使用宫缩抑制剂利托君后出现胸痛。结合心电图和心肌酶的动态改变，考虑发生了急性非ST段抬高性心肌梗死。

（三）治疗要点和治疗经过

1. 急性心肌梗死的原因

生育期女性较少发生心肌梗死，但在妊娠期急性心肌梗死的发生率增加约3~4倍，约在3~10例/10万生产，母亲死亡率较高，为19%~37%。其发生机制可能包括：正常妊娠本身会使心输出量和血容量增加30%~50%，从而也使心肌耗氧量增加；而妊娠时稀释性贫血和舒张压降低也会使心肌氧供减少。妊娠引发的血脂升高、生产的疼痛等因素也会参与心肌氧供-需求不平衡。另外，妊娠期间血液高凝状态也可能会参与急性心肌梗死的发生。不同于常见的冠状动脉动脉粥样硬化性心脏病，妊娠期发生急性心肌梗死的常见病因包括冠状动脉夹层、痉挛和血栓形成等。此外，和几十年前相比，高龄妊娠、肥胖、慢性高血压和糖尿病的高发生率等因素让动脉粥样硬化性心肌梗死在妊娠期间更为常见。明确病因往往需要冠状动脉造影检查。本例患者未行冠脉造影检查，是综合考虑了患者心肌梗死范围较小且临床情况稳定，X射线对胎儿的潜在影响以及孕妇和家属的意愿。

本例患者无高血压、糖尿病、高脂血症、吸烟等冠心病危险因素，经甲状腺功能检查已除外甲亢（甲亢可能致冠状动脉痉挛），故考虑动脉粥样硬化性所致心肌梗死可能性较小。本例患者在使用利托君后发生胸痛症状、心电图异常和心肌酶升高，停用利托君后症状很快缓解，故考虑可能是利托君诱发急性心肌梗死；因为没有进行冠状动脉造影，妊娠期冠脉夹层、痉挛和血栓不能完全除外。

2. 利托君的不良反应

利托君属于宫缩抑制剂，为选择性β_2肾上腺素受体激动药，可特异性抑制子宫平滑肌，能减弱妊娠和非妊娠子宫的收缩强度并缩短子宫收缩时间，用于防治早产。由于同时也作用于β_1受体，可以延长心脏收缩时间和增加心率，因此会增加心肌氧耗。有研究发现使用利托君的孕妇中有96%出现窦性心动过速，70%出现ST段压低超过0.1mV，55%出现非特异性的T波改变，33%

有 Q-T 间期延长。利托君引起的缺血性心脏病也有报道。目前利托君已经退出美国市场。

3. 治疗经过

为明确心肌梗死的诊断和病因，往往需要进行冠状动脉造影，必要时进行介入治疗。但是由于妊娠的特殊性，并非每例患者均能够进行冠状动脉造影，美国和英国报道也仅有 45% 和 60% 的妊娠心肌梗死患者进行此项检查。进行冠状动脉造影操作时应该用铅衣对孕妇腹部进行遮盖，血管入路尽量采用桡动脉以减少放射线对胎儿的损伤。患者应该进入重症监护室，由心内科、产科和麻醉科医师共同制订治疗方案。药物治疗应该考虑是否会对胎儿产生不良作用：肝素分子量较大，不会通过胎盘，可以在此类患者中使用；阿司匹林会通过胎盘，大剂量对胎儿不利，小剂量（<150mg/d）用于第二和第三孕程中是比较安全的；其他抗血小板药物的安全性不明确。β受体阻滞剂、钙离子拮抗剂和硝酸酯类相对安全，但应注意不要使孕妇的血压降得过低。而他汀类和肾素-血管紧张素系统（RAS）阻滞剂在妊娠期是禁忌使用的。

由于本例患者入院后停止使用利托君后未再发生胸痛，鉴于其妊娠状态和心肌梗死可能与利托君相关，抗凝、抗血小板药物、β受体阻滞剂和硝酸酯类药物均未使用。建议患者如果再次发生急性心肌梗死或者分娩后可以考虑进行冠状动脉造影，明确冠状动脉病变性质以制订长期治疗方案。患者入院后未再发生心绞痛，7天后出院。

（四）治疗体会

妊娠期心肌梗死发生率低，但病因复杂，可能会导致母体和胎儿的死亡。由于妊娠期生理的改变，孕妇发生急性心肌梗死时，应注意分析冠状动脉粥样硬化以外的因素。利托君曾广泛用于保胎治疗，因其不可避免的心血管副作用，已逐渐被其他宫缩抑制剂代替。但目前我国仍有临床医师习惯使用利托君，建议在使用过程中密切观察孕妇的临床表现、血压、心率和心电图，如果出现胸闷、胸痛、心悸等症状，或心电图出现 ST 段抬高或压低，应警惕缺血性心脏病的可能，此时要停用利托君。

（五）专家点评——朱文玲

一例孕期 34 周的孕妇因心前区痛发作，心电图 ST 段下降，T 波倒置及肌钙蛋白 I 升高而诊断急性非 ST 段抬高心肌梗死。急性心肌梗死患者的病因 95% 以上为冠状动脉粥样硬化，但也有少数为非动脉粥样硬化性疾病，例如冠状动脉血栓或栓塞、冠状动脉痉挛、血管炎、先天性冠状动脉畸形等导致冠状动脉狭窄，心肌供血急剧下降，或严重出血、贫血、休克或药物导致心肌严重缺血。本例 AMI 发生在年轻女性妊娠患者，无冠心病危险因素，显然不符合冠状动脉粥样硬化的发病规律。该孕妇合并胆石症，在确诊心梗前发生过胆绞痛，胆绞痛后出现非 ST 段抬高心肌梗死临床表现，心电图迅速恢复正常，需考虑应激性心肌病（Takotsubo 心肌病）的可能，但患者超声心动图正常，未见左室心尖部气球样改变，故不支持此诊断。进一步分析，患者因宫缩静脉使用保胎药利托君，用药后发生胸痛、心电图缺血改变及心肌酶升高，停用利托君后症状很快缓解，心电图恢复正常，不得不考虑急性心肌梗死与利托君有关。查阅利托君的药理作用，利托君属宫缩抑制剂，为一种选择性 β_2 肾上腺素能受体激动药，特异性抑制子宫平滑肌收缩，防治早产。但该药同时也激动 β_1 受体，使心肌收缩力增强，心率增快，心肌氧耗增加而发生心肌严重缺血。已有利托君引起的缺血性心脏病的报道，从而确定利托君导致急性心肌梗死。临床医生必须了解患者所用药物的药理作用、适应证、不良反应及其处理，以保证患者用药的安全性。

本例不足之处为分娩后未行冠状动脉造影及随诊。

参考文献

[1] Satoh H. Pregnancy-related acute myocardial infarction in Japan: a review of epidemiology, etiology and treatment from case reports. Circ J, 2013, 77 (3): 725-733.

[2] Susan K. Hendricks, Jonathan Keroes, Michael Katz. Electrocardiographic changes associated with ritodrine-induced maternal tachycardia and hypokalemia. Am J Obstet Gynecol, 1986, 154 (4): 921-923.

[3] Oei SG, Oei SK, Brolmann HA. Myocardial infarction during nifedipine therapy for preterm labor. N Engl J Med, 1999, 340 (2): 154-154.

[4] Chen YC, Chang YM, Yeh GP, et al. Acute myocardial infarction during pregnancy. Taiwan J Obstet Gynecol, 2009, 48 (2): 181-185.

拿什么来拯救你？
——伊洛前列素用于特发性肺动脉高压孕妇

田庄，北京协和医院心内科副教授

（一）病例介绍

患者女性，38岁，孕4产0，妊娠20周，因活动后气短加重，于2006年2月就诊。超声心动图示肺动脉收缩压为65mmHg，右心房室大小正常，左室室壁运动及收缩功能正常，未见心内分流性疾病或瓣膜病变。患者既往曾妊娠3次，1次行药物终止，2次自然流产；否认慢性疾病史，否认服用减肥药物。

入院查体：血压为116/77mmHg，心率88次/分，指测血氧饱和度为94%，无颈静脉怒张、发绀及杵状指。心肺无明显异常。纽约心脏协会（NYHA）心功能分级为Ⅰ级。心电图为正常窦性心律。肝肾功能、HIV、免疫指标、血栓凝血指标以及血气结果均为正常。由于妊娠未行肺部和肺血管的CT扫描。根据以上检查考虑为特发性肺动脉高压可能性大。患者觉症状逐渐加重，夜间需高枕入睡。孕24~29周期间两次复查超声心动图示肺动脉收缩压为102~104 mmHg，右心明显增大。NYHA心功能分级为Ⅱ级。

（二）病例特点

青年女性，妊娠中期发现特发性肺动脉高压。随着妊娠的继续，患者肺动脉压力逐渐增加，同时出现右心增大和心功能降低。

（三）治疗要点和治疗经过

1. 妊娠合并肺动脉高压要如何处理？

妊娠合并肺动脉高压的孕妇病死率极高，因此一般建议有明确肺动脉高压的患者应该采取避孕措施避免妊娠，或一旦妊娠需要早期终止。妊娠期间血流动力学会发生较大的改变，血容量从妊娠第5周开始增加，至妊娠晚期增加可达50%；同时心输出量增加约30%~50%，直到24周达到高峰。分娩期间的焦虑、疼痛和宫缩会导致血流动力学明显改变，心输出量和血压均增加，特别是宫缩时；同时氧耗也明显增加。胎儿娩出后，腔静脉压迫解除，静脉回流增加；此外血液从收缩的子宫回流至体循环，从而使心室充盈压、每搏输出量和心输出量增加。产后3~4周才能完全恢复至妊娠前的状态。因此妊娠与分娩期间及之后的血流动力学改变可能会导致肺动脉高压孕妇的死亡，特别是孕晚期和产后第1个月内病死率最高。早期有关妊娠合并特发性肺动脉高压的研究报道孕妇的病死率高达30%，近期由于新的肺血管活性药物出现，使此类孕妇病死率降至17%左右。此外，妊娠合并肺动脉高压妇女的早产率高达50%，仅15%~25%妊娠能够足月分娩。

该患者在妊娠中期发现特发性肺动脉高压，鉴于孕妇病死率较高，与患者及家属交代了风险。患者自觉临床心功能良好，生育愿望强烈，希望能够继续妊娠。为确保患者在此后妊娠期间不发生肺血管阻力进一步升高以及右心衰竭的情况，考虑使用针对肺动脉高压的靶向药物治疗。

那么使用什么靶向药物呢？国内常用的靶向药物有前列环素类似物（伊洛前列素）、内皮素受体拮抗剂以及磷酸二酯酶-5抑制剂。这些药物在妊娠妇女中使用的临床经验有限。在NYHA心功能Ⅳ级的妊娠合并PAH患者中静脉使用前列环素——依前列醇（epoprostenol）已经证实安全有效；但是依前列醇静脉给药会抑制血小板聚集，因此使用过程中应注意出血的风险，特别是在分娩时和产后。目前国内尚未有依前列醇上市，仅有其类似物伊洛前列素。雾化吸入的伊洛前列素在妊娠期的级别为C，有报道在老鼠和兔子的动物研究中有导致畸形的可能，但并无致死性畸形。已经有多篇文献报道伊洛前列素在妊娠合并肺动脉高压患者中可以安全使用，特别是对于较为稳定的肺动脉高压患者。内皮素受体拮抗剂由于存在致畸作用而不能在妊娠期使用。西地那非是磷酸二酯酶-5抑制剂，FDA批准胎儿的安全级别为B，但是用于妊娠合并肺动脉高压患者的经验有限。在查阅相关文献和说明书后，考虑选择雾化吸入的伊洛前列素进行治疗。

前列环素是治疗特发性肺动脉高压的有效药物。伊洛前列素是合成的前列腺素类似物，半衰期为20~25分钟，雾化吸入后沉积在肺泡，直接作用于肺泡壁上的小动脉使其扩张，从而降低肺血管阻力和肺动脉压力，扩张肺血管的作用可以持续30~90分钟。该药物起效快，吸入5分钟即可明显降低肺动脉收缩压，增加心输出量，因此特别适合用于肺动脉高压患者的围术期治疗。但须注意的是，前列环素会降低体循环压力，减少子宫动脉血流，可能会导致胎儿宫内发育迟缓。此外动物试验显示伊洛前列素还有导致胎儿短肢畸形的可能。因此在妊娠期使用仍有一定风险。

何时开始使用靶向药物呢？通常肺动脉高压在妊娠20～24周时加重，因为此时妊娠导致的血流动力学改变最明显。如果患者的症状开始恶化，就应该即刻开始使用靶向药物。分娩过程中及产后数日内母亲病死率最高，因此建议肺动脉高压的靶向药物治疗应该持续应用至患者分娩后病情平稳时。

患者采用何种分娩方式？关于妊娠合并肺动脉高压采用何种分娩方式是安全的并无定论。经阴道分娩对血容量改变影响最小，而且血栓和出血的风险也较小；而剖宫产手术则可以缩短分娩时程，密切监测和优化血流动力学。因此目前多推荐采用手术方式终止妊娠。

2. 治疗经过

患者于孕29周末开始吸入伊洛前列素，每次10μg，每日6次，使用2周后自觉症状好转，NYHA心功能分级为Ⅰ～Ⅱ级。孕29周同时开始肌内注射地塞米松6mg，每日2次，以促进胎肺成熟。孕32周复查超声心动图：肺动脉收缩压55mmHg，右室大小较前减少36%。为减少患者继续妊娠的风险，心内科、产科以及麻醉科会诊认为妊娠32周时新生儿已经可以存活，应终止妊娠，建议全麻下进行剖宫产。

患者于2006年5月19日进行剖宫产手术，术前再次吸入伊洛前列素10μg，之后麻醉手术，得一重1800g的健康男婴，未发现先天性畸形，1分钟和3分钟Apgar评分分别为8分和9分。手术之后患者继续吸入伊洛前列素，生命体征稳定，未出现右心衰竭、心律失常、循环衰竭和血栓栓塞。术后胸部X线及肺通气/血流核素显像未见异常，进一步证实特发性肺动脉高压的诊断。手术10天后患者出院，随访半年时患者仍坚持吸入伊洛前列素，婴儿健康存活。

（四）治疗体会

近十几年来，由于治疗肺动脉高压的靶向药物问世，此类患者的心功能状况和活动耐力得以明显改善，甚至有可能延长其生命，但在合并妊娠患者中应用经验有限。虽然有文献报道，包括本病例患者，肺动脉高压患者妊娠后，使用靶向药物治疗能够安全分娩健康婴儿，但鉴于妊娠合并肺动脉高压的母亲及胎儿或婴儿的不良事件发生率较高，甚至发生死亡，仍建议肺动脉高压患者应采取避孕措施，或一旦妊娠要考虑早期终止。

（五）专家点评——朱文玲

本文介绍一例特发性肺动脉高压孕妇妊娠和分娩时成功降低肺动脉压，确保母子安全的经验。首先面临一例诊断特发性肺动脉高压的中期妊娠孕妇，肺动脉收缩压逐渐升至 104mmHg，伴右室增大，气短，夜间高枕位，心功能失代偿。继续妊娠孕妇和胎儿是否安全，孕妇是否能耐受继续妊娠和分娩，在孕妇盼子迫切的请求下需要寻找有效降低肺动脉压的药物。当时正值雾化吸入的伊洛前列素溶液上市，该药可安全用于孕妇，而且降低肺动脉压起效快，适于剖宫产术前降低肺动脉压的应用。孕期 29 周应用该药 2 周，肺动脉压明显下降，右心室缩小。该药保证了继续妊娠的安全和孕期 32 周时全麻下剖宫产的顺利。当然，对于肺动脉高压的患者仍然不主张怀孕。一旦发现妊娠，宜尽早终止妊娠。已临中期妊娠的孕妇需认真评估孕期孕妇和胎儿的安全，是否可继续妊娠以及是否能耐受剖宫产手术和分娩过程，如缺乏有效降低肺动脉压的措施，需劝说孕妇终止妊娠。

参考文献

[1] Huang S, DeSantis ER. Treatment of pulmonary arterial hypertension in pregnancy. Am J Health Syst Pharm, 2007, 64 (18): 1922-1926.

[2] Bédard E, Dimopoulos K, Gatzoulis MA. Has there been any progress made on pregnancy outcomes among women with pulmonary arterial hypertension? Eur Heart J, 2009, 30 (3): 256-265.

[3] Bendayan D, Hod M, Oron G, et al. Pregnancy outcome in patients with pulmonary arterial hypertension receiving prostacyclin therapy. Obstet Gynecol, 2005, 106 (5 Pt2): 1206-1210.

[4] Duarte AG, Thomas S, Safdar Z, et al. Management of pulmonary arterial hypertension during pregnancy: a retrospective, multicenter experience. Chest, 2013, 143 (5): 1330-1336.

药物配伍有七情

——多种药物合用导致老年人腹泻、震颤一例

康琳,北京协和医院老年科主治医师

(一)病例介绍

患者男性,65岁,因"腹泻9周,双手震颤20天"入院。入院9周前出现腹泻,每天3~6次,糊状便,粪内无不消化食物和脓血,否认腹痛、发热和里急后重。当地医院多次粪检阴性,诊断"肠炎",给予口服左氧氟沙星5天无效,加用复方消化酶胶囊(达吉)2粒tid,乳酸菌素片2片bid,枯草杆菌二联活菌肠溶胶囊(美常安)2粒bid。20天前出现双手震颤,持笔及取物时明显,当地医院给予苯海索2mg bid,自诉震颤减轻。为进一步诊治收入我院。既往史:高血压10年(最高血压160/100mmHg),服用硝苯地平缓释片20mg qd,未监测血压。3年前在外院行冠脉造影及支架置入术(旋支支架1枚),之后规律冠心病治疗(辛伐他汀片20mg qn,阿司匹林肠溶片0.1g qd,单硝酸异山梨酯片20mg bid),无胸痛。后就诊多家医院,先后加用心宝丸4丸tid,宝心宁5片tid,宁心宝胶囊1粒tid,麝香保心丸1丸tid,复方脑蛋白水解物片4片tid,血塞通分散片2片tid。

入院查体:血压105/60mmHg,心率60次/分,心肺腹查体无异常,肠鸣音每分钟5次,无肠鸣音亢进。四肢肌力和肌张力正常,双侧巴氏征(-),双手持物时轻微震颤,直肠指检未发现异常。入院后辅助检查:血常规、肝肾功能(Alb 45g/L)、血糖、甲状腺功能、血沉均正常;大便隐血试验(OB)(-),苏丹Ⅲ染色(-);胸腹CT未见明显异常,钡灌肠未见异常。

(二)病例特点

本例患者为老年,出现慢性腹泻,无腹痛、发热、里急后重、体重下降,多次粪检阴性,抗生素无效。之后又出现双手震颤。入院后血液学化验及影像学检查等辅助检查均基本正常。

（三）治疗要点和治疗经过

1. 慢性腹泻的原因

慢性腹泻可能涉及多种机制，以其中一种占优势。患者的大便常规正常，白蛋白不低，血沉不快，电解质正常，胸腹CT正常。根据上述特征，可除外炎症渗出性腹泻和分泌性腹泻，不支持肠结核、克罗恩病以及胰腺或肝胆疾病。虽然患者未行结肠镜，但钡灌肠+三次便隐血试验阴性+直肠指诊，基本上可除外结直肠癌。患者未用泻剂，也可除外药物所致渗透性腹泻。全身性疾病中应除外甲亢和糖尿病，入院后已排查。内脏自主神经系统紊乱也可出现腹泻，加上有手颤，要除外有无帕金森病。此外，患者因冠心病同时服用多种中成药，有无多重用药导致的药物不良反应，也需要考虑。

多病共存的老年患者出现新发症状时，首先要除外药物的不良反应，因为这是可逆的因素。在老年医学的团队诊疗中，经过药师的详细询问，得知患者在出现腹泻前1个月，因担心"心脏病发作"，去当地多家医院就诊，造成了同时服用5种中成药及中药方剂（成分不详）的情况，其中多种中成药中含有田七、丹参等活血化瘀成分，且麝香保心丸含有牛黄和蟾酥，体质虚弱的患者可导致腹泻。分析病史，腹泻与中成药使用存在时间相关性。心宝丸含有洋金花，有东莨菪碱样作用，除了刺激胃肠蠕动外还可致呼吸急促、肌肉震颤。本例患者在震颤原因未明确前，即服用对症药物苯海索。而根据2012版Beers标准，苯海索在老年人中应尽量避免使用，尤其是非帕金森病的治疗。英国某老年内科调查发现，95例社区老年人新发帕金森病中超过半数都是药物所致帕金森综合征，主要是抗精神病药物（如氟哌啶醇、丙氯拉嗪和硫利达嗪）等引起。因此，要明确腹泻、震颤与用药的因果关系，可以采取以下方法：分析用药与症状之间的时-效关系，停药后症状是否消失，文献有无相关报道，用药后是否再次出现相同症状等。

2. 治疗经过

由于不除外多种中成药物导致患者腹泻和震颤，入院后停用心宝丸、宝心宁、宁心宝胶囊、麝香保心丸、复方脑蛋白水解物片和血塞通分散片，2~3天后腹泻缓解，每天1~2次成形软便。多次复查便常规（+），潜血（-），故未行结肠镜检查。停用苯海索，加用阿罗洛尔后双手震颤明显减轻。出院时将患者14种药物减为6种，并对患者进行用药教育。出院带药：辛伐他汀片20mg qn，阿司匹林肠溶片0.1g qd，福辛普利10mg qd，单硝酸异山梨酯20mg bid，曲美他嗪20mg tid，阿罗洛尔5mg bid。

同一患者同时服药达到 5 种或 5 种以上即称为多重用药，是常见的老年综合征之一。一项欧洲的大型研究（$n=2707$，平均年龄为 82.2 岁）显示，51% 的患者每天服用的药物数量不低于 6 种。除了医师处方外，老年人还常自行购药，包括广告药品、非处方药品、保健品和中草药。老年患者多重用药的问题普遍存在，可能会引起严重的药物不良反应，造成患者用药依从性下降等多种问题。多重用药在老年人住院原因中占到第三位，在医院获得性疾病中位列第一。很多老年患者认为"中药没有副作用"，实际不然。疗效相似的药物叠加使用，对于患者是有弊无益，这种情况在降压药物的应用上并不少见（例如有的患者同时使用 2~3 种钙离子通道阻滞剂）。医生处方药物时应该首先明确有无用药适应证，斟酌用药剂量是否恰当，多种药物间是否有相互作用。老年人在多重用药过程中出现新发症状时，应先排除药物因素，避免加用另一种新药对症治疗，从而形成"处方瀑布"（prescribing cascades）。

（四）治疗体会

这个病例的诊疗过程体现了老年医学的特点：以患者为中心的个体化诊疗，尽量减少不必要的药物治疗及检查，避免医源性损害，还应以稳定慢性疾病、关注老年综合征、缓解症状、提高患者满意度为宗旨。老年患者及其照料者一定要做好既往用药的记录，在就诊时一并交给医生核查，以便医生能够合理用药，避免多重用药导致的不良反应。

（五）专家点评——朱文玲

老年高血压、冠心病患者因腹泻、双手震颤入院。患者因冠心病加服 5 种中成药和中药方剂后出现腹泻和双手震颤。停服中成药后腹泻止，加用阿罗洛尔后双手震颤明显减轻。出院时将 14 种药物减为 6 种。

多病共存的老年患者出现新发症状时，首先需除外药物的不良反应。患者所服中成药麝香保心丸含有牛黄和蟾酥，体质虚弱的患者可导致腹泻，本例腹泻与中成药使用存在时间相关性。心宝丸含有洋金花，有东莨菪碱样作用，除了刺激胃肠蠕动外还可致呼吸急促、肌肉震颤。很多老年患者的帕金森综合征与药物相关。

老年患者常见多病共存，应严格掌握药物适应证和合理用药，提倡注重病因治疗，避免不必要的多重用药导致不良反应。

患者双手震颤 20 天，欧洲 FDA 警示：曲美他嗪可导致老年患者帕金森综合征，我国 CFDA 也提示应严格掌握曲美他嗪的适应证。本例虽有冠心病，但并非曲美他嗪终身使用，而且患者有震颤症状，建议停用曲美他嗪为妥。

参考文献

[1] 康琳,刘晓红. Beers 标准是老年人用药安全的有力保障. 中华老年医学杂志,2012, 31 (7): 549-551.

[2] American Geriatrics Society 2012 Beers Criteria Update Expert Panel. American Geriatrics Society updated Beers Criteria for potentially inappropriate medication use in older adults. J Am Geriatr Soc, 2012, 60 (4): 616-631.

[3] Shin HW, Chung SJ. Drug-induced parkinsonism. J Clin Neurol, 2012, 8 (1): 15-21.

[4] Fialova D, Topinkova E, Gambassi G, et al. Potentially inappropriate medication use among elderly home care patients in Europe. JAMA, 2005, 293 (11): 1348-1358.

[5] Qato DM, Alexander GC, Conti RM, et al. Use of prescription and over-the-counter medications and dietary supplements among older adults in the United States. JAMA, 2008, 300 (24): 2867-2878.

妊娠用药、如履薄冰

——急性淋巴细胞白血病孕妇诊治一例

冯俊，北京协和医院血液内科主治医师
李剑，北京协和医院血液内科副教授

（一）病例介绍

患者女性，32岁，孕26周，主因"乏力、皮肤黏膜出血1月"入院。患者1个月前（妊娠22周）无诱因出现乏力、面色苍白、活动耐力下降，伴鼻出血、四肢皮肤出血点，无发热，未就诊。1周前（孕25周）患者出现胸骨、锁骨疼痛及全身关节痛，至当地医院查血常规：WBC 129.53×10^9/L，HGB 69g/L，PLT 11×10^9/L；肝肾功：乳酸脱氢酶532U/L，肌酐53μmol/L，尿酸610μmol/L；血涂片：原始细胞80%。收入院进一步治疗。

入院查体：血压132/82mmHg，心率102次/分，贫血貌，四肢皮肤可见散在出血点。浅表淋巴结未触及肿大，心肺无异常。腹部膨隆，肝脾触诊不满意，可触及胎动。双下肢轻度可凹性水肿。入院后完善检查：子宫、双附件超声：宫内中期妊娠，单活胎；骨髓涂片：增生极度活跃，全片以原幼淋巴细胞为主，占93%，过氧化物酶染色（-），考虑急性淋巴细胞白血病L2型；骨髓免疫分型：异常表型细胞占90%，表达CD38$^+$、CD34$^+$、CD10$^+$、CD19$^+$、CD79$^+$、TdT$^+$、CD20$^+$、CD22$^+$、CD33$^+$、HLA-DR$^+$；骨髓荧光原位免疫杂交（FISH）：BCR/ABL（费城染色体）85%；骨髓融合基因BCR/ABL p210：121.66%；染色体核型：46，XX，t（9；22）（q34；q11）[16]/46，XX [4]。

（二）病例特点

患者青年女性，处于妊娠中期，临床出现贫血、出血、骨痛症状，实验室检查发现白细胞明显升高及其他两系细胞下降，骨髓及外周血发现原幼淋巴细胞增多（>20%），急性淋巴细胞白血病B细胞型诊断明确，由于患者费城染色体阳性，合并高白细胞，属于高危组。

（三）治疗要点和治疗经过

1. 如何治疗急性淋巴细胞白血病的孕妇？

急性白血病在妊娠妇女的发病率约 1/75 000，其中急性淋巴细胞白血病占 11%～28%；BCR/ABL 阳性患者占成人急性淋巴细胞白血病的 20%～30%。急性淋巴细胞白血病的治疗方法主要是化疗，但化疗时患者将面临继发感染、出血及血栓栓塞等危及生命的并发症，而初治诱导化疗缓解率为 78%～93%，约有 10% 的患者可能死于疾病及其并发症。本例患者起病时白细胞高，乳酸脱氢酶升高，合并血尿酸升高，疾病为高度侵袭性的肿瘤，治疗过程中还需要警惕并防治化疗后大量瘤细胞破坏所致的肿瘤溶解综合征。

早期妊娠患者接受化疗后胎儿畸形率为 10%～20%；妊娠中期和晚期给予化疗药与重大先天畸形尚无关联，但中晚期妊娠患者接受化疗后胎儿宫内发育迟缓、低体重儿、自发流产及早产发生率则高达 40%～50%。急性淋巴细胞白血病化疗中，母体如出现严重感染或血栓栓塞，胎儿及胎盘可能会受累。同时，母体接受化疗后可能导致胎儿出现骨髓抑制，越临近分娩这一现象越明显。母亲妊娠期间接受化疗，分娩出的婴儿在其成长发育过程中是否罹患肿瘤风险增加尚无定论。

是否能够先终止妊娠再行化疗？患者血小板低、贫血、粒细胞减少，终止妊娠发生出血、感染的风险极大，并可能因此延迟化疗，故不推荐作为中晚期妊娠患者的选择。如果需要对患者进行治疗，无论是母体还是胎儿都面临着种种风险。

2. 治疗经过

患者为费城染色体阳性急性淋巴细胞白血病，目前贫血严重，血小板明显下降，疾病亟需化疗干预，与患者及其家属充分沟通后，表示了解治疗风险，同意积极化疗。患者处于妊娠中期，妊娠期用药既涉及母子双方的医疗安全，又涉及临床实践的法律风险，化疗药物以及抗生素选择应尽可能做到安全、有效。一方面，患者有肿瘤溶解综合征高风险，建议进行预化疗后再行标准化疗；另一方面，合并费城染色体阳性的急性淋巴细胞白血病诱导治疗首选酪氨酸激酶抑制剂（tyrosine kinase inhibitor，TKI）联合化疗，而常用的酪氨酸激酶抑制剂伊马替尼对妊娠的影响临床报道并不多，药物安全性有待进一步验证。此外，在急性白血病治疗过程中，充分的支持治疗包括输注红细胞、血小板以及积极抗感染治疗等都非常重要。表 5 罗列了急性淋巴细胞白血病患者常用的化疗药物种类、国内药品说明书推荐、美国 FDA 分类、文献所报道药物对胎儿影响以及临床推荐情况。

表5 急性淋巴细胞白血病化疗常用药物对妊娠/胎儿的影响

药品通用名	FDA分级	对胎儿影响	临床推荐	中文国内说明书
伊马替尼	D	有先天畸形（肾、胃肠道、颅脑、心、骨骼）报道，尤其是早期妊娠患者。大宗报道中125例妊娠应用伊马替尼者中12例胎儿异常，其中9例为早期妊娠应用	早期妊娠：禁忌；中晚期妊娠：尽量避免，权衡利弊	不宜应用
达沙替尼	数据少	数据少	数据少	禁用
尼洛替尼	D	数据少	数据少	告知风险
长春新碱	D	妊娠早期应用有致畸报道，但比例不足10%	告知风险，权衡利弊	禁用
糖皮质激素	C/D	早期妊娠应用动物实验显示唇裂/腭裂风险增加3.4倍。增加妊娠糖尿病、高血压、胎膜早破风险	监测新生儿肾上腺功能不全情况及感染	告知风险
门冬酰胺酶	C	动物实验有胚胎骨骼发育异常报道。单药应用的人类研究尚无数据；多药联合有低体重儿报道	仅在有明确适应证、权衡利弊及密切监测下应用	不宜应用
环磷酰胺	D	单药应用约55%无致畸报道，但多药联合化疗无异常报道	早期妊娠不推荐使用	禁用
蒽环类药物	D	早期妊娠应用有肢体畸形报道；中晚期妊娠有先兆子痫、胎儿宫内发育迟缓、胎死宫内、流产报道；伊达比星有新生儿心肌病报道	首选多柔比星，次选柔红霉素或表柔比星；不推荐伊达比星	禁用

续表

药品通用名	FDA分级	对胎儿影响	临床推荐	中文国内说明书
甲氨蝶呤	X	早期妊娠应用有先天畸形及流产风险。中晚期妊娠应用：剂量大于10mg/w有颅骨发育不全、眼距过宽、宽鼻梁、骨化延迟、小颌畸形及耳异常报道	<20周不推荐使用；20~28周尽量不用；>28周告知风险，权衡利弊	禁用
阿糖胞苷	D	早期妊娠应用有肢体及耳畸形、胎儿宫内发育迟缓以及胎死宫内报道	早期妊娠不推荐使用	禁用

如表5所示，急性淋巴细胞白血病化疗药物在妊娠期使用的级别基本为D或X。患者目前处于妊娠中期，根据文献报道的结果，最终确定首先应用VD方案（提前三天给予一次长春新碱2mg，泼尼松60mg/d×3d）进行预化疗，同时充分水化、碱化尿液。经预化疗后患者白细胞降至$0.11×10^9$/L，肾功能及电解质稳定。随后加用了伊马替尼400mg qd，长春新碱2mg d1、d8、d15、d22以及地塞米松18mg d1~d7、d15~d22联合化疗，其间积极输注红细胞、血小板。患者化疗第3天出现粒细胞缺乏合并发热，给予亚胺培南/西司他丁后体温正常。化疗第17天患者血常规白细胞及血小板恢复正常，复查骨髓涂片：完全缓解，骨髓BCR/ABL p210定量：0。但遗憾的是，患者于妊娠30周出现胎死宫内和胎膜早破，娩出一死亡胎儿。患者此后继续应用急性淋巴细胞白血病的化疗方案及伊马替尼治疗，复查骨髓涂片以及BCR/ABL p190融合基因提示疾病完全缓解，已在中华骨髓库找到HLA完全相合的无关供者，拟行异基因造血干细胞移植治疗。

（四）治疗体会

急性白血病是临床急症，亟需行诱导化疗达到杀伤肿瘤、恢复造血功能的初步目的，但化疗风险大，可谓"置之死地而后生"。本例特殊之处在于患者处于妊娠状态，化疗还需考虑对胎儿的影响。但是妊娠期间化疗药物安全性的信息很少，再加上当今人文和法律风险，处理难度较大。对于这种情况，一方面应当对妊娠期间化疗药物的安全性进行全面评估，以制定更为合理、有效的化疗方案；另一方面，需要和患者及家属充分沟通，交待风险，临床做好应急准备，共同渡过难关。

（五）专家点评——李大魁

妊娠期化疗是公认的雷区。事先必须清楚地告知患者母子未来的风险。如没有伦理问题，此病例可以为类似情况积累真实世界的案例，这些案例是极其宝贵的临床资料。

参考文献

Zaidi A，Johnson LM，Church CL，et al. Management of concurrent pregnancy and acute lymphoblastic malignancy in teenaged patients：two illustrative cases and review of the literature. J Adolesc Young Adult Oncol，2014，3（4）：160-175.

用好抗凝药，保母子平安
——机械瓣膜置换术后妇女的妊娠

田庄，北京协和医院心内科副教授

（一）病例介绍

患者女性，31岁，孕1产0。孕36周$^{+3}$入院，拟行分娩。3年前因风湿性心脏病二尖瓣狭窄行机械瓣置换术（美国圣尤达新一代双叶机械瓣）。术后华法林抗凝3mg/d，维持INR 2~3。患者在服用华法林期间怀孕，维持使用该药继续抗凝。患者并无血栓栓塞事件发生，心功能Ⅰ级。

入院查体：血压120/74mmHg，心率92次/分，查体无异常。胎心监测正常。血常规HGB 102g/L，余正常，肝肾功能正常。凝血：INR 1.8。心电图：窦性心律，大致正常。超声心动图显示二尖瓣位机械瓣功能良好，心腔内未见血栓影。

（二）病例特点

机械心脏瓣膜置换术后妇女晚期妊娠，拟入院分娩。目前服用华法林，INR 1.8。机械瓣功能良好，患者心功能Ⅰ级。

（三）治疗要点和治疗经过

1. 机械心脏瓣膜置换术后妇女的妊娠

机械瓣膜置换术后患者必须行长期抗凝治疗，即使在抗凝治疗下仍有血栓形成和栓塞发生的可能性。妊娠期凝血因子增加，而抗凝血因子下降，加之血液淤滞等因素，使妊娠妇女血液处于高凝状态，尤以妊娠晚期更加明显，易出现血栓栓塞并发症。高强度抗凝治疗可减少血栓、栓塞并发症的发生，但可增加流产、死产、早产及胎盘早剥等的发生率；妊娠晚期会导致出血风险增加，因此妊娠期抗凝不当有可能会危及母亲及胎儿。

临床使用的抗凝药物主要有 2 类：香豆素类和肝素类。这些药物在妊娠期使用的 FDA 推荐见表 6。目前对机械瓣置换术后妊娠妇女的抗凝治疗，尚无统一方案，国外不同指南提出的几种选择见表 7。

表 6 FDA 对于妊娠期间抗凝药物的使用推荐

药物	FDA 等级	是否通过胎盘	是否经乳汁排泄	不良反应
华法林	D[#]	是	是	胚胎病（特别是孕早期），出血
低分子量肝素	B[&]	否	否	与普通肝素相比，长期使用极少会导致骨质疏松，血小板减少发生率也明显较低
普通肝素	B[&]	否	否	长期使用会导致骨质疏松和血小板减低
磺达肝癸钠	尚未分级	是	否	经验有限

[#]：有证据显示对人类胎儿有影响，但是如果能够使母体获益，特别是减少致死性风险，仍可以考虑使用；

[&]：风险不明确，动物实验结果（有害或者无害）均未能在妊娠妇女中进行对照研究证实。

既往认为妊娠早期口服华法林可引起自然流产、胚胎停育和特征性胎儿畸形，如鼻发育不全、斑点状骨骺、中枢神经系统异常和胎儿宫内出血等。具体机制尚不清楚，可能与钙结合蛋白翻译后修饰有关，因为骨钙素的羧化依赖维生素 K。研究发现，胎儿畸形的发生率与华法林用药剂量密切相关。De Santo 等人研究显示在整个妊娠期间使用低于 5mg/d 剂量的华法林，INR 控制在 1.5~2.5，无血栓栓塞或出血事件发生，同时都产下健康婴儿。但是也有一些研究报道即使使用华法林剂量 <5mg/d，仍有可能发生流产或者胎儿宫内出血。荟萃分析显示孕早期服用华法林，胚胎病发生率约为 10%；如果在第 6~12 周换成肝素抗凝，则胚胎病发生率与普通妊娠相似。肝素或者肝素衍生物不通过胎盘屏障，因此不会致畸。但是母亲血栓栓塞事件发生率增加，约为 12%~24%（其中第一代机械瓣较多）。低分子量肝素较肝素具有以下优势：半衰期长，较为稳定，可预测的药代动力学以及较低的出血风险；长期使用骨质疏松和血小板减少的不良反应也少于普通肝素。但是妊娠会改变低分子量肝素的代谢，在孕中期，细胞外液增加，肾小球滤过率也会增加，导致低分子量肝素峰值降低和药物清除增加。因此妊娠期间，需要增加低分子量肝素用量以达到有效抗凝。国外指南建议要每周监测抗 Xa 活性，来调整其用量（表 7）。机械心脏瓣膜置换术后使用低分子量肝素时也可能会有血栓栓塞事件，多数与抗凝强度不足（使用量不够）或者患者依从性不好有关。机械瓣血栓形成的后果严重，可能导致母亲死亡或者致残。因此临床

医师需要个体评价，平衡孕妇机械瓣血栓形成与胚胎病或者流产之间的风险。在孕早期是使用肝素还是继续口服抗凝药物应该根据以下指南的推荐即结合患者病情（是否为血栓栓塞高危人群）并与患者及其家属充分讨论后再作决定。

表7　国外指南对机械心脏瓣膜置换妇女妊娠抗凝的治疗建议

建议	ACC/AHA	ACCP	ESC
口服抗凝药	可以妊娠期间全程使用，如果患者有意愿，可在6~12周时更换为肝素或者低分子量肝素	高危患者*可以妊娠期间全程使用，在分娩前48小时左右可以替换为肝素或者低分子量肝素	如果华法林剂量≤5mg/d，妊娠全程使用是最安全的方案（胚胎病发生率<3%）
肝素	可以考虑妊娠全程或者6~12周时在监测下使用肝素或者低分子量肝素。低分子量肝素的剂量必须能够保证使用4~6小时后抗Xa活性0.7~1.2IU/ml	妊娠全程或者6~12周时在监测下使用肝素或者低分子量肝素是可以接受的。低危患者给予每天2次的低分子量肝素，调整剂量保证使用4小时后抗Xa活性达到说明书的峰值抑制度	如果需要高剂量华法林维持有效抗凝，应该考虑在6~12周时使用肝素或者低分子量肝素。低分子量肝素的剂量必须能够保证使用4~6小时后抗Xa活性0.8~1.2IU/ml
阿司匹林	第二和第三孕期内可以与肝素联合使用小剂量阿司匹林	高危患者中与肝素联合使用小剂量阿司匹林	不建议与抗凝联合使用
抗凝目标	INR 3	主动脉瓣位二叶瓣、无高危因素的患者INR 2~3	没有建议

*：高危指第一代机械瓣、二尖瓣位机械瓣、血栓栓塞病史、房颤或者左室收缩功能不全。

心脏瓣膜置换手术后采取何种分娩方式？大多数文献推荐剖宫产，主要基于以下考虑：此类产妇属于高危妊娠，产程延长可加重心脏负担，容易引发心脏衰竭、出血、血栓等其他并发症；择期手术便于华法林和肝素钠的交替使用，等待自然分娩则两种抗凝剂的交替时机不易掌握。因此对于服用华法林抗凝的妊娠妇女，在36周左右更换为肝素类药物抗凝，等待INR<1.3时考虑进行剖宫产结束妊娠，可以缩短产程，减少出血并发症。但是也有专家认为手术会增加出血和感染的风险。目前我院多采取剖宫产的分娩方式。

2. 治疗经过

入院后第一天停用华法林，改用低分子量肝素钠 0.1ml/kg q12h 皮下注射。入院第四天，复查 INR 1.1，APTT 26.9s。入院第五天行剖宫产手术，当天未注射低分子量肝素钠，术中渗血较多共约 200ml。产一健康男婴，发育正常，无畸形。术后 36 小时开始恢复低分子量肝素钠抗凝（剂量同上），第 3 天加用华法林 3mg/d，第 10 天复查 INR 2.2，停用低分子量肝素钠后患者出院。

本例患者为二尖瓣位机械瓣置换术后，在妊娠早期采用较小剂量华法林（<5mg/d），胎儿出生时发育正常，并无畸形。在孕 37 周左右更换为低分子量肝素，顺利进行剖宫产，无血栓栓塞事件。目前国内临床尚未开展常规的抗 Xa 活性检测，因此对于血栓栓塞高危患者可能不适合使用低分子量肝素替代华法林，建议使用肝素抗凝，监测 APTT。

（四）治疗体会

心脏机械瓣换瓣术后妇女妊娠属高危妊娠，对母儿双方均有很大的危险。有关最佳抗凝方式目前尚无定论。心脏和产科医师需要协同合作，与患者及家属充分沟通，制定合适的抗凝策略，同时注意监测，保证有效抗凝。

（五）专家点评——李大魁

本例几乎在整个妊娠期中使用华法林。在目前标准文献中，妊娠早期 3 个月和后期 3 个月是禁用华法林的。本例在文献复习后，结合病人具体情况，以降低剂量作为切入口，顺利分娩健康男婴，为华法林在孕期使用积累了珍贵病例。

参考文献

[1] De Santo LS, Romano G, Della Corte A, et al. Mechanical aortic valve replacement in young women planning on pregnancy: maternal and fetal outcomes under low oral anticoagulation, a pilot observational study on a comprehensive preoperative counseling protocol. J Am Coll Cardiol, 2012, 59 (12): 1110-1115.

[2] McLintock C. Anticoagulant therapy in pregnant women with mechanical prosthetic heart valves: no easy option. Thromb Res, 2011, 127 Suppl 3: S56-60.

[3] Sillesen M, Hjortdal V, Vejlstrup N, et al. Pregnancy with prosthetic heart valves: 30

years' nationwide experience in Denmark. Eur J Cardiothorac Surg, 2011, 40 (2): 448-454.
[4] Castellano JM, Narayan RL, Vaishnava P, et al. Anticoagulation during pregnancy in patients with a prosthetic heart valve. Nat Rev Cardiol, 2012, 9 (7): 415-424.

莫忘核查用药史
——药物致老年患者低钠血症一例

闫雪莲，北京协和医院药剂科主管药师，临床药师

（一）病例介绍

患者女性，65岁，因乏力8月入院。8个月前患者无明显诱因出现全身乏力，伴头晕、恶心、呕吐胃内容物1次，四肢抽搐半分钟后缓解，未就诊。1个月前再次出现全身无力，四肢抽搐，意识不清，持续数分钟后意识好转。伴发热，体温最高38℃，无咳嗽、咳痰，无纳差、腹痛、腹泻，急诊查血Na 115mmol/L↓，Cl 75mmol/L↓，头CT未见明显异常。予口服盐胶囊9g/d补钠后乏力稍好转，后复查血Na 131mmol/L↓。患者被诊断为颞叶癫痫42年，反复发作，7~8次/年，曾使用卡马西平、苯妥英钠、氟哌啶醇等治疗。近4年换用奥卡西平，癫痫控制可。诊断抑郁状态2年，目前使用舍曲林。

患者入院时体温36.8℃，血Na 128mmol/L↓，K 4.7mmol/L，Cl 95mmol/L。

（二）病例特点

患者因低钠血症收入院，既往有癫痫病史。低钠血症可能诱发癫痫发作，尽快明确原因并纠正低钠血症对于癫痫控制至关重要。

（三）治疗要点和治疗经过

1. 病因分析

低钠血症（hyponatremia）是指血清Na浓度低于135mmol/L。其临床表现缺乏特异性，不少患者长期存在低钠血症，症状不突出或不典型，往往容易被忽视。

临床上低钠血症的病因很多，原发性内分泌系统疾病，如肾上腺皮质功能减退症、甲状腺功能减退症、垂体功能减退症等往往伴有低钠血症；恶性肿瘤、呼吸系统疾病等引起的异源性抗利尿激素分泌也可引起低钠血症。除器质性疾病外，药物（如选择性5-羟色胺再摄取抑制剂、卡马西平等）也是低钠血症的一大原因，但易被临床忽视。

该患者内分泌激素水平、血清肿瘤标志物正常，头部、甲状腺及胸腹影像学检查未见占位性病变，无常见内分泌疾病及肿瘤的迹象。尿渗透压、尿钠正常范围，无呕吐、腹泻，进食无明显变化，可除外摄入和排出异常导致的低钠血症。患者经口服补钠，血钠水平可恢复正常，非顽固性低钠，进一步佐证恶性疾病所致可能性不大。

经过核查患者既往用药并回顾病史，发现患者4年前将抗癫痫药物换为奥卡西平，并逐渐增加剂量，3年前首次出现乏力症状，并检测发现低钠血症（当时血Na 128mmol/L），2年前加用舍曲林。检索文献发现，低钠血症为奥卡西平已知的不良反应之一，舍曲林也有导致低钠血症的报道。根据患者检查、检验的结果，结合低钠血症与用药的时间关系，认为该患者低钠血症很可能为药物所致。

奥卡西平结构与卡马西平类似，与卡马西平相比，具有较好的耐受性，但发生低钠血症的风险更高。奥卡西平导致严重的和症状性低钠血症的发生率分别为11.1%和6.8%，高龄、联合多种抗癫痫药及合用利尿剂为奥卡西平导致严重低钠血症的危险因素，从开始用药至症状性低钠血症的平均间隔时间为2.5年，59.4%有症状的患者在开始用药2年内发现。由于症状的出现与开始用药存在较长时间的延迟，若不仔细审核用药情况，两者之间的关联性就容易被忽视。

选择性5-羟色胺再摄取抑制剂（selective serotonin reuptake inhibitors，SSRIs）通过诱发抗利尿激素异常分泌导致低钠血症，其发生率为0.5%~32%，SSRIs导致低钠血症的危险因素包括高龄、女性、低体重、合用利尿剂及血钠基线值较低。患者2年前加用舍曲林，虽然在使用舍曲林前已首度发现低钠血症，仍不排除舍曲林导致低钠血症进一步加重。

患者老年女性，存在奥卡西平及舍曲林导致低钠血症的危险因素，因此认为该患者低钠血症的始动因素为奥卡西平，在已经出现血钠降低的情况下使用舍曲林可能进一步降低血钠。

2. 治疗经过

低钠血症可能诱发癫痫发作，与原患疾病形成恶性循环，纠正低钠血症至关重要。根据患者入院时的症状及血钠水平，结合院外口服补钠的效果，认为该患者为慢性且症状较轻的低钠血症。治疗应从两方面着手：①停止可能导致或加重低钠血症的各种因素；②纠正低钠状态，可采用限制液体入量及口服氯化钠的方法。该患者因癫痫控制不佳，曾多次调整抗癫痫药物，目前奥卡西平效果较好，不宜换药，且经过口服补钠治疗，血钠可恢复至正常范围，症状也较前缓解。综合考虑奥卡西平及舍曲林对患者的利弊，决定继续应用奥卡西平抗癫痫治疗，将舍曲林逐渐减停。经心理科医师对患者进行评估后，同意舍曲林逐渐减停。最终治疗方案定为：奥卡西平600mg qd 8am +450mg qn，舍曲林50mg qd→25mg qd 后停药；限制液体入量，口服盐胶囊4g tid。治疗3天后，患者血钠波动于132～138mmol/L，自述乏力症状较前缓解，出院继续抗癫痫及口服补钠治疗。

（四）治疗体会

根据患者临床表现和实验室检查，以及药物的使用与低钠血症出现的时间关系等，初步判断该患者为药源性低钠血症。在本病例的治疗中，通过回顾、分析患者用药情况，及时发现药物导致低钠血症的可能性，使低钠血症得以及时纠正。通过本案例，应引起临床对药物所致低钠血症的重视，了解能导致低钠血症的常见药物，对老年人或已经存在血钠偏低的情况下使用抗癫痫药物及SSRIs的患者应监测血钠，防止严重不良反应发生。同时，应关注患者的既往用药史，明确新出现症状与用药之间的关系，为临床诊断和治疗药源性疾病提供依据。

（五）专家点评——李大魁

药源性低钠血症远比低钾血症少见。有些低钠血症出现较快（如去氨加压素、甘露醇等），可较易发现；本例由奥卡西平引起的迟发性低钠血症则较难发现。药源性疾病的鉴别要遵循因果关系判断的基本原则。但在实践中，只有专业人员熟悉单一药物的不良反应，又非常了解引起这一不良反应的所有药物时，才能像本案例那样快速锁定目标药物。

参考文献

[1] Hannon MJ, Thompson CJ. The syndrome of inappropriate antidiuretic hormone: prevalence, causes and consequences. Eur J Endocrinol, 2010, 162 Suppl 1: S5-12.

[2] Cerimele JM, Robinson LA. Sertraline- associated hyponatremia and subsequent tolerability of bupropion in an elderly woman. Prim Care Companion CNS Disord, 2011, 13 (5):

448-449.

[3] Kim YS, Kim DW, Jung KH, et al. Frequency of and risk factors for oxcarbazepine-induced severe and symptomatic hyponatremia. Seizure, 2014, 23 (3): 208-212.

[4] Jacob S, Spinler SA. Hyponatremia associated with selective serotonin reuptake inhibitors in older adults. Ann Pharmacother, 2006, 40 (9): 1618-1622.

谨慎定夺,行之有据

——孕期溃疡性结肠炎药物治疗一例

范倩倩,北京协和医院药剂科主管药师,临床药师
张波,北京协和医院药剂科副主任药师,药剂科副主任,临床药师

(一)病例介绍

患者女性,32岁,孕23周,生育愿望强烈。间断腹泻1年余,加重1月余。1年余前,患者因进食不洁食物后出现腹泻,形状为糊状便或水样便,约6次/天,经美沙拉秦、中药汤药和中药灌肠治疗后缓解。5月余前,因怀孕自行停用美沙拉秦,大便次数1次/天,偶见脓血便。1个月前,进食寒冷食物后,大便次数3~4次/天,中药灌肠后无明显改善,后大便次数增至6~7次/天,为褐色水样便伴血丝及黏膜。10余天前,体温升高,最高39℃,伴嗜酸性粒细胞增多(2.3×10^9/L)和贫血(HGB 61g/L),血沉>140mm/h;便培养及涂片可见白色念珠菌、酵母样孢子和假菌丝,难辨梭菌毒素阴性,予营养支持、输血及抗感染治疗后体温恢复正常。行结肠镜至降结肠,提示溃疡性结肠炎(活动期,Mayo score 3分),遂入院治疗。

入院查体:体温37.7℃,心率84次/分,血压100/70mmHg,腹部膨隆,左下腹轻压痛,无肌卫,反跳痛,肠鸣音正常。入院后辅助检查:血常规示:WBC 6.36×10^9/L,RBC 1.95×10^{12}/L,HGB 61g/L;大便常规示:WBC满视野,RBC 50~60/HPF;高敏C反应蛋白40.24mg/L;肝肾功能示:ALT 9U/L,Alb 26g/L,Cr 33μmol/L,K 4.5mmol/L。

(二)病例特点

妊娠中期女性,溃疡性结肠炎诊断明确:慢性复发型、重型、累及降结肠并处于活动期。面对该类特殊人群患者,治疗方案的确定需权衡利弊、综

合考虑。

（三）治疗要点和治疗经过

1. 疾病对妊娠的影响

根据 Sutherland 疾病活动指数（亦称 Mayo 指数）对患者溃疡性结肠炎活动度进行评估，该患者大便次数≥5 次/天（3 分）、便中少量血丝（1 分）、存在黏膜渗出及自发性出血（3 分），评分为 7 分，同时还存在全身中毒症状，如发热（体温≥37.5℃）、心动过速（心率≥90 次/分）、贫血（血红蛋白＜10.5g/L）、炎症（血沉≥30mm/h）、体重减轻等，属于重度活动期溃疡性结肠炎。患有活动期溃疡性结肠炎的妊娠妇女，约 70% 可能症状持续存在或恶化，疾病可能增加产前出血、低体重儿和早产的风险。

2. 常规药物治疗方案及药物对胎儿的影响

对于重度活动期溃疡性结肠炎，通常采用口服糖皮质激素联合口服/局部使用美沙拉秦；若无效，可静脉使用糖皮质激素。若 12 个月内严重溃疡性结肠炎复发大于 2 次，使用硫唑嘌呤或英利西单抗治疗。对于暴发型，静脉使用糖皮质激素 3 天后无效者，可使用环孢素和英利西单抗治疗。

患者目前处于妊娠中期，妊娠期用药既涉及母子双方的医疗安全，又涉及临床实践的法律风险，因此在药物治疗上需谨慎定夺，行之有据。此时需要临床医师与药师合作，共同参与治疗方案的确定，尽量确保胎儿的安全。为了保证信息尽可能全面，临床药师积极协助查询了相关治疗药物在妊娠期暴露的信息，分别从药品说明书、美国 FDA 分类、澳大利亚 ADEC 分类、临床经验四个方面进行检索，查询结果见表 8。

表8 重度活动期溃疡性结肠炎常规治疗药物妊娠期暴露信息汇总

药品通用名	中文说明书	FDA分级	Micromedex 临床经验
美沙拉秦	禁用	B	用于妊娠期患者的维持治疗，对于降低由于溃疡性结肠炎无法控制而引起的流产或其他并发症而言非常重要；尽管目前临床数据缺乏，但通常认为妊娠期使用是安全的；推荐仅在临床必需时使用，用药过程中超声密切监测胎儿发育状态

续表

药品通用名	中文说明书	FDA分级	Micromedex 临床经验
柳氮磺吡啶	禁用	B	用于妊娠期患者，有一定数量先天异常的报道，但大量数据表明出生缺陷风险较健康对照组无明显增加；因该药可置换出与血浆蛋白结合的胆红素而致黄疸或胆红素脑病，不建议用于孕32周后的妊娠妇女；推荐仅在临床必需时使用
泼尼松	避免使用	D	用于妊娠期患者，有引起唇裂或腭裂、降低胎儿体重的风险；由于对胎儿存在伤害，推荐仅在母体获益超过胎儿风险时使用
硫唑嘌呤	禁用	D	用于妊娠期患者，40年临床经验未显示重大或特异性先天缺陷，对胎儿的不良反应主要有胸腺萎缩、白细胞减少、贫血、血小板减少等；指南建议肾移植妊娠妇女可继续使用硫唑嘌呤，而生产商警告妊娠用药必须权衡利弊
环孢素	禁用或慎用	C	用于妊娠期患者，有限数据表明胎儿出生后随访7年，肾功能和血压均正常；指南建议肾移植妊娠妇女可继续使用环孢素，而生产商推荐妊娠终止用药，除非母体获益超过胎儿风险否则不应使用
英利西单抗	确实需要时可用	B	用于妊娠期患者，尚未见先天缺陷报道；推荐仅在临床必需时使用；此外，由于该药在妊娠中晚期可穿过胎盘，建议在孕30周内使用可降低对胎儿的暴露

3. 治疗经过

结合患者病情，权衡利弊，多科会诊制定出最终决策：首选美沙拉秦/柳氮磺吡啶治疗；若病情加重，给予泼尼松或英利西单抗治疗；若治疗仍无效，考虑选用环孢素或硫唑嘌呤。治疗方案为首先给予患者美沙拉秦缓释颗粒1g tid 口服治疗，该药品说明书虽为妊娠禁用，但从上述文献检索所示临床经验来看可以使用且对胎儿影响相对较小。与患者充分沟通：患者目前溃疡性结肠炎为重度，如果不积极治疗，有可能会产生严重的后果，甚至威胁母亲和胎儿的生命安全；选择治疗方案已经充分考虑并选择对胎儿影响较小的药物。患者和家属充分理解并同意治疗方案。

治疗 9 天后病情缓解，大便次数降至 1 次/天，HGB 85g/L，EOS 0.67×10^9/L。出院后患者规律口服美沙拉秦 1g tid 治疗，大便 1~2 次/天，无发热等不适。4 个月后，患者顺产一 4kg 男婴，体健。

（四）治疗体会

重度活动期溃疡性结肠炎需要积极治疗，控制病情并且降低肠道局部和全身的并发症的发生。本例患者的特殊之处在于患者处于妊娠状态，应当对药物妊娠期使用的安全性进行全面评估，同时考虑药物治疗对胎儿的影响。

（五）专家点评——李大魁

妊娠期用药涉及多个学科，动物实验数据较多，而有价值的临床资料难寻，不良后果往往是不可逆的，加上当今人文和法律风险，处理难度较大。在本例多科会诊中，临床药师进行了充分的文献复习，特别是目前现有的临床经验，全面评估了妊娠期用药的获益和风险，为临床用药治疗方案的制订提供了坚实基础。经多科会诊综合考虑，临床制定了妊娠期用药方案，经与患者沟通后实施，并一直跟踪到胎儿出生，程序科学恰当，也为妊娠患者的用药贡献了宝贵的临床资料。

参 考 文 献

[1] Sutherland LR, Martin F, Greer S, et al. 5-Aminosalicylic acid enema in the treatment of distal ulcerative colitis, proctosigmoiditis, and proctitis. Gastroenterology, 1987, 92 (6): 1894-1898.

[2] Hanan IM, Kirsner JB. Inflammatory bowel disease in the pregnant woman. Clin Perinatol, 1985, 12 (3): 669-682.

[3] Rogers RG, Katz VL. Course of Crohn's disease during pregnancy and its effect on pregnancy outcome: a retrospective review. Am J Perinatol, 1995, 12 (4): 262-264.

[4] Cornish J, Tan E, Teare J, et al. A meta-analysis on the influence of inflammatory bowel disease on pregnancy. Gut, 2007, 56 (6): 830-837.

[5] Bröms G, Granath F, Linder M, et al. Complications from inflammatory bowel disease during pregnancy and delivery. Clin Gastroenterol Hepatol, 2012, 10 (11): 1246-1252.

产妇用药须讲究

——多药抗感染治疗对患者哺乳的影响

周雨佳,北京协和医院药剂科药师

(一)病例介绍

患者女性,32岁,宫内孕足月后于10月在当地医院分娩1男婴,胎儿娩出后有少量胎盘植入,不能取出。产后开始发热,体温一直在38℃左右,左季肋部出现带状疱疹。先后应用甲氨蝶呤、头孢哌酮钠/舒巴坦钠、甲硝唑、利巴韦林及阿昔洛韦共治疗6天,热度不退,肋部疼痛显著好转,恶露量多,但无臭味。产后第7天就诊于我院急诊,每日的最高体温波动在38.3~38.7℃,血压140~158/90~110mmHg,心率100~122次/分,经腹超声提示考虑妊娠物残留可能。2015年10月26日全血细胞分析:WBC 11.67×10^9/L,NEUT% 76.4%,HGB 102g/L,HCT 32.5%,PLT 383×10^9/L,予厄他培南治疗。恶露量减少,色淡红,少于月经量,无组织物排出;并伴有间断性中下腹部疼痛,VAS 3~4分。

患者入院后继续予厄他培南抗感染治疗,每日最高体温波动于38.5~38.7℃,血压132~150/85~95mmHg,脉搏90~110次/分,血压、心率升高与发热呈相关性。完善实验室检查:血常规:WBC 6.49×10^9/L,NEUT% 71.2%,RBC 3.61×10^{12}/L,HGB 95g/L,PLT 363×10^9/L。降钙素原小于0.5ng/ml,血沉20mm/1h。2015年11月2日血培养需氧(-),厌氧(37h报警)为革兰阳性杆菌,细菌鉴定提示放线菌,药敏实验提示对头孢哌酮钠/舒巴坦钠、青霉素及阿莫西林钠/克拉维酸钾敏感。2015年11月4日予亚胺培南/西司他丁钠+万古霉素抗感染、补液、支持治疗。因体温控制不佳(每日最高体温波动于38.5~38.6℃),2015年11月6日改抗生素为头孢哌酮钠/舒巴坦钠+甲硝唑磷酸二钠,体温仍然维持在38.6℃。2015年11月10日再次调整抗炎方案为阿莫西林钠/克拉维酸钾抗感染,患者体温逐渐下降。2015年11月23日全血细胞检测值均正常。患者于2015年11月25日出院,继续阿莫西林钠/克拉维酸钾抗感染治疗,疗程满4周后复诊,患者提出欲母乳喂养。

（二）病例特点

患者为哺乳期妇女，足月顺产后因胎盘粘连出现产褥感染及带状疱疹，入院前曾使用抗病毒药物，住院期间因体温控制不佳，曾进行多种抗感染治疗，用药情况较为复杂。

（三）案例难点和决策

本案例的主要难点是患者有意进行母乳喂养，但她在治疗期间曾使用过九种药物，用药情况复杂，药物是否会对婴儿造成危害？作为药师我们能否利用专业知识进行判断，实现母亲哺乳的愿望？

药物动力学考虑

判断哺乳期用药安全问题时，首先应根据药物的使用时间及半衰期判断其在体内的清除情况。药物动力学理论认为，停药后经过5个半衰期，药物可从体内清除98%，7个半衰期可清除99.5%以上。如果在准备开始哺乳时药物已经从体内完全清除，则不必考虑药物对婴儿的毒性；反之，则应通过查阅哺乳期用药相关资料，判断用药风险，进而给出是否哺乳的建议。

本案例所涉及各药物的半衰期及体内清除情况见表9。

表9　各药物的半衰期及预计清除时间

药物	用法用量 & 起止时间	半衰期（小时）	预计清除时间（天）（≥7$t_{1/2}$）	是否清除
甲氨蝶呤	0.05g 肌内注射 once 10.19	8~10	3	是
甲硝唑磷酸二钠	0.915g 静脉滴注 q12h 10.20~10.25 0.915g 静脉滴注 q12h 11.06~11.10	9~11	4	是
头孢哌酮钠/舒巴坦钠	3g 静脉滴注 q12h 10.20~10.25 3g 静脉滴注 q8h 11.06~11.10	头孢哌酮钠：1.7 舒巴坦钠：1	1	是
利巴韦林	0.5g 静脉滴注 bid 10.23~10.25	稳态：300 单剂量给药：120~170	稳态：88 单剂量给药：50	否

续表

药物	用法用量 & 起止时间	半衰期（小时）	预计清除时间（天）（≥7$t_{1/2}$）	是否清除
厄他培南	1g 静脉滴注 qd 10.30～11.04	4	2	是
阿昔洛韦	0.5g 静脉滴注 q12h 10.30～11.03	肾功能正常者：2.5	1	是
亚胺培南/西司他丁钠	0.5g 静脉滴注 q8h 11.04～11.06	1	1	是
万古霉素	1g 静脉滴注 q12h 11.04～11.06	肾功能正常者：3～13	4	是
阿莫西林钠/克拉维酸钾	1.2g 静脉滴注 q6h 11.10～11.20 2.4g 静脉滴注 q12h 11.20～本书出版时	阿莫西林：1～1.3 克拉维酸：1	1	否

基于上述检索结果，除利巴韦林和阿莫西林钠/克拉维酸钾外，其余7种药品均已在体内清除。对于未清除的两种药物，为保证信息尽可能全面，临床药师分别从药品说明书，Micromedex 以及两本权威书籍《马丁代尔药典》及 *Drugs in Prengnancy and Loctation* 四个途径查阅了它们在哺乳期使用的信息，查询结果汇总见表10。

表10 药物在哺乳期使用的信息

药物名称	说明书	Micromedex	《马丁代尔药物大典》	Drugs in Prengnancy and Loctation
阿莫西林钠/克拉维酸钾	可以使用	婴儿风险很小	尽管阿莫西林可以通过乳汁少量排出，但 AAP 认为通常情况下母乳喂养时母亲可以使用阿莫西林	阿莫西林可少量分布于乳汁中，尽管还没发现不良反应，但对乳儿确实面临三个潜在的风险：对肠道菌群的影响，直接作用（变态反应），及在婴儿发热时干扰必要的检查结果。AAP 认为两者是兼容的

续表

药物名称	说明书	Micromedex	《马丁代尔药物大典》	Drugs in Prengnancy and Loctation
利巴韦林	少量排于乳汁，且具有毒性，用药期间应暂停哺乳	不能排除对婴儿的风险	未查到	没有关于哺乳期妇女使用利巴韦林的报道。根据分子量及较长的半衰期判断药物会分布于乳汁中。婴儿暴露于药品中的不良反应是未知的，但是药物对哺乳期动物及其后代存在毒性

通过查阅资料可知，阿莫西林钠/克拉维酸钾可以用于哺乳期；而对于利巴韦林，基于药物用量在体内未达到稳态（一般为4周），半衰期应介于170～300小时之间。由于药物血浆半衰期长且药物毒性较大，为保险起见，建议患者3个月内禁止哺乳，3个月后可以哺乳，但需慎重考虑。

（四）治疗体会

本例患者的特殊之处为处于哺乳期，且有意向母乳喂养婴儿。虽然哺乳的必要性和紧迫性不及妊娠，但它对于婴儿的益处正受到越来越多的重视。在美国儿科学会（AAP）网站2013年的一篇报道中，Sachs小组指出："母乳喂养的益处大于大多数治疗药物通过母乳暴露的风险。而如今害怕对自己的宝宝带来不利影响的谨慎态度已经导致许多母亲不必要地停止母乳喂养或避免使用必需的药物。"对于用药较为复杂的患者，药师应通过查阅书籍，根据专业知识来判断药物可否在哺乳期间使用，如果不能使用，停药后多长时间可以哺乳也是我们需要关注和提供给患者的内容，从而避免药物给哺乳期婴儿带来危害。此外，药师还应给哺乳期妇女关于药物使用的正面导向，使更多患者远离服药即不能哺乳的误区，正确对待哺乳与服药的关系，让孩子更健康地成长。

（五）专家点评——李大魁

本例展示了哺乳妇女的用药问题的典型流程。从药动学参数入手，评估药物在哺乳妇女体内动态，结合权威文献的复习可为临床提出原则性建议。利巴韦林国内应用极为广泛，但对其安全性重视程度远不及国外。本药消除非常缓慢，其生殖毒性要求育龄妇女停药后避孕6个月，并应停止哺乳。虽然目前缺少患者的数据,但动物试验的数据强烈提示对高危人群用此药必须充分权衡利弊。

参考文献

[1] 斯威曼. 马丁代尔药物大典(原著第37版). 2版. 李大魁,金有豫,汤光,等译. 北京:化学工业出版社,2013.

[2] Briggs GG, Freeman RK, Yaffe SJ. Drugs in Pregnancy and Lactation. 8th ed. New York: Wolters Kluwer, 2008.

[3] Jasmer R. Most Meds OK for Nursing Moms. http://www.medpagetoday.com/OBGYN/Pregnancy/41175.

特殊时期的营养保驾
——妊娠剧吐患者肠外营养支持一例

赵彬,北京协和医院药剂科主管药师,临床药师

(一)病例介绍

患者女性,27岁,停经2月余后出现恶心、呕吐,呕吐物为胃内容物,医院就诊后诊断为早期妊娠,于当地医院间断补液治疗。10天前恶心、呕吐再次加重,不能进食水,呕吐物为黄绿色胃内容物,尿量小于200ml/日,转诊我院。

入院检查:体温36.5℃,脉搏76次/分,呼吸16次/分,血压122/92mmHg,身高145cm,体重50kg,较怀孕前减轻约10kg,BMI 23.78kg/m^2。妊娠25^{+4}周,腹部膨隆,腹软,无压痛,宫底位于脐上3横指处,未触及宫缩,胎心152次/分,肠鸣音正常。子宫水平位,增大如孕6^+月大小,质中,活动可,无压痛。辅助检查:中孕超声检查(经腹):宫内中孕。实验室检查: WBC 8.46×10^9/L, NEUT% 72.9%, PLT 329×10^9/L, HGB 139g/L; Alb 41g/L, ALT 154U/L↑, TBil 30.8μmol/L↑, DBil 19.3μmol/L↑, K 3.6mmol/L, Na 133mmol/L↓, Cl 101mmol/L, Ca 2.35mmol/L, Urea 5.12mmol/L, Cr(E)75μmol/L, Glu 8.1mmol/L↑, P 0.63mmol/L↓, PA 232mg/L, PT 13.8s↑, Fbg 5.34g/L↑, APTT 27.7s。

(二)病例特点

该患者妊娠25^{+4}周,恶心呕吐3月余,加重不能进食水10天,至入院无尿液排出,体重下降明显,电解质紊乱,符合妊娠剧吐(hyperemesis gravidarum, HG)诊断。

（三）治疗要点和治疗经过

1. 妊娠剧吐患者的营养支持

少数孕妇早孕反应严重，频繁恶心、呕吐，无法进食，以致发生体液失衡及新陈代谢障碍，严重者需终止妊娠，甚至危及孕妇生命。如果不及时给予适当的营养支持，极易发生营养不良，还可造成维生素如维生素 B_1、维生素 K 严重缺乏，前者可引起韦尼克脑病，后者可引起凝血功能障碍。针对此类患者，纠正水电解质紊乱并给予营养支持是当务之急。

美国妇产科医师协会（ACOG）2004 年《妊娠恶心和呕吐指南》指出，妊娠剧吐患者营养支持的主要标准是持续的体重减轻；营养支持途径首选肠内营养，但当患者不能耐受肠内营养和（或）体重明显降低时（>5%）需及时给予肠外营养。根据文献报道，有 0.1%~2% 的孕妇会经历妊娠剧吐，其中 5%~10% 的孕妇由于症状非常严重需要住院治疗，接受静脉补液和电解质补充。妊娠剧吐是不良妊娠结局的独立风险因素，对此类患者给予肠外营养支持可降低围生儿发病率。对一些妊娠剧吐严重的病例，需考虑为患者置入中心静脉导管输注肠外营养。本例患者入院时，病情加重不能进食水 10 天，体重下降明显，属于严重营养不良者，且患者不能经口进食，同时拒绝行管饲喂养，因此选择肠外营养支持（PN）。

孕期营养支持的目的是维持与正常孕妇相同的体重增长曲线，建议孕妇于妊娠 4 个月后每日增加能量摄入 200kcal，其中糖类占总热能的 55%~60%，脂肪占总热能的 25%~30%，推荐轻体力劳动妇女摄入蛋白质 65g，妊娠 4 个月后需每日再增加 15g。给予患者肠外营养处方（表 11）：热量 1136.6kcal（22.7kcal/(kg·d)），糖脂比约 6:4；氨基酸含量为 40g，约为 0.8g/(kg·d)，非蛋白热卡：氮为 152:1。患者目前禁食水，每日 1136.6kcal 难以满足其生理需要，但考虑患者已 10 天未进食，因此初次营养支持只需提供目标能量的 60%。

表 11 肠外营养配方

药品	剂量	药品	剂量
长链脂肪乳注射液（C14~24）	200ml	15% 硫酸镁注射液	5ml
复方氨基酸注射液（20AA）	500ml	甘油磷酸钠注射液	10ml
50% 葡萄糖注射液	250ml	注射用水溶性维生素	1 支
5% 葡萄糖氯化钠注射液	1000ml	脂溶性维生素注射液（Ⅱ）	10ml
15% 氯化钾注射液	30ml	多种微量元素	10ml
10% 葡萄糖酸钙注射液	10ml	维生素 B_6 注射液	200mg

有文献指出脂肪乳代谢产物花生四烯酸和前列腺素与体内炎症应激相关，早期报道提出脂肪乳可以导致不明原因流产。中长链脂肪乳注射液因代谢供能较快且对免疫系统影响小，在临床应用中较长链脂肪乳注射液普遍。但对于妊娠期患者，中长链脂肪乳注射液缺乏循证证据，应避免使用，在其说明书中也载明"本品不能用于妊娠妇女，或遵医嘱"。长链脂肪乳注射液可安全用于孕期，且富含必需脂肪酸对于胎儿神经系统的发育是必要的，因此临床药师建议医生选择长链脂肪乳注射液。

2. 妊娠剧吐相关并发症及预防

对于妊娠期恶心和呕吐一线治疗药物是维生素 B_6 和多西拉敏，也有文献表明非药物治疗中针灸与生姜有一定效果。由于妊娠反应导致摄食减少，消化道缺乏食物刺激，影响胆汁分泌，导致胆汁酸的肠肝循环障碍，进而损伤肝功能。考虑患者 ALT 升高，肠外营养处方中选择肝用型氨基酸。妊娠期某些维生素和微量元素的需求增加尤其明显，如叶酸、烟酸、维生素 B_2、维生素 B_1、维生素 B_6、铬、碘、铁、锌等，肠外营养中需给予常规量的水溶性维生素和多种微量元素，防止再喂养综合征（机体经过长期饥饿或营养不良，重新摄入营养物质导致以低磷、低钾及低镁血症为特征的电解质代谢紊乱及由此产生的一系列症状如肌肉无力、心律失常、癫痫、呼吸衰竭甚至死亡）以及韦尼克脑病。对妊娠剧吐患者更加注重 B 族维生素以及电解质的补充，此外还应注意补充维生素 K 避免凝血功能障碍。

3. 治疗结果

经肠外营养治疗后，患者的恶心呕吐症状缓解，鼓励其经口进食肠内营养粉（TP）。入院 4 日后患者输液部位发现红肿，为避免出现静脉炎，停用肠外营养，继续肠内营养治疗，同时鼓励患者适当增加进食流食。入院 15 日后患者再次出现恶心、呕吐，不能进食水，嘱其暂禁食水，给予肠外营养支持治疗，处方同前。入院 21 日后患者恶心、呕吐等症状缓解，可三餐少量进食，体重增至 54kg，营养状况较入院前有明显改善，准予出院。

（四）治疗体会

合理的营养支持对于妊娠剧吐的患者十分重要，结合患者情况选择合适的营养方案与途径对孕妇的健康以及胎儿的发育有着重要的意义。当肠内营养无法进行时，肠外营养成为必要措施。临床药师可参与组方的设计、营养制剂的选择、肠外营养的标准配制等方面，同时也关应注肠外营养的实施过程以及相应临床指标，预防监测相应并发症，为患者提供安全有效的营养支持。

（五）专家点评——李大魁

特殊人群是临床营养支持的难点。妊娠剧吐导致体重持续减低是临床营养支持的指证。结合妊娠呕吐的特殊性制定针对性的营养处方，结局良好，如能随访至分娩则更有价值。

参考文献

［1］Jueckstock JK, Kaestner R, Mylonas I. Managing hyperemesis gravidarum: a multimodal challenge. BMC medicine, 2010, 8: 46-46.

［2］Mullin PM, Ching C, Schoenberg F, et al. Risk factors, treatments, and outcomes associated with prolonged hyperemesis gravidarum. The Journal of Maternal-fetal & Neonatal Medicine, 2012, 25 (6): 632-636.

［3］Niebyl JR. Clinical practice: nausea and vomiting in pregnancy. The New England Journal of Medicine, 2010, 363 (16): 1544-1550.

［4］ACOG (American College of Obstetrics and Gynecology) Practice Bulletin: nausea and vomiting of pregnancy. Obstetrics and gynecology, 2004, 103 (4): 803-814.

［5］Clark DA. Intralipid as treatment for recurrent unexplained abortion? American Journal of Reproductive Immunology, 1994, 32 (4): 290-293.

［6］Majumdar S, Dada B. Refeeding syndrome: a serious and potentially life-threatening complication of severe hyperemesis gravidarum. Journal of Obstetrics and Gynaecology, 2010, 30 (4): 416-417.

［7］Herrell HE. Nausea and vomiting of pregnancy. Am Fam Physician, 2014, 89 (12): 965-970.

［8］Y Peled, N Melamed, L Hiersch, et al. The impact of total parenteral nutrition support on pregnancy outcome in women with hyperemesis gravidarum. J Matern Fetal Neonatal Med, 2014, 27 (11): 1146-1150.

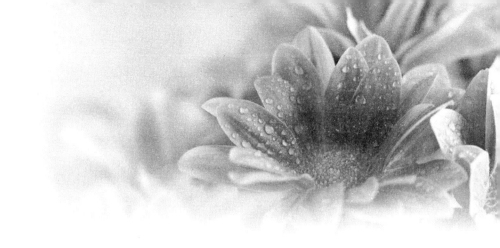

四、药物不良反应

达摩克利斯之剑高悬

——免疫抑制治疗并发重症感染一例

吴婵媛，北京协和医院风湿免疫科主治医师

（一）病例介绍

患者男性，49岁，因"反复耳廓肿胀1年余，头痛伴精神异常2月"于2015年6月24日入院。患者于2014年初反复双侧耳廓肿胀，有耳垂受累，2015年3月出现午间低热，体温最高37.8℃，1周后始出现额顶部劈裂样剧烈头痛，视觉模拟评分7分，伴有记忆力减退，并出现精神行为异常。外院头颅核磁共振成像示脑内多发异常信号影。脑脊液压力200mmH$_2$O，单核细胞增多，蛋白136.4mg/dl，葡萄糖2.4mmol/L，病原学均阴性。血沉50mm/h，高敏C反应蛋白7.3mg/L，抗核抗体、抗中性粒细胞胞质抗体、抗心磷脂抗体（-），予以阿昔洛韦、头孢他啶、甘露醇治疗后体温升至38℃，精神系统症状进行性加重，出现胡言乱语、狂躁、骂人毁物等症状。考虑不除外中枢神经系统血管炎，于2015年4月23日开始给予静脉注射用甲泼尼龙琥珀酸钠500mg/d×3d→240mg/d×3d→120mg/d×3d→口服甲泼尼龙片60mg/d，遂后每周减量4mg，患者精神症状及记忆力较前改善，耳廓肿胀明显好转，复查脑脊液指标较前好转出院。2015年6月5日，患者甲泼尼龙片减量至40mg/d时耳廓胀痛和头痛反复，复查头颅磁共振及血管成像示脑内多发异常信号，病变范围较前增大，未见血管异常；血沉30mm/h，高敏C反应蛋白12mg/L，我院门诊考虑系统性血管炎，给予注射用甲泼尼龙琥珀酸钠1.0g/d×3d冲击治疗，同时给予注射用环磷酰胺0.4g/w。为进一步诊治收入院。既往史：1个月前外院确诊鼻窦炎、陈旧性心肌梗死、腰椎间盘突出症。

入院查体：血压125/85mmHg，耳廓略红，无触痛，对答切题略迟缓，颈软无抵抗，心肺无殊。入院后继续泼尼松片60mg qd治疗，并加用每周一次静脉注射环磷酰胺0.6g治疗，每周一次鞘内注射地塞米松10mg+甲氨蝶呤10mg，患者症状好转，复查头颅磁共振成像好转，血沉1mm/h，高敏C反应蛋白0.74mg/L。2015年7月9日泼尼松减量为55mg qd。2015年7月12日患者出现体温升高，体温 37.8～38℃，无伴随症状。查体肺部无啰音，血气提示低氧血症（PO_2 61.2mmHg），血沉 36mm/h，高敏 C 反应蛋白 55.84mg/L；降钙素原（－）；胸部高分辨 CT：双肺新发散在弥漫渗出影。支气管镜检查未见异常，病原学检查未见异常。先后予以莫西沙星、头孢哌酮钠/舒巴坦钠、磺胺嘧啶、更昔洛韦、伏立康唑、利奈唑胺等抗感染治疗。患者发热、低氧仍进行性加重，胸部 CT 检查提示肺部病变迅速进展，并出现血压降低。

（二）病例特点

患者中年男性，慢性病程，急性加重，因具有多系统受累的表现，考虑系统性血管炎，经糖皮质激素治疗后病情好转，但糖皮质激素减量后中枢神经系统症状反复，加强免疫抑制治疗后，出现肺部重症感染及感染性休克。

（三）治疗要点和治疗经过

1. 血管炎治疗的必要性及其与药物不良反应的矛盾

系统性血管炎的分类目前多按照受累血管大小分为大、中、小血管炎。患者多次头颅磁共振成像可见多发信号异常影，但未见到血管异常，提示颅内存在小血管炎可能。原发中枢神经系统血管炎是一类较少见的系统性血管炎，目前仍缺少统一的诊断和分类标准。此类患者的预后较差，欧美文献报道病死率为 6%～15%。大剂量糖皮质激素和以环磷酰胺为主的免疫抑制剂仍然是其主要的治疗手段。文献报道，糖皮质激素联合环磷酰胺治疗的患者，能明显改善患者预后，复发率和病死率明显降低。

但是对于接受激素和免疫抑制剂治疗的患者，需要充分关注药物的不良反应。尤其在大剂量激素和免疫抑制剂诱导缓解期时，感染较常见而且影响患者预后。感染发生率升高可能与原发免疫紊乱增加易感性、药物相关高血糖、低白细胞血症及住院周期长等因素相关。由于患者病情波动以及激素应用会掩盖感染早期炎症反应，更容易出现隐匿重症感染。

本例患者在原发病趋于稳定情况下，出现发热、低氧和肺内病变，首先需要考虑院内获得性肺炎。细菌、真菌、病毒等多种病原均可能导致。患者免疫抑制状态，在短期内出现严重低氧和循环衰竭表现，在广谱抗生素使用过程中仍出现肺内病变加重，需重点考虑真菌、病毒、结核菌以及混合感染等可能性。根据病因学检查以及临床治疗反应，需考虑不典型病毒诱发重症肺炎的可能性。由于目前临床能检测的病毒只占致病病毒的很小一部分，而在免疫抑制状态下，一些条件致病性病毒也可能诱发重症肺炎，对于病原学方面很难进一步明确。同时，目前的抗病毒治疗，只对一些特定的病毒有效，大多数病毒感染仍需机体自身免疫应答启动后的自体清除。在这个过程中，加强呼吸、循环和全身支持治疗，促使免疫应答和重建，密切监测和处理相关并发症就尤为重要。

2. 治疗经过

如何平衡血管炎的治疗和恢复患者免疫应答之间的矛盾呢？考虑患者肺部仍以混合感染为主，目前不除外细菌、真菌及卡氏肺囊虫肺炎感染，建议暂停环磷酰胺治疗，在予以头孢哌酮/舒巴坦、磺胺嘧啶、更昔洛韦、伏立康唑等抗感染药物的基础上使用丙种球蛋白治疗，另给予注射用甲泼尼龙琥珀酸钠 40mg q12h×3d→注射用甲泼尼龙琥珀酸钠 40mg qd 治疗减轻炎症反应，同时加强对症、支持治疗。患者转入重症监护病房，在继续抗感染基础上，经循环支持，气管插管、有创呼吸机支持治疗，加强肺部物理治疗，持续脱水，予以营养支持，患者呼吸状况逐渐好转。2 周后复查胸部 CT 显示肺部渗出吸收。此后逐渐减停抗生素，继续泼尼松规律减量，并在肺部情况稳定后再次加用环磷酰胺治疗。三个月后随访，患者泼尼松规律减量至 15mg qd，规律环磷酰胺治疗中，评估原发病稳定，未再出现感染。

（四）治疗体会

自身免疫病患者的治疗仍主要以糖皮质激素和免疫抑制剂为主，而感染是其一直无法回避的治疗相关并发症。有文献报道，自身免疫病中感染发生与大剂量糖皮质激素应用时间延长相关，也与原发病迁延难以控制相关。所以，在一些难治性自身免疫病中，我们需要早期迅速控制病情，并尽量在病情及时控制的前提下，缩短大剂量糖皮质激素和免疫抑制剂的使用时间，缩短诱导缓解周期。另外，治疗过程中对原发病的评估和随时对潜在感染的关注都尤为重要。尤其对细微症状的评估，注意详细查体和早期及时的相关检查，均有助于早发现、早诊治，改善预后。

（五）专家点评——李大魁

临床对糖皮质激素不良反应的认知已有半个世纪了，积累了丰富经验，也有惨痛的教训。由于糖皮质激素不可或缺的治疗地位，临床的利弊平衡往往使医生处于两难的处境。需要临床的细心观察，精细调整用药方案，必要时要集合多科资源处理患者。

参考文献

[1] De Boysson H, Zuber M, Naggara O, et al. Primary angiitis of the central nervous system: description of the first fifty-two adults enrolled in the French cohort of patients with primary vasculitis of the central nervous system. Arthritis Rheumatol, 2014, 66 (5): 1315-1326.

[2] Carlo Salvarani, Robert Brown, Teresa Christianson, et al. Adult Primary Central Nervous System Vasculitis Treatment and Course: Analysis of One Hundred Sixty-Three Patients. Arthritis Rheumatol, 2015, 67 (6): 1637-1645.

常用药物不为人知的一面
——丙硫氧嘧啶致 ANCA 相关小血管炎一例

赵久良,北京协和医院风湿免疫科主治医师

(一)病例介绍

患者女性,26 岁,主因"腰背痛 6 月,发热伴颈肩痛 4 月"入院。6 个月前患者出现持续性腰背痛,视觉模拟评分法 4 分,活动后稍有改善。4 个月前出现发热,体温最高 39℃,退热药治疗有效,当地医院应用广谱抗生素治疗效果欠佳。2 个月前出现疼痛范围及程度加重,表现为双侧颈肩疼痛,视觉模拟评分法 8 分,主要为颈椎 5、6 节段下至胸 3、4 节段水平,伴腰背痛加重,并出现弯腰受限、翻身困难。既往史:2005 年诊断甲状腺功能亢进,2005 年服用甲巯咪唑曾出现粒细胞缺乏,改服丙硫氧嘧啶 9 年。

入院查体:血压 100/70mmHg,心率 116 次/分。无皮疹。双侧轻度眼球突出。甲状腺 I 度肿大。脊柱无畸形,前后及侧向活动轻度受限。直接叩击痛可疑阳性,无间接叩击痛。四肢大小关节无肿胀、压痛及活动受限。Schober 试验阳性,指地距 29cm,枕墙距 8cm,双侧"4"字试验阴性。神经系统查体未及异常。辅助检查:血常规:WBC 5.56×10^9/L,HGB 102g/L,PLT 309×10^9/L。尿常规+沉渣:蛋白:痕量,红细胞 274.2/μl,异常形态 80%;24 小时尿蛋白定量 0.15g。肝肾功能大致正常。甲状腺功能:游离三碘甲腺原氨酸(FT_3)6.35ng/dl↑,游离甲状腺素(FT_4)2.40ng/dl↑,促甲状腺激素(TSH)0.017μIU/ml↓,抗甲状腺受体抗体、抗甲状腺球蛋白抗体、抗甲状腺过氧化物酶抗体均阴性;TORCH、结核感染特异性 T 细胞检测、布氏杆菌凝集试验阴性;血沉 119mm/1h,高敏 C 反应蛋白 190.06mg/L;免疫球蛋白正常,补体 C3 1.885g/L↑。抗核抗体谱:抗核抗体(ANA)斑点型 1∶80(+),余均阴性。抗可溶性抗原抗体(ENA)阴性。抗心磷脂抗体、抗 $β_2$ 糖蛋白 1、HLA-B27、抗环瓜氨酸抗体(CCP)、抗核周因子抗体(APF)、抗角蛋白抗体(AKA)均阴性,IgG 亚类正常范围。抗中性粒细胞胞质抗体(ANCA):核周型(p-ANCA)1∶40(+),髓过氧化物酶(MPO-ANCA)92RU/

ml（+），蛋白酶3（PR3-ANCA）（-）。甲状腺超声：弥漫性病变。颈、胸椎增强磁共振成像：扫描范围内脊膜增厚并强化。头颅增强核磁共振成像：未见明显脑膜增厚及强化灶。躯干PET/CT：颈段及胸段（T12）脊髓放射性摄取弥漫性增高，SUV 1.5，考虑良性改变。余部位未见明确代谢异常增高病灶。腰穿：压力120mmH$_2$O，淡黄色胶冻样。脑脊液常规：WBC 30×10^6/L，单核100%；生化：蛋白42g/L，葡萄糖1.9mol/L↓，氯化物116mmol/L↓；病原学均未见明显异常。

（二）病例特点

青年女性，慢性病程，多系统受累，进行性加重，有持续发热、神经系统受累和肾脏损伤，实验室检查提示血沉、C反应蛋白显著升高，p-ANCA 1:40（+），MPO-ANCA 92RU/ml。既往甲状腺功能亢进症病史9年，长期服用丙硫氧嘧啶。

（三）治疗要点和治疗经过

1. 明确血管炎的诊断及病因

患者青年女性，有多系统受累表现，炎症反应明显升高，p-ANCA高滴度阳性，临床考虑有血管炎的可能性。导致血管炎的原因可以有：原发性自身免疫性疾病或者继发于出血性疾病、血栓形成、栓塞性疾病、特殊感染如结核、感染性心内膜炎、恶性肿瘤，尤其是血液系统恶性肿瘤以及一些药物等。经过入院后的检查排除了血液系统疾病、特殊感染以及恶性肿瘤。然而患者既往有甲状腺功能亢进、丙硫氧嘧啶长期用药9年，是否有该药物诱发小血管炎的可能？

丙硫氧嘧啶是治疗甲状腺功能亢进症最常用的药物之一，属于硫脲类抗甲状腺药物，虽公认其不良反应远小于甲巯咪唑、甲硫氧嘧啶等抗甲状腺药物，但仍有一定发生率（1%~5%），其不良反应主要包括血管炎和狼疮样综合征、低血糖综合征、血液系统的影响、肝损害及少见的脱发、药物热、低钙血症等。近年来不断有报道患者在用丙硫氧嘧啶治疗甲状腺功能亢进症过程中出现ANCA阳性，并可导致自身免疫性血管炎。

丙硫氧嘧啶所致的ANCA相关性小血管炎可能存在遗传易感因素（HLA-DR3与其密切相关）。某种外因（如感染）刺激激活中性粒细胞，发生脱颗粒反应，释放髓过氧化物酶，与丙硫氧嘧啶发生相互作用，将丙硫氧嘧啶转化为毒性的代谢产物（直接损伤小血管内皮细胞）或半抗原，当其与中性粒细胞内多种胞质抗原和核抗原相结合时，具有免疫原性，作为抗原被 T 细胞识别，进一步活化 B 细胞产生相应的自身抗体。丙硫氧嘧啶可引起多克隆自身免疫反应，产生的 ANCA 可识别多种抗原成分，如人白细胞弹性蛋白酶（HLE）、LF、组织蛋白酶 G（cathepsin G，CG）和天青杀素（azurocidin，AZU）等，这些抗原在原发性小血管炎中相当少见。在国内外报道的病例中，丙硫氧嘧啶所致的 ANCA 相关小血管炎多有抗 MPO 抗体（87% 的患者阳性）。

与原发性小血管炎不同的是，丙硫氧嘧啶诱发的 ANCA 阳性小血管炎患者绝大多数为中青年女性，可能与此人群甲状腺功能亢进易发相关。长时间服用丙硫氧嘧啶的患者更易出现 ANCA 相关小血管炎。丙硫氧嘧啶引起 ANCA 相关小血管炎可累及全身各个系统，其中肾脏受累占 65%，关节受累占 46%，发热占 32%，皮肤黏膜受累占 30%，呼吸系统受累占 30%，肌痛占 16%，其他脏器受累占 16%。在临床上，甲状腺功能亢进患者使用丙硫氧嘧啶治疗时，特别是长时间、大剂量使用时，如有下述表现应考虑丙硫氧嘧啶引起的 ANCA 阳性小血管炎的诊断：①全身症状：发热、乏力、体重下降，肾、关节、肌肉、皮肤、血液等多脏器受累；②多克隆自身免疫反应：产生识别多种抗原成分的 ANCA，可同时出现 ANA；③停丙硫氧嘧啶后病情缓解，抗体滴度降低；④组织活检：肾小球毛细血管炎和肾小球毛细血管襻节段性纤维素样坏死，肺泡毛细血管炎，皮肤白细胞碎裂性血管炎，毛细血管破坏性皮疹。

该患者长期服用丙硫氧嘧啶，出现多系统受累和炎症指标升高，MPO 抗体阳性，首先考虑是药物所致的血管炎。

2. 治疗经过

临床怀疑丙硫氧嘧啶所致 ANCA 相关小血管炎时，应及时停用丙硫氧嘧啶。根据临床表现及病情轻重，可选择以下处理措施：①终止丙硫氧嘧啶治疗，及时停药是预后的关键。②使用糖皮质激素和免疫抑制剂，由于药物性小血管炎的发病与该药物密切相关，在治疗上停用该药物后，应用免疫抑制剂的疗程可以短于原发性小血管炎的疗程。③对于 ANCA 阳性而无临床小血管炎表现者，为慎重起见，建议停用丙硫氧嘧啶。由于丙硫氧嘧啶与其他抗甲状腺功能亢进药物如甲硫氧嘧啶、甲巯咪唑等在结构上都有硫氢基团，存在交叉免疫反应，因此停用丙硫氧嘧啶后也不建议换用上述药物，而建议使用 ^{131}I 核素治疗或手术；对于有肺、肾等重要脏器受累的患者需要使用糖皮质激素治疗，必要时可参照原发性 ANCA 相关小血管炎使用免疫抑制剂。但若病情需要，仍可改用甲巯咪唑治疗；如因特殊原因仍要继续使用丙硫氧嘧啶治疗者，须严密监测患者 ANCA 和小血管炎的临床表现。本病的预后与小血管损害范围、程度密切相关，活检表现为早期轻度病变者，采取相应措施后预后良好，反之则预后差。

患者已经出现血管炎，有重要脏器损伤（中枢神经系统），故立即停用丙硫氧嘧啶，考虑行^{131}I 治疗甲状腺功能亢进。予甲泼尼龙 1g/d 冲击 3 天序贯泼尼松 60mg/d，1 个月后激素开始规律减量。同时加用环磷酰胺 0.4g/w 静脉滴注。患者未再发热，颈肩痛及腰背痛明显好转。复查血沉 20mm/1h，高敏 C 反应蛋白 1.97mg/L；腰穿：压力 100mmH$_2$O，脑脊液常规：WBC 6×10^6/L，单核 100%；生化：蛋白 1.09g/L，葡萄糖 2.8mmol/L，氯化物 120mmol/L。三个月后患者泼尼松减量为 15mg qd 口服，环磷酰胺 0.4g/w 静脉滴注（目前累计 4.4g），未再出现发热、颈肩痛及腰背痛，脊柱活动无受限。复查胸椎磁共振成像：脊膜略增厚伴强化，较前减轻。

（四）治疗体会

临床使用丙硫氧嘧啶治疗的患者出现全身症状、多器官受累、炎症指标升高时，要警惕血管炎可能。及时停用丙硫氧嘧啶并进行免疫抑制治疗，避免出现严重的脏器功能损伤。

（五）专家点评——李大魁

2002 起丙硫氧嘧啶所致 ANCA 相关小血管炎已被多篇中外文献证实。但此不良反应进展缓慢（本例用药 9 年，发热 4 月），混杂因素多，诊断困难。本例鉴别诊断清晰，因果关系明确，并总结出此不良反应诊断标准、处理方法，为安全有效应用丙硫氧嘧啶提供实用信息。硫脲类药物的不良反应有些交叉，因不良反应而换药时应注意。

参考文献

[1] 徐旭东，赵明辉，章友康，等. 丙硫氧嘧啶导致的抗中性粒细胞胞质抗体阳性小血管炎及其靶抗原研究. 中华内科杂志，2002，41（6）：404-407.

[2] 李梦涛，曾学军，唐福林，等. 丙基硫氧嘧啶致抗中性粒细胞胞浆抗体阳性患者的临床特点. 中华医学杂志，2004，84（24）：2082-2085.

[3] Chen M, Gao Y, Guo XH, et al. Propylthiouracil-induced antineutrophil cytoplasmic antibody-associated vasculitis. Nat Rev Nephrol, 2012, 8（8）：476-483.

早期发现、及时停药
——博来霉素导致肺纤维化一例

田欣伦，北京协和医院呼吸内科副教授、副主任医师

（一）病例介绍

患者女性，36岁，因"下腹膨隆7月，咳嗽、咳痰伴喘憋进行性加重3月余"入院。患者于2010年8月无明显诱因出现下腹膨隆，超声发现盆腔混合占位，约9cm×10cm，初步考虑卵巢癌，9月21日行卵巢癌细胞减灭术，术后病理：左侧卵巢不成熟畸胎瘤（Ⅱ级）。之后行PVB方案化疗6个疗程（顺铂30mg d1~5；长春新碱1.8mg d1；博来霉素15mg d1、8、15。末次化疗2011年2月11日），第5个疗程化疗期间（2010年12月中旬）出现咳嗽，咳少量白色泡沫样痰，伴活动耐量下降，胸闷，夜间不能平卧，无畏寒、发热、胸痛、咯血，曾口服抗生素治疗（具体药物不详），症状仍加重，行走10余米后气短明显。2011年2月16日行胸部高分辨CT（图3）示：双肺上叶尖后段、下叶基底段胸膜下多发斑片影，部分实变，右肺上叶尖后段结节影，心包少量积液。肺功能：中度限制通气功能减低，伴小气道重度阻塞，中度弥散功能障碍；给予静脉地塞米松5mg/d×5d→2mg/d×7d→泼尼松片5mg tid，症状无缓解。3月2日复查胸部CT：双肺多发斑片影较前加重，并出现纵隔气肿。予头孢西丁抗感染治疗无好转，为进一步诊治收入我院。

入院查体：贫血貌，双肺呼吸音减低，未闻及干湿啰音。心脏无阳性体征。腹部可见约15cm长手术瘢痕。双下肢不肿。入院后查血常规：WBC $15.29×10^9$/L，NEUT% 88.7%，HGB 108g/L，PLT $248×10^9$/L。肝肾功能正常；动脉血气：PO_2 58.4mmHg，PCO_2 35mmHg。肺功能：一秒量0.94L，占预计值31.7%，肺活量1.1L，占预计值32%，一秒率85.77%，肺总量2.82L，占预计值56.7%；弥散不能配合。病原学检查阴性。血沉70mm/1h。免疫指标（-）。肿瘤指标：癌胚抗原14.8ng/ml↑，糖链抗原724 14.5U/ml↑，糖链抗原153 33.5U/ml↑。

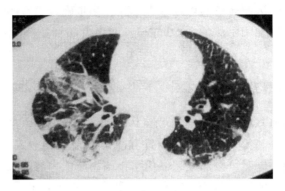

图 3　胸部 CT

注：显示双肺弥漫的斑片状渗出影，以右侧为著，病变主要沿支气管血管束分布，可见小叶间隔增厚

（二）病例特点

青年女性，因生殖系统恶性肿瘤、手术切除后辅以包含博来霉素的方案化疗，治疗第 5 个疗程出现呼吸系统症状，逐渐加重至最终出现 I 型呼吸衰竭，胸部影像学表现为肺间质病变，肺功能表现为限制性通气功能障碍和弥散障碍，抗生素治疗无效。

（三）治疗要点和治疗经过

1. 患者肺部病变的原因

患者在 PVB 方案化疗后出现逐渐进展的咳嗽、咳痰、活动后气短，CT 提示双肺弥漫病变，肺功能检查提示限制性、弥散通气功能障碍，抗生素治疗无效并且无发热等感染的表现，考虑间质性肺病可能性大。患者的病变出现考虑与药物有明显相关性，特别是博来霉素。该药是生殖细胞肿瘤的常用化疗药物，动物实验显示博来霉素可以导致肺间质病变，病理类型以弥漫性肺泡损伤和普通型间质性肺炎为主。此外患者 CT 可见小叶间隔增厚，基础病为未分化畸胎瘤，且肿瘤标志物普遍升高，需要排除恶性肿瘤转移至肺的癌性淋巴管炎。

2. 治疗经过

入院后行经支气管镜行右下叶肺活检，并未发现转移瘤的证据，反而在肺泡腔内见机化灶，因此转移瘤可以基本排除，初步确定患者的肺部病变系博来霉素所致。入院后加用甲泼尼龙80mg/d。但患者病情始终无缓解，治疗5天后自动出院。

3. 博来霉素导致肺损伤

博来霉素为氨基糖肽类天然产物，1966年由日本梅泽滨夫首先从轮枝链霉素的培养液中分离得来。该药物与铁和氧形成复合物嵌入DNA，引起DNA单链和双链断裂。同时可以形成超氧化物，该物质认为与博来霉素的肺毒性相关。博来霉素导致的肺毒性有以下可能的机制：①上皮和间质的毛细血管水肿；②肺泡Ⅱ型上皮细胞增生及表面活性物质产生过多；③肺泡Ⅱ型上皮细胞坏死及表面活性物质释放；④肺泡巨噬细胞的吞噬表面活性物质；⑤巨噬细胞释放介质并刺激成纤维细胞产生。

博来霉素导致的肺部损伤可以有以下临床表现。症状方面可以出现发热、寒战、咳嗽（主要为干咳）、活动后气短、皮肤色素沉着和纤维化、口腔炎以及乏力等，体征方面可以出现低血压、双肺爆裂音或啰音、胸膜摩擦音等，胸部影像学可以出现肺泡浸润影、肺叶实变、肺基底部为主的短线样改变和胸膜下结节样病变。北京协和医院呼吸科前期研究表明，肺一氧化碳弥散量的监测是发现博来霉素导致的肺损伤最敏感的亚临床指标。因此对使用博来霉素的患者进行规律的弥散功能检测将有助于早期发现亚临床状态的肺损伤患者，避免再次使用此类药物。

博来霉素导致肺损伤通常与剂量相关。虽然也有使用博来霉素20mg即出现肺损伤的报道，但是博来霉素用量300mg/m^{2}以内出现肺损伤发生率仅3%～5%，而累积剂量超过500mg/m^{2}时肺损伤的发生率则高达20%。本例患者在累积使用博来霉素180～225mg之间（第5次）时出现了咳嗽、咳痰及活动耐量下降的症状，属于较少见的情况。值得注意的是，博来霉素的肺毒性并不都出现于使用药物过程中，从用药开始到停药6个月内均可以出现肺损伤。以下情况可以导致博来霉素肺毒性的风险增加：①年龄超过70岁；②累积剂量超过450mg；③肺部曾接受放疗；④肾功能不全；⑤给药方式；⑥氧气暴露；⑦吸烟；⑧粒细胞集落刺激因子的使用；⑨外科手术中生理盐水的过度留滞。有文献报道肾小球滤过率低于80ml/min的患者更容易出现肺损伤，特别是年龄超过40岁的患者。另有研究发现持续静脉使用博来霉素的肺损伤风险低于单次大剂量使用。

目前针对博来霉素导致的肺纤维化尚无特效治疗。一些动物实验和临床病例报道使用糖皮质激素可能有一定效果，特别是较大剂量糖皮质激素（甲泼尼龙500～1000mg/d）；但是也有文献报道效果不佳，患者最终死于呼吸衰竭。

因此在使用该药的过程中应密切监测肺功能，患者出现肺损伤症状后，临床医生应该密切关注，停止博来霉素的使用，完善相关检查明确原因后积极处理，及时给予糖皮质激素可能有效。

（四）治疗体会

博来霉素导致的肺损伤一旦出现常常不可逆，因此临床医生应该密切关注使用博来霉素治疗患者的肺部症状和体征，并定期检测肺功能变化，对于存在肾功能不全的患者，更应警惕博来霉素肺损伤的可能性，在出现肺损伤的最早期发现问题并及时停药，方能避免出现严重的肺部病变。

（五）专家点评——朱文玲

青年女性生殖系统恶性肿瘤术后化疗中出现呼吸困难，低氧血症，胸部影像学示间质病变，肺功能限制性通气功能及弥散工作障碍。化疗药物中，博来霉素可引发肺间质病变。经分析症状和肺部病变出现与博来霉素明显相关而及时终止药物使用。

作者介绍了博来霉素肺损伤的临床表现、可能机制、检测方法和处理。帮助我们提高了对博来霉素肺不可逆损伤的认识。①虽然莱霉素累积剂量超过 $500mg/m^2$ 时肺损伤的发生率较高，本例患者在累积使用博来霉素 180～225mg 之间出现咳嗽、咳痰及活动耐量下降，说明低剂量博来霉素可致肺损伤。而且从用药开始到停药 6 个月内均可以出现肺损伤。②对高龄或肾功能不全患者更应警惕博来霉素对肺的损伤。③对使用博来霉素的患者应进行规律的弥散功能检测，有助于早期发现亚临床肺损伤患者，及早停用并避免再次使用此类药物。④目前对博来霉素导致的肺纤维化尚无特效治疗，及时终止该药并给予糖皮质激素可能有效。

参考文献

[1] Azambuja E, Fleck JF, Batista RG, et al. Bleomycin lung toxicity: who are the patients with increased risk? Pulm Pharmacol Ther, 2005, 18 (5): 363-366.

[2] Sleijfer S, van der Mark TW, Koops HS, et al. Enhanced effects of bleomycin on pulmonary function disturbances in patients with decreased renal function due to cisplatin. Eur J Cancer, 1996, 32A (3): 550-552.

[3] Jules-Elysee K, White DA. Bleomycin-induced pulmonary toxicity. Clinics Chest Med, 1990, 11 (1): 1-20.

[4] 王京岚，马水清，张一杰，等. 肺—氧化碳弥散量对博莱霉素致人肺毒性作用的监测.

中华内科杂志,2003,42(10):709-712.
[5] Maher J, Daly PA. Severe bleomycin lung toxicity: reversal with high dose corticosteroids. Thorax,1993,48(1):92-94.

百年老药,如何使用

——消化道出血患者应用抗血小板药物一例

闫雪莲,北京协和医院药剂科主管药师,临床药师

(一)病例介绍

患者女性,82 岁。间断头晕、黑矇 9 年,加重 1 年。9 年前劳累后偶有头晕、黑矇表现,每次持续 5 分钟左右,休息后可自行好转,未予重视。3 年前于当地医院检查诊断为"冠心病",放置 3 枚支架(具体不详),后长期服用阿司匹林、氯吡格雷等药物,氯吡格雷服用 1 年后停药。患者仍间断出现上述症状,每月 1~2 次,发作逐渐频繁,起立时明显。1 个月前查血红蛋白最低 88g/L,心脏彩超示左室射血分数为 60%,左房增大,左室下后壁肌变薄,回声增强,左室舒张功能减低。为进一步诊治收住院。

入院查体:体温 36.5℃,心率 90 次/分,卧位血压 123/63mmHg,立位血压 76/39mmHg。睑结膜苍白,心律齐,无杂音,双肺呼吸音清,双下肢轻度压凹性水肿。入院后辅助检查:铁 4 项+叶酸(血清)+维生素 B_{12}:铁 26.0μg/dl↓,转铁蛋白 2.90g/L,总铁蛋白结合力 390μg/dl,铁饱和度 6.7%,转铁蛋白饱和度 6.4%↓,血清叶酸、维生素 B_{12}(−);大便常规示潜血(+);肝肾功能正常;肿瘤标志物癌胚抗原、糖链抗原 19-9、糖链抗原 242、细胞角蛋白 19 片段、组织多肽特异性抗原均有升高。

(二)病例特点

患者高龄女性,考虑目前头晕、黑矇、心慌症状与贫血及直立性低血压相关。结合患者近期肿瘤标志物高,大便潜血(+),考虑存在消化道出血,高度怀疑消化道肿瘤可能;同时患者因冠心病支架置入术后长期使用阿司匹林进行二级预防药物治疗,不除外抗血小板药物导致消化道溃疡出血可能。

（三）治疗要点和治疗经过

1. 治疗要点

患者住院后予补液、输血、抑酸、生长抑素泵入等处理，同时停用阿司匹林，血红蛋白逐渐稳定于104g/L。结合患者贫血诊断明确，肿瘤标志物升高，大便潜血（+），高度怀疑消化道肿瘤所致消化道出血可能，为明确消化道情况进一步取得病理类型需进行内镜检查。大便潜血（+）亦不能除外患者长期使用阿司匹林（100mg/d）导致消化道溃疡出血的可能，但患者既往冠心病支架置入术后，近期心脏彩超有左室下后壁运动异常表现，长期停用抗血小板药物后发生心脏事件风险很高。活动性出血稳定后，如何调整抗血小板药物成为治疗焦点及难点。

目前小剂量阿司匹林（75～150mg/d）广泛用于冠状动脉粥样硬化性心脏病、脑血管疾病和外周动脉疾病的治疗，尤其对急性冠状动脉综合征和植入药物洗脱支架的患者，双联抗血小板治疗（阿司匹林联合腺苷二磷酸受体拮抗剂）更为重要。抗血小板药物是一柄"双刃剑"，一方面抑制血小板活化减少血栓风险，另一方面增加出血风险。阿司匹林通过局部作用（对消化道黏膜的直接刺激作用）及全身作用（抑制环氧化酶-1和环氧化酶-2活性，导致前列腺素生成减少）损伤胃肠道黏膜。而腺苷二磷酸受体拮抗剂（如氯吡格雷）通过阻断血小板膜上的腺苷二磷酸受体发挥抗血小板作用，与阿司匹林不同，其不直接损伤消化道黏膜，但可抑制血小板衍生的生长因子和血小板释放的血管内皮生长因子，从而阻碍新生血管生成和影响溃疡愈合，可加重已存在的胃肠道黏膜损伤。

发生消化道损伤时是否停用抗血小板药物，需根据消化道损伤的危险和心血管病的危险个体化评价。若患者发生危及生命的活动性出血，常需停用抗血小板药物直至出血情况稳定。对于溃疡出血复发危险较高的患者，不建议使用氯吡格雷替代阿司匹林，而应该给予阿司匹林联合质子泵抑制剂治疗，目前没有证据显示其他抗血小板药物能够安全、有效替代阿司匹林。阿司匹林的抗血小板作用可持续5天的时间，而溃疡出血复发的风险在停药前3天是最高的，因此对于复发出血风险较低的患者可在停药后的第4天重新开始阿司匹林治疗以降低出血及血栓风险。

2. 治疗方案的制定与结果

针对该高龄患者，消化道情况未明，发生急性消化道出血事件时血压降至

105/40mmHg，近期症状均与贫血及低血压相关，经相关科室共同讨论并与患者及家属充分沟通后决定暂停阿司匹林，密切监测血红蛋白、大便潜血，警惕发生急性冠脉综合征，是否再次加用小剂量阿司匹林（75mg/d）需根据血红蛋白情况及相关症状决定。

患者停用阿司匹林后大便潜血仍间断（+），血压波动于120/50mmHg，同时加强质子泵抑制剂抑酸、口服补铁治疗；对患者进行直立性低血压生活方式宣教，头晕、黑矇症状稍有缓解，出院时告知患者应坚持门诊随诊。

（四）治疗体会

抗血小板治疗期间发生急性消化道出血事件对于临床决策具有挑战性，强调多学科综合管理及个体化治疗。本例患者为82岁高龄女性，因贫血及直立性低血压相关症状影响生活质量，增加跌倒风险，限于高龄及多种慢性病影响，无法耐受进一步有创性诊断及治疗，在消化道情况未明且持续便潜血阳性的基础上若继续抗血小板治疗可能风险大于获益。通过此病例也提示临床，高龄患者使用小剂量阿司匹林作为二级预防药物应谨慎，尤其对怀疑消化道溃疡或肿瘤的患者。是否进行治疗方案的调整，应明确疾病变化过程中的主要矛盾，并且结合患者整体情况综合评估利弊。

（五）专家点评——朱文玲

高龄老年患者服用阿司匹林、氯吡格雷等抗血小板药物时需针对个体衡量血栓和出血的风险。本例患者82岁高龄，冠心病3年前支架置入术，冠心病二级预防需长期抗血小板药物治疗，可是患者持续大便潜血阳性，伴贫血，直立性低血压。临床高度怀疑消化道恶性肿瘤。面临抗血小板药物选择问题，阿司匹林直接刺激胃黏膜导致胃黏膜损伤，是否可以改服腺苷二磷酸受体拮抗剂氯吡格雷，氯吡格雷虽然不直接损伤消化道黏膜，但可抑制血小板衍生生长因子和血管内皮生长因子，阻碍新生血管生成，影响溃疡愈合，而且加重已存在的胃肠道黏膜损伤，并不可取，当前主张采用阿司匹林加质子泵抑制剂治疗。但在患者和家属不愿意进一步行胃肠内镜检查的情况下，继续服用阿司匹林，即使合用PPI也不能止住消化道病变的出血，此刻，患者出血的风险显然大于冠心病的风险，在冠心病病情相对稳定的情况下暂停阿司匹林，密切随诊，根据冠心病和消化道出血的风险再决定是否恢复阿司匹林治疗。

参考文献

[1] 抗血小板药物消化道损伤的预防和治疗中国专家共识组. 抗血小板药物消化道损伤的预防和治疗中国专家共识（2012更新版）. 中华内科杂志，2013，52（3）：264-270.

[2] Lau JY, Barkun A, Fan DM, et al. Challenges in the management of acute peptic ulcer bleeding. Lancet, 2013, 381 (9882): 2033-2043.

切勿忽略药品说明书

——头孢美唑钠导致粒细胞缺乏一例

杨阳，北京协和医院药剂科药师，临床药师

（一）病例介绍

患者女性，17岁。主因"发热1月余"收住入院。患者入院前最高体温39.2℃，血常规示：WBC 23.42×10^9/L，NEUT% 92.1%；两次血培养提示：苯唑西林敏感的金黄色葡萄球菌；超声心动图提示：先天性心脏病术后，主动脉瓣可疑赘生物，轻度主动脉瓣关闭不全，轻度肺动脉狭窄，主肺动脉增宽，二尖瓣前叶冗长。患者既往先天性心脏病史，曾行手术治疗。感染性心内膜炎诊断明确。患者青霉素皮试（+）。

入院查体：体温37.1℃，脉搏72次/分，呼吸18次/分，血压110/56mmHg。心律齐，主动脉瓣区及二尖瓣听诊区可闻及收缩期2/6杂音。患者入院后，其家属拒绝手术治疗。根据药敏结果继续入院前头孢美唑钠2g静脉滴注q8h+阿米卡星0.4g静脉滴注qd抗感染治疗方案。入院第7日，复查血常规示：WBC 6.60×10^9/L，NEUT% 70.0%，体温正常。高敏C反应蛋白下降明显，抗感染治疗有效。入院第11日，在有效抗感染治疗2周后停用阿米卡星，继续头孢美唑钠治疗，3日后复查血常规示：WBC 5.58×10^9/L，NEUT% 73.5%，NEUT 4.10×10^9/L恢复正常。入院第26日复查血常规示：WBC 2.55×10^9/L，NEUT 0.95×10^9/L，出现白细胞减少、粒细胞减少。

（二）病例特点

患者青年女性，先天性心脏病病史，结合血培养和超声心动图，考虑感染性心内膜炎诊断明确。患者在入院后给予头孢美唑钠联合阿米卡星的抗感染治疗，后改为头孢美唑钠的单药治疗，出现白细胞减少、粒细胞减少。

（三）治疗要点和治疗经过

1. 头孢美唑钠不良反应的判断

患者因感染性心内膜炎收入院，两次血培养提示：苯唑西林敏感的金黄色葡萄球菌，头孢美唑敏感。参考《欧洲感染性心内膜炎预防、诊治指南（2009年版）》，对于苯唑西林敏感的金黄色葡萄球菌，推荐使用氟氯西林或苯唑西林联合庆大霉素治疗，疗程4~6周。由于本例患者对青霉素过敏，因此改为头孢美唑钠；庆大霉素肾毒性较大，故用阿米卡星代替治疗。于是给予患者头孢美唑钠2g静脉滴注q8h+阿米卡星0.4g静脉滴注qd抗感染治疗。患者在有效抗感染治疗2周停用阿米卡星后，单用头孢美唑钠治疗期间出现白细胞减少、粒细胞减少。对于此种现象的发生，可以根据药品不良反应因果关系评价表来判断其是否为药品不良反应（表12）。

表12 药品不良反应因果关系评价表

	①	②	③	④	⑤
肯定	+	+	+	+	-
很可能	+	+	+	?	-
可能	+	±	±?	?	±?
可能无关	-	-	±?	?	±?
待评价	需要补充材料才能评价				
无法评价	评价的必需资料无法获得				

注：+表示肯定；-表示否定；±表示难以肯定或否定；?表示不明。
①用药与不良反应/事件的出现有无合理的时间关系？②反应是否为该药已知的不良反应类型？③停药或减量后反应是否消失或减轻？④重复使用该药品后是否重出现同样反应/事件？⑤反应/时间是否可由合并用药的相互作用、病情进展或其他治疗引起？

本例患者是在单用头孢美唑钠后出现的白细胞及粒细胞减少，因此与用药有一定的时间先后关系。通过查阅头孢美唑钠说明书，发现已有关于"粒细胞减少"的不良反应报道。同时，顾掌生在头孢美唑相关不良反应综述中也提到了头孢美唑钠引起粒细胞减少的情况。考虑患者的安全，并未对患者再次尝试使用头孢美唑钠。最后一点，需要考虑此现象能否用疾病解释，患者体温正常，需除外病毒感染，同时行骨穿检查明确病因。2日后，检查回报骨髓涂片未见异常，EB病毒-DNA、巨细胞病毒-DNA均（-）。所以，白细胞减少、粒细胞减少与疾病关系不大。而且出现此反应时患者单用头孢美唑，阿米卡星已停用数十天，最终考虑头孢美唑钠引起白细胞减少的可能性较大。结论即为对头孢美唑钠引起白细胞及粒细胞减少的因果关系为很可能。

2. 治疗经过与结果

根据《欧洲感染性心内膜炎预防、诊治指南（2009年版）》，对于青霉素过敏的患者，可以改用万古霉素30mg/（kg·d）治疗。因此，停用头孢美唑钠，更换为万古霉素0.5g静脉滴注q8h继续治疗。同时建议继续监测患者有无过敏反应，注意万古霉素滴注时间应不少于1小时。3日后复查血常规示：WBC 3.45×10^9/L，NEUT 1.63×10^9/L，血沉7mm/h，高敏C反应蛋白0.77mg/L；复查心脏超声：未见明确赘生物。5日后再次复查血常规已正常，WBC 6.10×10^9/L，NEUT 3.69×10^9/L。12日后，患者抗感染有效治疗已足6周，病情平稳，出院。患者停用头孢美唑钠改用万古霉素后，白细胞和粒细胞均逐渐恢复。由此可见，该患者的"停药或减量后反应是否消失或减轻"（表12）是（+），印证了头孢美唑钠引起白细胞及粒细胞减少的因果关系为很可能这一结论。

（四）治疗体会

本例患者在感染性心内膜炎的治疗过程中出现了"粒细胞减少"的不良反应，通过查阅药品说明书以及参考药品不良反应因果关系评价表，考虑很可能为头孢美唑钠所致。由此，通过查阅相关心内膜炎药物治疗指南，更改了抗感染方案，使患者治疗过程得以顺利进行。

（五）专家点评——李大魁

本例是不良反应因果关系分析的实际案例。引起粒细胞减少的药物很多，依据文献锁定可疑药物，再停药观察是实用的办法。当有混杂因素时，做因果关系判断要留有余地，本例界定为"很可能"是恰当的。

参考文献

[1] Habib G, Hoen B, Thuny F, et al. Guidelines on the prevention, diagnosis, and treatment of infective endocarditis (new version 2009): the Task Force on the Prevention, Diagnosis, and Treatment of Infective Endocarditis of the European Society of Cardiology (ESC).

Endorsed by the European Society of Clinical Microbiology and Infectious Diseases (ESCMID) and the International Society of Chemotherapy (ISC) for Infection and Cancer. Eur Heart J, 2009, 30 (19): 2369-2413.

[2] 王育琴,李玉珍,甄建存,等. 医院药师基本技能与实践. 北京:人民卫生出版社,2013.

[3] 顾掌生. 头孢美唑的副作用. 中国新药杂志,1994,3 (5): 44-45.

欲抗凝，恐栓塞

——低分子量肝素诱导的血小板减少症一例

孙雯娟，北京协和医院药剂科药师

（一）病例介绍

患者女性，59岁，因"活动后气短2年，突发晕厥4日"入院。患者近3年间断出现胸骨后疼痛，2~3次/年，未诊治；2年前出现轻度活动后气短伴干咳，无发热、咯血，未诊治；1个月前胸闷、气短症状加重，活动受限，未治疗；1周前再次加重，3天前外院就诊，查心电图提示ST-T改变，胸片无异常；今日凌晨患者弯腰取物后步行5~6步突发晕厥倒地，右侧枕部着地，意识丧失，呼之不应，1~2分钟后清醒，来我院急诊就诊。

入院体格检查：体温36.5℃，心率93次/分，血压124/76mmHg，呼吸20次/分。血常规检查：WBC 12.56×10^9/L，NEUT% 81.8%，PLT 295×10^9/L。心脏三项：肌酸激酶12U/L，肌酸激酶同工酶MB 2.2μg/L，肌钙蛋白I 0.06μg/L。凝血功能检查：PT 10.7s，APTT 22.7s，INR 1.00，D-dimer 356μg/L。头颅CT示：右侧枕部皮下血肿，颅内无明显出血灶，予清创缝合。心脏彩超：左、右肺动脉增宽，下腔静脉增宽，右心增大，重度肺动脉高压（73mmHg），CT肺动脉造影示次全大面积肺栓塞。下肢静脉超声：双下肢肌间静脉血栓形成。

因患者生命体征稳定，没有明显的右心衰竭，且有头部皮下血肿，暂不考虑溶栓治疗。予皮下注射依诺肝素钠6000U q12h抗凝治疗。抗凝治疗8天后复查血常规发现血小板减少，最低71×10^9/L，大便潜血（+），其他黏膜、皮肤出血未见。

（二）病例特点

患者中老年女性，慢性病程急性加重，主要表现为胸闷气短，肺血管栓塞、重度肺动脉高压、双下肢肌间静脉血栓形成诊断明确。因患者血流动力学稳定且无显著右心功能衰竭，不考虑溶栓而给予低分子量肝素钠抗凝治疗，用药8天后出现血小板减少。

（三）治疗要点和治疗经过

1. 患者血小板减少的原因

患者入院时血小板正常，在低分子量肝素抗凝治疗后出现减少，考虑肝素诱导的血小板减少（heparin-induced thrombocytopenia，HIT）。据发病机制及临床特点，HIT可分为两型：最常见的为Ⅰ型，属非免疫介导反应，可能与肝素直接激活血小板有关，主要发生在初次使用肝素治疗后的1~3天，血小板计数多大于$100×10^9/L$，患者常无明显的临床症状且血小板计数下降时间较短，无需停用肝素即可恢复，是一种良性过程，并不增加患者血栓栓塞危险。Ⅱ型HIT属于自身免疫反应，多发生在肝素治疗后5~10天内，通常血小板计数低于$(30~55)×10^9/L$或下降超过50%，可致血栓栓塞性并发症，发生机制为肝素在体内与血小板第4因子形成复合物，该复合物作为免疫原刺激抗体产生，抗体除与复合物结合激活补体攻击血小板致血小板减少外，还可激活血小板导致血栓形成。HIT发生率与肝素的分子量、用药剂量、给药途径等有关。一般而言，低分子量肝素所致HIT发生率低于普通肝素，但肝素剂量与HIT的发生率并不呈线性关系。依据临床表现可以推断，本例患者为HITⅡ型，除血小板减少外，还可能导致血栓形成，需及时停用肝素并开始替代抗凝治疗。

HIT的诊断主要依靠临床表现，目前最常用的为血小板减少症诊断和管理指南第二版推荐的4T法评分系统（表13）。对本患者进行4T评分：血小板减少>50%（2分）、发病时间（使用肝素5~10天）（2分）、其他致血小板减少的原因（患者肺动脉栓塞入院后应用2周头孢呋辛酯片0.5g bid预防感染，头孢类药物有致血小板减少的不良反应，因此不排除药物性血小板减少的因素（1分）。本患者4T评分为5分，中度可能。

表13 HIT疑诊患者的4T评分系统

指标	2分	1分	0分
血小板减少	血小板计数相对降低>50%或绝对值降至$(20~100)×10^9/L$	血小板计数相对降低30%~50%或绝对值降至$(10~19)×10^9/L$	血小板计数相对降低<30%或绝对值下降<$10×10^9/L$

续表

指标	2分	1分	0分
肝素治疗和血小板减少的时间差	明确的应用肝素后5~10天或≤1天（在过去30天内接触过肝素）	应用肝素>10天或≤1天（在过去30~100天内接触过肝素）	≤1天但无肝素接触史；应用肝素4天内出现
血栓形成	明确的新发血栓、皮肤坏疽、急性系统反应	再发血栓或血栓加重、非坏死性皮肤损伤（红斑）可疑血栓	无
其他致血小板减少的原因	无	可能存在	明确存在

注：将每组所得的分数相加，其预测HIT相关发生的可能性如下：6~8分，高度可能；4~5分，中度可能；0~3分，低度可能。

2. HIT时抗凝治疗

4T评分提示为HIT低度可能时，可以继续使用肝素，同时排查其他引发血小板减少的原因。4T评分提示为HIT中度和高度可能时，应立即停用任何形式的肝素。由于HIT虽然引起血小板下降，但与其他原因引起的血小板下降不同，再发新生血栓的风险极高，而很少引起出血，因此无论是否伴有血栓栓塞，都应以抗凝治疗为主。可以使用的抗凝药物见表14，主要是直接凝血酶抑制剂和抗Ⅹa因子。HIT发生早期不应使用华法林，因其有一过性的促凝副作用，可导致静脉性坏疽、皮肤坏死等严重并发症。针对单纯的血小板减少者，给予肝素及华法林以外的抗凝治疗，持续至血小板数量恢复后2~4周。对于伴新发血栓形成的HIT患者，予肝素及华法林以外的抗凝治疗直到血小板恢复至150×10^9/L（至少2次测量结果），然后过渡至口服维生素K拮抗剂华法林，调整INR 2~3之间，治疗3~6个月。对于诊断有HIT时已经开始使用华法林者，应先口服维生素K中和华法林的作用，以降低华法林导致微血管血栓和皮肤坏死的风险。HIT患者出血情况少见，输血小板可能加重高凝状态、增加血栓形成风险，因此避免预防性输血小板；除非患者确实存在明显出血，或需行手术，可以适当治疗性输血小板。

HIT时使用的抗凝药物：直接凝血酶抑制剂包括来匹芦定（lepirudin）、阿加曲班（argatroban）、比伐芦定（bivalirudin），抗Ⅹa因子包括达那肝素（danaparoid）、磺达肝癸钠（fondaparinux）。根据药品说明书、micromedex软件、临床经验三个方面进行检索，汇总药品信息见表14：

表14 HIT时的抗凝药物

药品名称 （美国胸科医师 协会推荐级别）	抗凝机制	清除	疗效监测	特点（选择优势）
来匹芦定	直接凝血酶抑制剂	肾	APTT	
阿加曲班 （I/C）	直接凝血酶抑制剂	肝	APTT	无论是否伴有血栓事件，阿加曲班均可显著降低HIT患者主要（所有原因死亡、截肢和新发栓塞）和次要终点事件（血栓所致死亡、栓塞）的发生率，不增加出血风险
比伐芦定 （I/C）	直接凝血酶抑制剂	肾	APTT	小剂量用在合并肝肾功能不全的患者
达那肝素 （I/B）	抑制Xa因子及凝血酶活性	肾	血浆中抗Xa因子	达那肝素和肝素发生交叉反应的比率约为3.2%，故在开始使用时要注意监测血小板计数
磺达肝癸钠 （I/C）	抑制Xa因子	肾	血浆中抗Xa因子	在体内与HIT抗体有交叉反应，反应率达10%~50%，治疗HIT的经验尚少，并非HIT最理想的药物

3. 治疗经过

考虑到该患者本身患有肺栓塞，且HIT中度可能，因此停用低分子量肝素，加用阿加曲班治疗，调整APTT至50~70s之间，密切监测血小板情况。7天后复查血小板回升至$150 \times 10^9/L$以上并稳定3天后，加华法林3mg qd。华法林与阿加曲班合用3天后，复查PT值为33.3s，INR 2.97，血小板升至$307 \times 10^9/L$，停用阿加曲班，继续华法林抗凝治疗。患者无胸闷、憋气，下地活动可，全身皮肤、黏膜无出血点，大便潜血（-）。予以出院。门诊随访2个月，患者病情稳定，INR维持在2~3之间。

（四）治疗体会

HIT是应用肝素后较为严重的并发症，应对其有高度的认识和警惕。首先，积极预防HIT发生，如避免滥用肝素，长期抗凝的患者应尽早过渡到华法林，减少肝素累计使用量。尽量在抗凝之初即使用低分子量肝素，或使用选择性Xa抑制剂和直接凝血酶抑制剂；其次，出现HIT立即启动HIT诊断及治疗措施，并根据患者合并症、肝肾功能等因素，选用合理的抗凝药物，并在治疗期间密切监测抗凝指标，及时调整药物剂量和应用方法，避免灾难性血栓事件的发生。

（五）专家点评——李大魁

药物不良反应第一步是识别，接着是如何处理。处理基本原则是停药、减量或换药，对症处理，药理学拮抗或调节。不良反应的处理既要关注它的临床危害，也要兼顾疾病治疗本身的需要，多学科的合作是必须的。肝素引起的HIT是药理学和治疗学联合处理的典型案例。

参考文献

[1] 章岱. 肝素诱导的血小板减少症研究进展. 心血管病学进展，2010，31（5）：681-684.

[2] 赵永强. 肝素诱导的血小板减少症诊断与治疗常见问题. 中国实用内科杂志，2013，33（5）：365-368.

[3] Watson H. Guidelines on the diagnosis and management of heparin-induced thrombocytopenia. 2nd ed. British Journal of Haematology，2012，159（5）：528-540.

[4] Linkins LA, Dans AL, Moores LK, et al. Treatment and prevention of heparin-induced thrombocytopenia: Antithrombotic Therapy and Prevention of Thrombosis, 9th ed: American College of Chest Physicians Evidence-Based Clinical Practice Guidelines. Chest，2012，141（2 Suppl）：e495S-530S.

老药不良反应不容忽视

——利福平致肾衰竭一例

胡扬，北京协和医院药剂科主管药师，临床药师

（一）病例介绍

患者女性，47岁。4个月前，患者因腰痛检查发现"右侧肾结核"，开始口服异烟肼300mg qd 和利福平450mg qd 抗结核治疗。2周前，口服异烟肼和利福平20分钟后出现发热、恶心、呕吐和腹泻，自行停药，1天后体温降至正常，症状消失。1周前，再次服用异烟肼、利福平后出现发热，体温最高39.4℃，伴恶心、呕吐、腹泻，次日出现尿量减少，当地医院急诊查肌酐升高至791μmol/L。发病以来，患者纳差，体重减轻2.5kg。既往患者对磺胺类药物过敏（具体症状不详）。

入我院急诊后，查肾功能示 Cr 1100μmol/L。因持续少尿，每日尿量100～200ml，急诊入院后，予以肾脏替代治疗。相关检查：泌尿系超声提示右肾6.5cm×3.1cm×3.8cm，不规则强回声，考虑自截肾；左肾14.7cm×6.6cm×7.9cm，考虑代偿性增大，形态未见异常，肾盂、肾盏、输尿管未见扩张。

（二）病例特点

本例患者因肾结核服用异烟肼和利福平。用药前肾功能正常，用药4月余出现发热、恶心、呕吐，停药1天后症状好转；5天后再次服用出现急性肾衰竭（acute renal failure，ARF）。考虑药物致 ARF，急性肾小管坏死可能性大，急性间质性肾炎不除外。

（三）治疗要点和治疗经过

1. 利福平致 ARF 文献回顾

利福平引起 ARF 有很多报告，其可能的致病机制为：免疫-过敏机制和肾

血流局部缺血改变。肾衰竭常发生于治疗间歇后再次服药。单剂量利福平的服用也会发生肾衰竭。肾损伤通常是急性肾小管坏死或急性间质性肾炎,新月体肾炎和肾皮质坏死偶见。1971 年 Poole 等首次报道利福平引起 ARF。检索国内 2001—2011 年 304 例利福平致 ARF 文献,主要特点如下:中青年男性多见,有利福平用药史,再次和间歇使用者共占 94.7%。对再次服药者,停药间隔为 4 天~26 年,常见间隔为 1 个月~10 年,多数在再次服药 10 分钟~5 天内发病。Covic A 等报道 170 例患者,100% 有流感样症状和胃肠道症状,66% 有溶血性贫血,17% 有肝损害。国内文献中 304 例患者的起病表现和伴随症状与国外报道相似,用药间隔和发病时间各有差异。

本例患者临床特点亦与之相似,本例患者除肾结核外,无其他基础疾病,口服异烟肼和利福平 4 月余出现发热、恶心、呕吐和腹泻,停药 1 天后症状好转。5 天后再次服用出现 ARF。考虑药物致 ARF,停药对症治疗好转。考虑患者的 ARF 与基础疾病无直接关系,与利福平相关,关联性评价为肯定。

2. 治疗经过

在透析的基础上加用琥珀酸氢化可的松 250mg q12h 治疗。治疗 7 天后,尿量逐渐增多,肾功能示 Cr 683μmol/L。治疗 10 天后停止透析治疗,Cr 517μmol/L。治疗 25 天后每天尿量为 1500~2500ml,Cr 逐步下降至 102μmol/L。激素逐步减量至泼尼松 20mg qd 治疗。治疗 30 天后患者病情稳定。

(四)治疗体会

药物治疗过程中应重视预防和减少严重不良反应对患者的严重伤害。除新药安全性有待考证外,老药安全性亦不容忽略。利福平相关性 ARF 在临床不少见,尤多见于再次用药患者,发病迅速,临床表现严重。需密切监测血常规、尿常规以及肾功能和尿量改变。如发现异常应及时停药,避免延误治疗。及时治疗预后通常良好。

临床医师应用药物时应严密监测 ADR 的体征和症状,并掌握诊断、鉴别诊断及治疗的方法;临床药师在日常临床查房工作中应加强药学监护,实时更新药品安全性信息,如出现可疑不良反应,及时检索文献、参与会诊或联系药品有关信息,协助临床更改治疗方案或制定应急的临床管理措施。

(五)专家点评——李大魁

经典老药的常见不良反应通常已有充分文献积累。临床上首先要确认因果关系,与文献基本吻合即可对号入座。本例用药单纯,混杂因素简单,激发试验阳性，结果可信。药源性肾损伤在中国有过惨痛教训（龙胆泻肝丸事件），进行中国透析患者的流行病学研究可能揭示其中国特色的药源性因素。多学科合作防范药源性肾损伤是中国医药界（包括中医药）的责任。

参考文献

[1] Poole G, Stradling P, Worlledge S. Potentially serious side effects of high dose twice weekly rifampicin. Rr Med J, 1971, 30 (3): 343-346.

[2] Covic A, Golea O, Segall L, et al. A clinical description of rifampicin-induced acute renal failure in 170 consecutive cases. Indian Med Assoc, 2004, 102 (20): 225-229.

新药不良反应须警惕

——英利西单抗诱发再生障碍性贫血致死亡一例

胡扬，北京协和医院药剂科主管药师，临床药师
梅丹，北京协和医院药剂科主任药师，药剂科主任

（一）病例介绍

患者男性，29岁。因克罗恩病给予英利西单抗300mg静脉滴注，首次给药后第4天血常规检查：WBC 4.63×10^9/L，NEUT 2.39×10^9/L，HGB 144g/L，PLT 138×10^9/L。第2次（首次给药后的第2周）给药后第25天血常规检查：WBC 2.07×10^9/L，HGB 109g/L，PLT 10×10^9/L。外周血细胞计数显著下降，药物因素不除外，暂停英利西单抗治疗。给予重组人粒细胞集落刺激因子和重组人血小板生成素，并间断输血，但外周血细胞计数进行性下降。结合骨髓涂片检查和骨髓活检结果，诊断为再生障碍性贫血。给予氢化可的松300mg po qd，促红素10000U ih qod，兔抗人胸腺细胞免疫球蛋白225mg静脉滴注 qd，环孢素100mg po bid，输血等治疗。约2个月后复查血常规：WBC 2.06×10^9/L，NEUT 1.62×10^9/L，RBC 2.51×10^{12}/L，HGB 73g/L，PLT 24×10^9/L。患者出院，继续环孢素100mg po bid治疗。

出院第2天患者出现发热，体温37.6℃。7天后患者双上肢、背部散在紫红色瘀点，立即再次入院。血常规检查：WBC 4.59×10^9/L，NEUT 3.80×10^9/L，PLT 56×10^9/L，HGB 74g/L，RBC 2.45×10^{12}/L。诊断为重型再生障碍性贫血。给予伏立康唑和更昔洛韦抗感染，氢化可的松加美沙拉秦联合治疗克罗恩病，环孢素、重组人粒细胞集落刺激因子、重组人血小板生成素、促红素、人免疫球蛋白并间断输注红细胞、血小板治疗再生障碍性贫血。入院后第6天血红蛋白降至38g/L。入院后第25天患者出现意识障碍。血常规检查：WBC 0.76×10^9/L，NEUT 0.64×10^9/L，PLT 50×10^9/L，HGB 78g/L。给予气管插管、辅助呼吸等对症治疗，转入内科重症监护病房。入院后40天患者颅内毛霉菌感染明确。入院后50天患者突发急性颅内压增高、颅内出血。入院

后 68 天患者病情进一步恶化，经抢救无效死亡。

（二）病例特点

患者使用英利西单抗前，无感染、内环境紊乱及消化道出血等相关并发症，血常规、肝肾功能均正常。首次应用英利西单抗后血常规正常，应用英利西单抗第 2 个疗程后出现罕见的药物性再生障碍性贫血。检索中国知网及万方数据库，无相关报道，说明这是我国第一个英利西单抗引起再生障碍性贫血的病例。

（三）不良反应分析和治疗

英利西单抗是一种人/鼠嵌合性单克隆抗体，可与肿瘤坏死因子 α（TNF-α）的可溶形式和跨膜形式高度结合，抑制 TNF-α 与受体结合，从而使其失去生物活性。该药于 1998 年 8 月经美国食品和药品管理局（FDA）批准上市，2007 年 9 月经批准在我国上市，用于中重度活动性克罗恩病和瘘管型克罗恩病。据国外文献统计，英利西单抗常见不良反应主要有皮疹、多形性红斑、腹痛、肝毒性、药源性红斑狼疮、恶性淋巴瘤、急性冠状动脉综合征和发热等。英利西单抗对血液系统的损害表现为白细胞减少症、中性粒细胞减少症、全血细胞减少症和血小板减少症，且被列入严重不良反应。上市后监测报告还显示英利西单抗用药期间可导致一种罕见和致命性癌症——肝脾 T 细胞淋巴瘤。2011 年 9 月 FDA 发布信息称，英利西单抗可引发严重感染和恶性肿瘤。

英利西单抗引起血液系统不良反应的确切机制尚不明确，其发生率未见统计。Phelan 和 Wooltorton 报道 10 例联合应用英利西单抗和依那西普治疗的患者出现血液系统特异质反应，其中 3 例为再生障碍性贫血，7 例为全血细胞减少症，最终 5 例患者死亡。Mocciaro 等报道 1 例老年患者单独应用英利西单抗治疗克罗恩病，给药前血常规正常。英利西单抗诱导期治疗后症状明显缓解，第 5 次输注后出现严重的血小板减少症（血小板计数 $35 \times 10^9/L$），立即停用该药，1 个月后，患者血小板计数恢复正常。FDA 的数据表明，英利西单抗引起血液系统不良反应发生时间，一般是在使用该药几周后。

（四）治疗体会

再生障碍性贫血是一种骨髓造血功能衰竭症，患者可继发中性粒细胞缺乏所致感染，甚至因败血症、真菌感染而死亡。英利西单抗致再生障碍性贫血虽少见，但后果严重，治疗前和治疗期间应注意监测患者的全血细胞计数，关注患者症状和体征。如果出现发热、贫血和易出血等体征以及血常规异常等情况，应立即停药，给予对症治疗。由于药物引起再生障碍性贫血的剂量关系和时间关系存在不可预测性，尤其是上市不久的新药，虽经严格的临床试验，但因观察例数、时间、适应证及患者个体差异等因素，可能会出现一些新发、罕见、严重的不良反应，医务人员在临床工作中，应注意收集相关信息，加强交流，以最大限度地降低药物性损害。

（五）专家点评——李大魁

受暴露人群数限制，新药上市前临床试验提供的安全性信息往往有限，低概率的不良反应要等上市后大量人群用药后才能发现，有时甚至要等数年。首次发现的严重不良反应是对药物科学的贡献，但也要面临业界的挑战，所以在确认因果关系时要多学科慎重论证。通常首例报告后会引发连锁反应，会有相似案例报告跟进。

参考文献

[1] 陈学谦，金有豫，汤光. 新编药物学. 17版. 北京：人民卫生出版社，2011：703.
[2] FDA. Information for Healthcare Professionals: Tumor Necrosis Factor (TNF) Blockers (marketed as Remicade, Enbrel, Humira, Cimzia, and Simponi). http://www.fda.gov/Drugs/DrugSafety/PostmarketDrugSafetyInformationforPatientsandProviders/DrugSafetyInformationforHeathcareProfessionals/ucm174474.htm.
[3] FDA. Tumor Necrosis Factor (TNF) blockers, Azathioprine and/or Mercaptopurine: Update on Reports of Hepatosplenic T-Cell Lymphoma in Adolescents and Young Adults. http://www.fda.gov/Safety/MedWatch/SafetyInformation/SafetyAlertsforHumanMedicalProducts/ucm251443.htm.
[4] FDA. REMICADE (infliximab) injection, powder, lyophilized, for solution [JanssenBiotech, Inc.]. http://dailymed.nlm.nih.gov/dailymed/lookup.cfm?setid=a0a046c1-056d-45a9-bfd9-13b47c24f257#section-8.6.
[5] Menon Y, Cucurull E, Espinoza LR. Pancytopenia in a patient with scleroderma treated with infliximab. Rheumatology (Oxford), 2003, 42 (10): 1273-1274.
[6] Phelan C, Wooltorton E. Infliximab and serious hematologic events. CMAJ, 2004, 171 (9): 1045-1045.
[7] Mocciaro F, Russo G, Di Mitri R, et al. Infliximab-induced thrombocytopenia in an elderly patient with ileocolonic crohn's disease Inflamm Bowel Dis, 2012, 19 (4): E52.

新药不良反应，不容小觑

——厄洛替尼致肺癌患者皮疹及肝损害一例

冯雷，北京协和医院药剂科主任药师

（一）病例介绍

患者男性，78岁，查体发现左肺阴影，胸部增强CT可见左肺上叶大小约 2.8~3.2cm，轻度强化的团片状软组织密度影，边界清晰，左下肺可见小结节，纵隔可见多发肿大淋巴结，入院诊治。既往史：胆囊切除术后；3个月前发现高血压，最高达 180/80mmHg，服用坎地沙坦酯，血压可控制在 120/80mmHg。个人史：否认明确毒物接触史；40年大量吸烟史。

入院查体：体温 36.4℃，脉搏 85 次/分，血压 140/80mmHg，血氧饱和度 92%。无发热、咳嗽、咯血、盗汗等伴随症状，肝功能各项指标均正常，皮肤黏膜未见黄染、出血点，无触痛。进一步行肺癌筛查、PET/CT、病灶组织活检、免疫组化结果确认，排除感染因素，确诊为左上肺中分化腺癌（T2N3M1，Ⅳ期）。表皮生长因子受体重排：外显子19缺失突变。根据病理结果回报以及基因检测结果，治疗方案选择靶向药物盐酸厄洛替尼片150mg qd 予以治疗。

患者在服用盐酸厄洛替尼片3周时出现口周皮疹伴脱屑，逐渐出现全身多发红色皮疹，瘙痒明显，考虑药物相关，对症处理后症状逐渐减轻。继续服药至2个月时出现无诱因腹泻，3~4次/日，持续2日，经口服洛哌丁胺后腹泻止。与此同时，出现小便色黄，一天后全身皮肤及巩膜黄染，查血常规：WBC 8.55×10^9/L，NEUT 4.8×10^9/L，HGB 135g/L，PLT 207/L；肝功能：ALT 368U/L，TBil 182.1μmol/L，DBil 155.2μmol/L，Alb 36g/L；肾功能：Na 133mmol/L，Glu 6.3mmol/L，K 3.8mmol/L，Urea 3.53mmol/L，Ca 2.07mmol/L，提示肝功能损害。

（二）病例特点

患者老年男性，确诊为左上肺中分化腺癌（T2N3M1，Ⅳ期），选择靶向药物盐酸厄洛替尼片 150mg qd 予以治疗。患者在用药 3 周时出现皮疹，对症处理后症状逐渐减轻；继续服药至 2 个月时出现无诱因腹泻，3~4 次/日，持续 2 日，经口服洛哌丁胺后腹泻止；同一时间出现小便色黄，一天后全身皮肤及巩膜黄染。结合实验室检查结果，考虑肝功能损害。该患者在使用盐酸厄洛替尼治疗过程中出现皮疹和肝损害，考虑药物相关。

（三）治疗要点和治疗经过

1. 厄洛替尼致皮肤损害和肝损害不良反应概况及与本例因果关系

厄洛替尼是表皮生长因子受体 1（HER-1）和表皮生长因子受体（epithelial growth factor receptor，EGFR）的酪氨酸激酶抑制剂。单药适用于继往接受过至少一个化疗方案失败后的局部晚期或转移的非小细胞肺癌（non-small cell lung cancer，NSCLC），也可以和吉西他滨联合使用，作为局部晚期，可切除性或转移性胰腺癌的一线治疗。

厄洛替尼已知最常见的不良反应是皮疹（75%）和腹泻（54%），程度多为 I 级或 II 级，无需干预可以好转；而 III 级、IV 级皮疹和腹泻发生率分别为 9% 和 6%。文献报道，厄洛替尼的不良反应中，出现皮疹与腹泻的中位时间为 12 天。此外，在使用厄洛替尼 150mg 单药治疗的 NSCLC 中，可观察到肝功能检查异常。与安慰剂组比较，出现 II 级 ALT 升高（>2.5~5.0 倍正常上限）的比率增加（1%:4%），并有文献报道厄洛替尼可以导致患者暴发性肝炎并死亡。国内对厄洛替尼的肝损伤不良反应报道较少，而且多为 I 度或 II 度的肝损伤，经保肝对症治疗后均好转。

本例患者被确诊为 NSCLC，遵医嘱口服盐酸厄洛替尼片（150mg qd）3 周时出现口周皮疹伴脱屑，逐渐出现全身多发红色皮疹，瘙痒明显。与使用靶向药物具有明确的时间相关性。不良反应评价为：可能。

该患者继续服药至 2 个月时出现无诱因腹泻，3~4 次/日，持续 2 日，口服洛哌丁胺后腹泻止。并同时出现小便色黄，一天后全身皮肤及巩膜黄染。查血常规：WBC 8.55×10^9/L，NEUT 4.8×10^9/L，HGB 135g/L，PLT 207×10^9/L；肝功能：ALT 368U/L，TBil 182.1μmol/L，DBil 155.2μmol/L，Alb 36g/L；肾功能：Na 133mmol/L，Glu 6.3mmol/L，K 3.8mmol/L，Urea 3.53mmol/L，Ca 2.07mmol/L。根据上述临床症状及实验室检查结果，提示肝功能损害。为明确原因，进一步行实验室病毒学检查，查嗜肝病毒：结果为乙肝五项阴性，戊型肝炎病毒肝炎抗体-IgM 阴性，甲型病毒性肝炎-IgM 阴性，TORCH-IgM 阴性，无感染证据。为排除胆道系统疾病所致，行腹部 B 超、CT 及磁共振胰胆管造影检查，结果提示胆囊未明确显示，胆管略有扩张，未发现胆道系统明显占位、梗阻。故可排除肝内占位、感染及胆道系统疾病所致肝损害。从治疗疗程分析，该患者肝损害的出现，与服用靶向药物厄洛替尼具有明确的时间相关性。因此考虑药物导致可能性大。

2. 治疗经过

针对该例药物相关性皮疹，采取口服去氯羟嗪10mg qn，外用卤米松软膏、苯海拉明乳膏对症治疗，皮疹经过一个月治疗逐渐得到控制。

根据患者肝损害、黄疸较重的临床表现及实验室检查结果，经过慎重斟酌并评估继续用药的获益与风险后，决定停用厄洛替尼，并给予丁二磺酸腺苷蛋氨酸肠溶片、多烯磷脂酰胆碱胶囊、双环醇对症保肝治疗。5天后复查肝功能：TBil 322μmol/L，DBil 278.2μmol/L，GGT 550U/L，ALT 171U/L，AST 177U/L，ALP 286U/L。因保肝治疗效果欠佳，故加用甲泼尼龙琥珀酸钠40mg iv qd。

加药后，患者小便颜色逐渐变浅，皮肤黄染明显减轻。一周后复查显示，肝功能明显好转（TBil 172.6μmol/L，DBil 135.4μmol/L，GGT 550U/L，ALT 132U/L，AST 141U/L，ALP 297U/L），甲泼尼龙遂改为40mg po qd治疗，维持此方案两周后减量，每周减少5mg。此间患者肝功能进一步改善（TBil 118.7μmol/L，DBil 74μmol/L，GGT 550U/L，ALT 106U/L，AST 141U/L）。患者无不适主诉，精神、睡眠可，大小便无异常，皮肤巩膜黄染较前明显减轻。继续甲泼尼龙治疗，并以每周5mg的速率逐步减量，直至患者肝功能完全正常，总疗程2个月左右。

（四）治疗体会

对于老年肿瘤患者，肝等主要脏器的吸收、代谢、排泄功能都逐渐弱化，因此应注意密切观察治疗中的不良反应，及时进行预防和处置。此外，应加强患者用药教育，提高防范意识，防止出现严重药害事件，给患者带来伤害。

（五）专家点评——李大魁

药源性肝损害往往容易发现，预后大多良好，处理方法也比较成熟。是否停药或减量要平衡利弊。

参考文献

[1] Liu W. Makrauer FL, Qamar AA, et al. Fulminant hepatic failure secondary to erlotinib.

Clin Gastroenterol Hepatol, 2007, 5 (8): 917-920.

[2] 中华医学会消化病学分会肝胆疾病协作组. 急性药物性肝损伤诊治建议（草案）. 中华消化杂志, 2007, 27 (11): 765-767.

[3] Basile G, Villari D, Gangemi S, et al. Candesartan cilexetil-induced severe hepatotoxicity. Journal of Clinical Gastroenterology, 2003, 36 (3): 273-275.

[4] Robinson DM, Keating GM, Perry CM. Erlotitfib. Am J Cancer, 2005, 4 (4): 247-252.

[5] 陈晓萍, 杭晓声, 高翔, 等. 靶向药物治疗晚期非小细胞肺癌不良反应的临床研究. 中国血液流变学杂志, 2009, 19 (4): 579-582.

[6] 黄世杰. 埃洛替尼引发肝损害的警告. 国际药学研究杂志, 2009, 36 (1): 5-5.

[7] Saif MW. Erlotinib-induced acute hepatitis in a patient with pancreatic cancer. Clin Adv Hematol Oncol, 2008, 6 (3): 191-199.

[8] Pellegrinotti M, Fimognari FL, Franco A, et al. Erlotinib-induced hepatitis complicated by fatal lactic acidosis in an elderly man with lung cancer. Ann Pharmacother, 2009, 43 (3): 542-545.

代谢性疾病管理的艺术
——甲巯咪唑引起的低血糖症

唐彦，北京协和医院药剂科主管药师，临床药师

（一）病例介绍

患者女性，42岁，因"心悸消瘦1年，发作性心慌、手抖、头晕20余天"入院。患者两年前诊断甲状腺功能亢进，予甲巯咪唑2.5mg po bid治疗，服药20余天，症状好转后停药，停药后偶有心慌、手抖，无其他不适。一年前复查甲状腺功能：游离三碘甲状腺原氨酸FT_3 7.95pg/ml（1.80~4.10pg/ml），游离甲状腺素FT_4 2.89ng/dl（0.81~1.89ng/dl），促甲状腺激素TSH_3 <0.005μIU/ml（0.38~4.34μIU/ml）。无心慌、手抖、腹泻，予甲巯咪唑10mg po tid治疗。服药后第3天夜间12点出现心慌、手抖、头晕，立即进食，10分钟后好转，未测血糖。之后多于上午10点、下午4~5点、夜间10点、凌晨2点出现低血糖反应，与前一餐间隔约3~4小时，需每日进食7次。血糖最低达2.7mmol/L。将甲巯咪唑改为10mg-5mg-10mg早、中、晚服用，约1周后自行停药。目前已停药2周，每日仍有低血糖反应，但自觉较前减轻，发作次数减少，每日5~6餐。患者否认甲状腺疾病家族史及低血糖家族病史，无降糖药物或胰岛素使用史。

入院后相关检查：血糖2.7mmol/L时，胰岛素>1000μIU/ml（5.2~17.2），C肽>40.0ng/ml（0.8~4.2）。动态血糖监测餐后2小时血糖11~14mmol/L，餐后4~5小时血糖3~5mmol/L。

（二）病例特点

患者中年女性，诊断甲状腺功能亢进，服用甲巯咪唑治疗后出现心慌、手抖、头晕，多于餐后4~5小时出现，进食后好转。

(三)治疗要点和治疗经过

1. 患者低血糖的原因

低血糖的原因可分为葡萄糖摄入或产生减少、葡萄糖代谢或排出增多。葡萄糖摄入或产生减少见于：①严重肝疾病致糖异生或糖原分解障碍；②升糖激素（肾上腺激素、生长激素、胰升糖素、甲状腺激素）减少，以肾上腺激素不足常见；③先天性糖代谢异常：由于与糖代谢有关的酶缺乏致糖原分解或糖异生障碍，见于糖原贮积症、果糖不耐受；④严重营养不良。葡萄糖代谢或排出增多见于：①内源性高胰岛素血症；②某些营养物质、药物所致低血糖，包括口服降糖药、胰岛素、乙醇、精氨酸等；③慢性系统性疾病：如肝肾功能障碍、败血症、心衰等；④恶性肿瘤：可分泌胰岛素样生长因子（IGF-2）产生类胰岛素样作用或消耗过多糖类，多伴有消耗性症状。

该患者无降糖药物、胰岛素等用药史，无慢性肝肾功能障碍，无消耗性症状和消瘦，血糖低于 2.8mmol/L 时，胰岛素和 C 肽显著升高，考虑内源性高胰岛素血症可能性大。内源性高胰岛素血症见于：①胰岛素瘤：低血糖多发生于空腹晨起时，该患者低血糖多发生于餐后 4~5 小时，无空腹低血糖，考虑胰岛素瘤可能性不大，可通过完善胰腺增强灌注 CT 鉴别。②胰岛素自身免疫综合征（IAS）：体内产生胰岛素抗体与胰岛素结合，当胰岛素-胰岛素自身抗体不适当解离时可大量释放胰岛素，致低血糖发生。其特点为高低血糖交替出现，低血糖时测胰岛素水平可显著升高，而 C 肽水平常不高。但也有文献报道，如体内存在胰岛素原抗体，可测定胰岛素和 C 肽均升高。胰岛素抗体的产生可能与摄入含有巯基的药物相关。该患者甲状腺功能亢进诊断明确，有甲巯咪唑使用史，第一次使用时剂量小、时间短，未出现低血糖症；第二次使用时剂量增大，出现低血糖症；血糖特点为高低交替出现，无规律性。因此考虑甲巯咪唑引起低血糖症的可能性大，与其中的巯基相关。目前研究认为，甲巯咪唑等含-SH 基药物主要通过影响 HLA Ⅱ 位基因，使内源性胰岛素发生变构，导致某些自身抗原暴露，被特异的主要组织相容性复合物分子识别并触发特异 T 细胞克隆增殖，导致胰岛素抗体生成。胰岛素抗体与胰岛素可逆结合后，血中胰岛素贮存容量扩大而清除减少，胰岛素不断生成以维持有效游离浓度。而当胰岛素从复合物大量游离时就会发生低血糖。IAS 常呈自限性，对糖皮质激素敏感。低血糖症状多在 3 个月内消失，胰岛素抗体也在数周至数月内逐渐消失。

2. 治疗经过

入院后完善相关检查，甲状腺功能亢进诊断明确，患者胰岛素显著性升高，存在低血糖症，且人胰岛素自身抗体（IAA）>100，胰岛素自身免疫综合征诊断明确。甲状腺功能亢进治疗方面，因怀疑甲巯咪唑所致 IAS 导致低血糖，故不能选择甲巯咪唑。目前尚无丙硫氧嘧啶导致低血糖的报道，故给予丙硫氧嘧啶 50mg poqd。低血糖方面，嘱患者及时加餐，并给予阿卡波糖 50mg potid 治疗。阿卡波糖在肠道中抑制 α-糖苷酶（参与双糖、寡糖和多糖的降解）的活性，机体在给予本品后，降解双糖、寡糖和多糖等碳水化合物时，发生剂量依赖性的吸收延缓，更为重要的是，还可延缓碳水化合物来源的葡萄糖的降解和吸收。通过这种途径，阿卡波糖延缓并降低餐后血糖的升高，并且由于平衡了葡萄糖从肠道的吸收，减小了全天血糖的波动，使平均血糖值降低。由于其减缓或延缓糖类的吸收，降低餐后高血糖和高胰岛素血症，从而避免了餐后反应性低血糖的发生。由于血糖高峰下降，显著减少了刺激 B 细胞分泌胰岛素的幅度，也会使迷走神经影响下的胰岛素分泌有所减少，不再发生餐后 2~3 小时低血糖。

3. 治疗效果

治疗 8 天后，复查甲状腺功能：FT_3 4.56pg/ml，FT_4 1.630ng/dl，TSH_3 0.021μIU/ml，较前有所好转。低血糖发生频率逐渐减低，至出院前无低血糖反应。

（四）治疗体会

对于服用甲巯咪唑片引起低血糖的患者，应尽早换用不含-SH 基的丙硫氧嘧啶。阿卡波糖治疗低血糖症，属于超说明书用药，Micromedex 美国临床暨循证医药学数据库中对成人的推荐等级为 Class Ⅱb，即在某些情况下推荐使用，证据强度为 Category B。给予阿卡波糖治疗低血糖症时，应注重对患者的用药教育，提高依从性，规律生活方式，避免低血糖的发生。

（五）专家点评——李大魁

甲巯咪唑引起低血糖的文献近期才有报告，代谢性疾病管理是较复杂的，值得进行发生机制的深入研究。本例提及阿卡波糖的超说明书用药，并提供推荐强度，值得学习。

参考文献

[1] 袁涛,夏维波,赵维纲,等. 胰岛素自身免疫综合征5例诊治分析并文献复习. 北京医学,2013,35(2):94-98.

[2] Zhang Y, Zhao T. Hypoglycemic coma due to insulin autoimmune syndrome induced by methimazole:a rare case report. Experimental and therapeutic medicine,2014,8(5):1581-1584.

[3] Zaharan NL, Lee PK. Drugs and the Endocrine System//Pharmacological Basis of Acute Care. [DB/OL] Springer International Publishing,2015:131-140.

[4] Sato H, Sasaki N, Minamitani K, et al. Higher dose of methimazole causes frequent adverse effects in the management of Graves' disease in children and adolescents. Journal of Pediatric Endocrinology and Metabolism,2012,25(9-10):863-867.

[5] 魏亚超,张洪峰,郑宪玲,等. 甲巯咪唑致胰岛素自身免疫性综合征1例. 中国执业药师,2014(9):49-50.

[6] 张立,王迎雪,于苏国. 甲巯咪唑治疗甲状腺功能亢进致低血糖二例. 中国医药IS-TIC,2012,7(7):908-909.

药物不良反应中的"跨科思维"
——阿德福韦酯引起的低磷骨软化症一例

唐彦，北京协和医院药剂科主管药师，临床药师

（一）病例介绍

患者女性，55岁，因"慢性乙型病毒性肝炎病史30年，进行性骨痛半年"入院。患者30年前发现患慢性乙型病毒性肝炎，6年前查转氨酶高，乙肝病毒-DNA定量高，开始服用阿德福韦酯片10mg qd治疗。2年前开始出现双侧足踝部疼痛，右侧为著，伴胸背痛，间歇性酸胀感，休息可缓解，症状逐渐加重，出现双髋部、双下肢、腰部及双肋部疼痛，肌肉无力及萎缩，早晨为著，翻身困难，活动受限，搀扶可行走3米。1年前就诊于北京积水潭医院，查甲状旁腺素、Ca正常，P 0.32mmol/L（0.81~1.65mmol/L），ALP 218IU/L（40~150IU/L），Glu 5.4mmol/L，K 3.3mmol/L（3.5-5.2mmol/L），尿糖和蛋白阳性，全身骨显像考虑骨软化、骨质疏松。为进一步诊治收入我院。

入院查体：血压140/90mmHg，发育正常，消瘦，坐轮椅入病房。甲状腺Ⅰ度肿大，质软，无压痛及结节感。胸廓对称、无畸形，胸骨无压痛，胸廓挤压痛（+）。关节无红肿，活动轻度受限。双侧骨盆挤压痛（+）。肌张力减低，肌力Ⅳ级，双下肢无压凹性水肿。入院后查血常规：WBC 5.05×10^9/L，RBC 3.92×10^{12}/L，HGB 130g/L，PLT 136×10^9/L。血、尿免疫固定电泳：（-）。血沉：4mm/h。免疫球蛋白3项+补体2项：未见明显异常。抗核抗体谱（19项）：（-）。肿瘤标志物（甲胎蛋白、癌胚抗原、糖链抗原19-9、242、125、72-4和15-3）均（-）。生长抑素受体显像：未见明显异常。25-(OH)D_3 21.2ng/ml，24小时尿钙9.10mmol/24h，尿磷13.8mmol/24h，尿钾85.8mmol/24h。

（二）病例特点

患者中年女性，慢性病毒性乙肝病史30年，服用阿德福韦酯片抗病毒治

疗 5 年，半年来出现进行性骨痛加重、四肢无力，实验室及影像学检查考虑低磷骨软化症。

（三）治疗要点和治疗经过

1. 低磷骨软化病因的确定

一些遗传性疾病会导致低磷性佝偻病/骨软化症，如 X 连锁低磷酸盐血症（XLH）、抗维生素 D 性佝偻病（VDRR），上述疾病均较早起病，伴骨骼畸形。该患者中年起病，发育及骨骼正常，临床不符合上述遗传性疾病特点；肿瘤引起的低磷性骨软化症（TIO）大多良性，一般位置隐匿，可位于颌面、四肢、躯干等，位置也可较深，部分肿瘤可表达生长抑素受体，生长抑素受体显像可在该部位有阳性提示。入院后查血常规、免疫球蛋白、结核、肿瘤标志物等均未发现异常。生长抑素受体显像未见明显异常，因此该患者 TIO 的可能性小。另外，低磷的原因也可能与摄入不足或者丢失较多（肠道或者肾小管）有关。该患者饮食正常，无长期腹泻史，血 25-(OH)D_3 正常，摄入不足或者肠道丢失或吸收不良的可能性较小。患者的尿常规检查发现异常，是否因肾脏因素导致血磷的降低？近端小管可以重吸收多种物质，如果出现病变，会导致低血磷、低尿酸、肾小管性酸中毒，进而导致骨病。患者有低磷、低钾、尿糖阳性、甲状旁腺素、维生素 D 正常，符合肾小管损害的范科尼综合征。患者的肾小管损伤又是何种原因所致？

患者有慢性乙型肝炎和服用抗病毒药物的病史。阿德福韦酯为嘌呤类衍生物，是无环核苷酸抗病毒药。本药经细胞酶磷酸化形成具有抗病毒活性的阿德福韦二磷酸盐，与三磷酸脱氧腺苷竞争，终止病毒 DNA 链延长，抑制乙肝病毒的反转录酶，使病毒复制受到抑制。本药很少经肝代谢，主要以原形经肾排出，因此具有潜在的肾毒性。研究发现，阿德福韦酯主要经近端小管排泄，大剂量或长时间应用可导致肾小管内药物浓度明显升高。该药物可抑制线粒体 DNA 合成，细胞色素氧化酶缺乏，细胞氧化和呼吸功能丧失，肾小管上皮细胞线粒体肿大、变形，严重时可致肾小管上皮细胞凋亡。近端小管功能活跃，其细胞内线粒体数目多，高浓度的阿德福韦酯可能通过以上机制损伤近端小管，使其重吸收功能下降，尿磷排泄增加，导致范科尼综合征、低血磷性骨软化症。该并发症多有 3 个特点：剂量依赖性、时间依赖性和可逆性。有研究显示，阿德福韦酯 30mg qd 时低血磷发生率明显高于 10mg qd，而 10mg qd 时低磷发生率与安慰剂相似。因此一度认为阿德福韦酯 10mg qd 治疗慢性乙型肝炎是相对安全的。但此后的研究发现，应用此剂量疗程长也会出现近端小管损害，导致低血磷性骨软化症，特别是在亚裔人群中。通常停药后血磷可逐渐恢复正常，骨骼逐渐修复；骨痛消失；具体恢复时间有个体差异。因此并发症出现后，治疗方案是停用阿德福韦酯，并补充磷酸二氢钾和磷酸氢二钠复合物、钙剂和维生素 D。

2. 治疗经过

患者入院后首先停用阿德福韦酯，加用活性维生素 D 0.25μg qd 治疗，慢性病毒性乙型肝炎治疗方面，患者 HBsAg、HBeAg、HBcAb 均（+），HBV-DNA $< 10^3$ copies/ml，根据感染科会诊意见，暂不加用任何抗乙肝病毒药物，定期随诊。停药 2 周后患者血磷逐渐恢复至 0.58~0.64mmol/L，24 小时尿磷 14.6mmol/24h。患者长时间服用阿德福韦酯，肾小管受损，重吸收功能下降。目前尿磷仍偏多，考虑患者肾小管功能恢复中。患者骨痛、四肢无力有所缓解，可自行翻身、下床活动，步行 30 米。脊柱生理曲度存在，无畸形，骨盆挤压痛（-）。

（四）治疗体会

凡因乙型肝炎服用阿德福韦酯的患者，无论剂量大小，均应定期进行相关检查，如血钙、血磷，以监测是否发生范科尼综合征、低血磷性骨软化，一旦发生，应及时停药。若患者肝功出现明显异常，HBV-DNA $> 10^5$ copies/ml，可加用恩替卡韦。

（五）专家点评——李大魁

肝病用药导致骨科的不良反应。跨科的不良反应在临床上易被忽略。临床上要习惯跨科思维，当基础疾病不能解释时，要考虑药物反应的可能。本例用药单纯，因果关系清楚。但症状进程缓慢，需要有扎实的药物不良反应的训练才能发现。

参考文献

[1] Lim LY, Chalasani N. Vitamin D deficiency in patients with chronic liver disease and cirrhosis. Current gastroenterology reports，2012，14（1）：67-73.

[2] Tanaka M, Setoguchi T, Ishidou Y, et al. Pathological femoral fractures due to osteomalacia associated with adefovirdipivoxil treatment for hepatitis B：a case report. DiagnPathol，2012，7：108.

[3] Jeong HJ, Lee JM, Lee TH, et al. Two Cases of Hypophosphatemic Osteomalacia After

Long-term Low Dose Adefovir Therapy in Chronic Hepatitis B and Literature Review. Journal of Bone Metabolism, 2014, 21 (1): 76-83.

[4] Fabbriciani G, De Socio GVL, Massarotti M, et al. Adefovir induced hypophosphatemicosteomalacia. Scandinavian Journal of Infectious Diseases, 2011, 43 (11-12): 990-992.

[5] 李晓静, 蒋玲, 张燕燕, 等. 阿德福韦酯相关 Fanconi 综合征、低磷性骨软化症的临床分析. 中华内分泌代谢杂志, 2014, 30 (1): 47-49.

[6] 刘秀坤, 董乃清, 严寓均, 等. 中国医院用药评价与分析, 2014, 14 (2): 162-165.

[7] 孙春丽, 李方福, 贾卫国. 阿德福韦酯致低磷骨软化症一例. 华西医学, 2014, 29 (2): 205-206.

抗痛风药之"痛"

——别嘌醇致药物超敏反应综合征一例

左亚刚，北京协和医院皮肤科副教授

（一）病例介绍

患者女性，73岁，因"全身红斑脱屑20天，发热10天"入院。20天前无明显诱因全身出现红斑，瘙痒，当地医院诊为过敏性皮炎，口服氯雷他定片，外用炉甘石洗剂等，治疗7天，皮损无好转，且逐渐加重，体温升至39.4℃。转至上级医院继续治疗，值班医生考虑到患者有痛风病史，2个月前曾服用别嘌醇，诊断为重症多形红斑型药疹。实验室检查：WBC 12.5×10^9/L，EOS 20%，N 78%，L 2%，ALT 282U/L，AST 167U/L，BUN 9.5mmol/L，Cr 162μmol/L，建议停用别嘌醇，予地塞米松10mg静脉输注，口服布洛芬退热、补液对症治疗7天，皮损好转，体温降至37.5℃，1周前病情反复，体温又升至39℃。为进一步诊治，来我院就诊。发病以来，体温波动于37.5~39.4℃，饮食、睡眠较差，体重无明显变化。既往史：高血压1年，目前控制良好；高尿酸血症1年，痛风2个月，2个月前开始服用别嘌醇，14天前已停用。药物过敏史：青霉素和磺胺过敏。

入院查体：体温39℃，血压110/75mmHg，脉搏93次/分，呼吸20次/分，平车推入病房。甲状腺不大，双侧颈动脉未闻及杂音，双肺未闻及干湿性啰音。腹部查体腹平软，无压痛及反跳痛，双足背动脉搏动对称，双下肢无水肿。浅表淋巴结未及肿大。皮肤科检查：全身弥漫红斑脱屑，腹膨隆，双下肢压凹性水肿，双眼睑水肿（见文末彩图4、5）。入院后辅助检查：血常规：WBC 18.7×10^9/L，N 88%，L 4%，EOS 15%，HGB 100g/L，PLT 187×10^9/L；尿常规：WBC 200/μl，便潜血阳性。血沉35mm/h；生化：ALT 322U/L（7~40U/L），AST 197U/L（13~35U/L），BUN 11.6mmol/L（2.78~7.14mmol/L），Cr 184μmol/L（45~84μmol/L），TBIL 45.3μmol/L（5.1~22μmol/L），DBIL 27.7μmol/L（<6.8μmol/L）、钾3.3mmol/L（3.5~

5.5mmol/L)，血钠、氯正常，UA 660μmol/L（150～357μmol/L），甲状腺功能正常；凝血酶原时间及活动度（PT 活动度）37.07%（100%～120%）；D-dimer 289（0～250），心电图、胸部正侧位 X 片正常。腹部超声未见异常。

（二）病例特点

老年女性，急性病程，病情危重。曾在外院多家医院治疗，病情曾一度好转，近期加重。临床表现为全身红斑脱屑，伴高热。既往有痛风病史，2 个月前开始服用别嘌醇，对青霉素、磺胺过敏。

（三）治疗要点和治疗经过

1. 诊断方面

本例患者在外院曾诊断为重症多形红斑型药疹，经治疗好转，但病情出现反复，且近期未服用可疑药物，与传统药疹不符。考虑到患者除了皮肤黏膜损害外，肝肾功能、凝血指标出现异常，外周血嗜酸性粒细胞增多，最后诊断为药物超敏反应综合征。

药物超敏反应综合征（drug induced hypersensitivity syndrome, DIHS），又名伴嗜酸性粒细胞增多和系统受累的药疹（drug rash with eosinophilia and systemic syndrome, DRESS），是一种以急性危重伴广泛皮损黏膜损害、发热、淋巴结增大、多脏器受累、嗜酸性粒细胞增多为特征的系统性药物反应。临床表现多样，初期多为多形红斑，后期表现为 Stevens-Johnson 综合征（SJS）、中毒性表皮坏死松解症（TEN）。其诊断标准包括：发热、淋巴结肿大、异型淋巴细胞、嗜酸性粒细胞增多症、皮疹、内脏器官受损、疾病缓解时间等。近年出现不同版本的诊断标准（表 15），不同国家采用的标准有所不同，目前尚未见我国出台的标准。

本例患者具有发热、皮疹、外周血嗜酸性粒细胞增多、肝肾损害及疾病缓解时间长等特征，符合 Bocquet 和 RegiSCAR 关于 DRESS 的诊断标准。

药物引起 DRESS 的潜伏期较长，服用药物后约 2～6 周出现皮损，且停用药物 2 周后皮损不消退，这是与一般药疹所不同的。引起 DRESS 的常见药物有别嘌醇、苯巴比妥、苯妥英钠、非甾体抗炎药、磺胺类药物、卡马西平及抗生素如米诺环素、头孢曲松等。

表 15 不同国家采用的 DRESS 诊断标准

Bocquet（人名）	RegiSCAR 研究组	Japanese 共识组
出现下列 3 条，Dress 可确诊 ①有皮疹 ②肿大淋巴结直径超过 2cm 或肝转氨酶超过正常上限 2 倍或间质性肾炎或间质性肺炎或心肌炎 ③嗜酸性粒细胞 >1.5× 10^9/L 或异形淋巴细胞	超过下列 3 条，DRESS 可确诊 ①住院治疗 ②可疑药物相关皮疹 ③急性发作 ④体温超过 38℃ ⑤肿大淋巴结至少 2 处受累 ⑥至少一个内脏器官受累 ⑦血常规计数异常 淋巴细胞高于或低于正常 嗜酸性粒细胞高于正常（相对值或绝对值） 血小板低于正常	出现 7 条是典型 DRESS 除淋巴结肿大和 HHV-6 激活外均出现为不典型 DRESS ①HHV-6 激活 ②停用可疑药物后症状持续 2 周以上 ③服用可疑药物 3 周后出现斑丘疹 ④体温超过 38℃ ⑤淋巴结肿大 ⑥ALT >100U/L 或其他器官受累 ⑦白细胞异常（至少 1 项） 白细胞增多（>11× 10^9/L） 异形淋巴细胞（>5%） 嗜酸性粒细胞增多（>1.5× 10^9/L）

2. 药物超敏反应综合征的治疗原则

对重症药疹的治疗原则主要分为四个方面：①停止服用致过敏药物：告知患者及家属停用过敏药物以及和该药相似的药物，一定在医生的指导下服用解热镇痛药。②促进药物排泄：主要方案是大量液体静脉输入，每日 3000～4000ml，若患者不能进食，需胶体晶体兼顾，并监测出入量。③抗过敏：主要应用糖皮质激素，原则是早期足量应用，起始剂量 1mg/（kg·d）。④并发症的治疗：重症药疹多合并多种并发症，如高热、低蛋白血症、肝功能损害等，需对症处理。

（1）静脉注射免疫球蛋白（IVIG）的应用：对伴有严重的危及生命的并发症如肾衰竭、呼吸衰竭等，建议早期应用 IVIG，用量 1g/（kg·d），连用 5 天。由于该药价格较高，加上国内药品紧缺，国内采用的剂量相对较低，一般每天 30～40g，连用 5 天。

（2）更昔洛韦的应用：HHV-6、HHV-7、EB 病毒、巨细胞病毒、副黏病毒等均已报道与 DRESS 发病相关，特别是 HHV-6 已成为诊断标准之一。国外学者认为如果 DRESS 病情危重且有 HHV-6 感染的证据，需激素联合更昔洛韦。但国内由于很少单位开展此项检测，笔者认为即时没有 HHV-6 感染的证据，若 DRESS 诊断明确，可及早应用更昔洛韦，对控制病情，特别是防治病情复发有一定作用。

（3）皮肤处理：若皮肤出现水疱，应及早抽吸疱液，防止水疱被挤破后出现皮肤剥脱。若出现皮肤破溃糜烂，应外用新霉素软膏，或莫匹罗星软膏、夫西地酸软膏等预防感染，同时应用牛碱性成纤维细胞生长因子，促进皮肤再生。因患者皮损范围较广，大片糜烂面，嘱患者尽可能站立，保持创面干燥，每日2次清创换药。

（4）黏膜的处理：重症多形红斑患者常合并口腔、眼睛、外生殖器糜烂，对这些部分应同时进行治疗。可用复方硼砂含漱液漱口，或用利多卡因和地塞米松的溶液漱口，既可缓解疼痛又可促进黏膜的愈合，外生殖器部分应每日用生理盐水清洁，外用莫匹罗星软膏。眼结膜的处理非常关键，可以用自体血清进行冲洗，外用激素眼膏和抗生素软膏。

3. 别嘌醇使用注意事项

别嘌醇是临床常用的高尿酸血症和痛风的治疗药物，因其能抑制黄嘌呤氧化酶作用，使尿酸合成减少，从而达到降低血中尿酸的作用。该药物引起的皮肤过敏并不常见，但具以下3个特点：①过敏程度往往较重，甚至危及生命，如SJS、TEN或DRESS。②该药引起药疹的潜伏期稍长，别嘌醇在体内氧化成氧化嘌呤醇，其生物半衰期明显延长，此例患者服用药物40天后出现皮损。③存在一定的遗传易感性。已有研究证实HLA-B*5801基因多态性与别嘌醇引起DRESS有关，已成为服用该药物前必检项目。目前已有10项研究，在219例服用别嘌醇出现严重皮肤不良反应的患者中，有193（87.3%）携带HLA-B*5801等位基因。有意思的是，在别嘌醇引起的普通药物反应如荨麻疹、多形红斑等并没有发现存在HLA-B*5801等位基因。故提醒各位临床医生，在给患者处方别嘌醇时需先检查该位点是否存在基因突变。

4. 治疗经过

本例患者给予甲泼尼龙80mg qd 静脉滴注同时予IVIG 40g/d，共用4天。皮损渐好转，激素逐渐减量，入院后查CMV病毒载量高及IgG抗体阳性，予更昔洛韦250mg bid 静脉输液治疗，治疗1周后，病毒载量降至正常。激素减至50mg时出院，门诊继续治疗。

（四）治疗体会

DRESS与普通重症药疹的区别表现在很多方面，如潜伏期长、多系统受累、嗜酸性细胞增多、眼睑及面部水肿等，但最重要的是HHV-6激活仅见于DRESS。目前多数医院不能进行该项检测，尚无特异性实验室检查指标用于

DRESS 早期诊断。对该病的正确诊断来自于对疾病的正确认识，而正确治疗方案来自于早期的正确诊断。由于该病存在病毒的激活，故更昔洛韦的应用在该病的治疗中占有很重要的地位，这与其他药疹是不同的。

（五）专家点评——李大魁

通过典型病例分析系统介绍了 DRESS，是很好的教学案例。在主要引起 DRESS 的药物中，许多是常用的基本药物，发病潜伏期长，因此应将皮肤科的发现反馈给相应的用药科室，尽量降低患者安全风险。在 DRESS 治疗中，IVIG 是主要药物，尽管货源紧张，也应保证 DRESS 患者需要。许多低概率的严重不良反应与基因有关，发现并筛查相关基因可避免 DRESS 的发生。另外，患者对青霉素和磺胺过敏，药物选择更应谨慎。

参考文献

[1] Kardaun SH, Sidoroff A, Valeyrie-Allanore L, et al. Variability in the clinical pattern of cutaneous side-effects of drugs with systemic symptoms: does a DRESS syndrome really exist? Br J dermatol, 2007, 156 (3): 609-611.

[2] Guleria VS, Dhillon M, Gill S, et al. Ceftriaxone induced drug rash with eosinophilia and systemic symptoms. J Res Pharm Prac, 2014, 3 (2): 72-74.

[3] El Omairi N, Abourazzak S, Chaouki S, et al. Drug Reaction with Eosinophilia and Systemic Symptom (DRESS) induced by carbamazepine: a case report and literature review. Pan Afr Med J, 2014, 18: 9-9.

[4] Descamps V, Ben-Sad B, Sassolas B, et al. Management of drug reaction with eosinophilia and systemic symptoms (DRESS). Ann Dermatol Venereol, 2010, 137 (11): 703-708.

[5] Zeng Meihua, Zhang Min, Liu Fang, et al. Drug Eruptions Induced by Allopurinol Associated with HLA-B*5801. Indian J Dermatol Venereol Leprol, 2015, 81 (1): 43-45

[6] Sullivan JR, Shear NH. The drug induced hypersensitivity syndrome: what is the pathogenesis? Arch Dermatol, 2001, 137 (3): 357-364.

[7] Saokaew S, Tassaneeyakul W, Maenthaisong R, et al. Cost-effectiveness analysis of HLA-B*5801 testing in preventing allopurinol-induced SJS/TEN in Thai population. PLoS One, 2014, 9 (4): e94304.

卡马西平想说爱你不容易

——卡马西平致重症多形红斑型药疹一例

左亚刚,北京协和医院皮肤科副教授

(一)病例介绍

患者女性,66岁,因"全身红斑3天"入院。患者于2周前因偏头痛口服卡马西平,服药10天后全身出现红斑、瘙痒,伴发热。此后红斑逐渐增多加重,并出现水疱,口腔、外阴黏膜糜烂。发病以来,体温波动于37.5~38℃。既往史:糖尿病3年,一直服用阿卡波糖,目前血糖控制良好;偏头痛10年;否认高血压、结核病史。药物过敏史:青霉素过敏。

入院查体:血压120/85mmHg,脉搏83次/分。甲状腺不大,双侧颈动脉未闻及杂音,双肺未闻及干湿性啰音,心率94次/分,无心律不齐。腹部查体腹平软,无压痛及反跳痛,双足背动脉搏动对称,双下肢无水肿。浅表淋巴结未及肿大。皮肤科检查:躯干四肢散在片状靶形红斑,大小不一的水疱,疱壁松弛,部分水疱破溃形成糜烂(见文末彩图6、7)。口腔、外阴黏膜糜烂,有脓性分泌物。入院后辅助检查:血常规:WBC 11.3×10^9/L,N 80%,L 14%,HGB 140g/L,PLT 187×10^9/L;尿常规:WBC 100/μl,便潜血阳性。血沉25mm/h。生化:肝肾脂、甲状腺功能正常。心电图、胸部正侧位X片正常。腹部超声未见异常。

(二)病例特点

老年女性,急性病程。临床表现为全身红斑水疱伴黏膜损害,伴发热。起病前有卡马西平服药史,既往糖尿病史,对青霉素过敏。

(三)治疗要点和治疗经过

1. 药疹治疗原则

对重症药疹的治疗原则主要分为四个方面:①停止服用过敏药物;告

知患者及家属停用过敏药物以及和该药相似的药物，一定在医生的指导下服用解热镇痛药。②促进药物排泄：主要方案是大量液体静脉输入，每日3000~4000ml，若患者不能进食，需胶体、晶体兼顾，并监测出入量。③抗过敏：主要应用糖皮质激素，原则是早期足量应用，可采用琥珀酸氢化可的松200~400mg/d或甲泼尼龙40~80mg/d。④并发症的治疗：重症药疹多合并多种并发症，如高热、低蛋白血症、肝功能损害等，需对症处理。

2. 皮损的处理

（1）皮肤的处理：若皮肤出现水疱，应及早抽吸疱液，防止水疱被挤破后出现皮肤剥脱。若出现皮肤破溃糜烂，应外用新霉素软膏，或莫匹罗星软膏、夫西地酸软膏等预防感染，同时应用牛碱性成纤维细胞生长因子，促进皮肤再生。

（2）黏膜的处理：重症多形红斑患者常合并口腔、眼睛、外生殖器糜烂，对这些部分应同时进行治疗。可用复方硼砂含漱液漱口，或用利多卡因和地塞米松的溶液漱口，既可缓解疼痛又可促进黏膜的愈合，外生殖器部分应每日用生理盐水清洁，外用莫匹罗星软膏。眼结膜的处理非常关键，可以用自体血清进行冲洗，外用激素眼膏和抗生素软膏。

3. 卡马西平使用注意事项

卡马西平又名酰胺咪嗪，是咪嗪类抗癫痫和抗惊厥药。该药为神经科常用药物，多用于脑外伤、脑肿瘤、癫痫、三叉神经痛的治疗。近年来由于适应证逐渐增多，如抗利尿，抗躁狂、抑郁，抗心律失常等作用，甚至用于耳鸣、下肢不宁综合征（RLS）、酒精戒断综合征（AWS）等，故该药所致药疹的发生率也明显增多。其引起的药疹具有以下3个特点：①过敏程度往往较重，甚至危及生命，如Stevens-Johnson综合征或中毒性表皮坏死综合征（TEN）。②该药引起药疹的潜伏期稍长，为（14.6±6.4）天，最长可达60天，此例患者服用药物10天后出现皮损。③存在一定的遗传易感性。已有研究证实卡马西平诱发的重症多形红斑型药疹或TEN与患者HLA-B*1502基因多态性有关，伴有此基因突变的个体发生该药疹的危险性较没有突变的个体高100倍。故提醒各位临床医生，在给患者处方卡马西平时需先检查该位点是否存在基因突变。

此外，卡马西平对癫痫的治疗效果亦有个体差异。有研究为628位癫痫患者，对rs2298771和rs3812718两位点进行基因分型，结果显示351位患者完成了12个月单药治疗。rs2298771位点G等位基因携带者发作完全控制率显著低于 AA 型个体（$P=0.003$），对于发作完全控制和不完全控制二分类疗效，也表明 G 等位基因为影响疗效的风险因子。SCN1A 基因 rs2298771 位点与卡马西平抗癫痫的疗效显著相关。

4. 本例患者的治疗方案及结果

入院后予琥珀酸氢化可的松 400mg/d 静脉输液，4 天后因下肢水肿改为注射用甲泼尼龙琥珀酸钠 80mg/d，同时予补液 2000ml/d，治疗 7 天后皮损好转，改为注射用甲泼尼龙琥珀酸钠 60mg/d，病情好转出院，此后每 4 天减 10mg，至 30mg 时改为甲泼尼龙片 30mg 口服，依此减量至停药。

（四）治疗体会

重症药疹的治疗建立在准确诊断的基础上。典型药疹有明确的服药史、特征性的临床症状，诊断不难。在诊断明确后，尽早采取足量激素的治疗，在没有激素禁忌的前提下，不用过多担心激素引起的不良反应，因为药疹治疗周期相对较短，控制病情后激素很快减量至停药，一般还未出现激素的不良反应就已停药了。黏膜的处理也很关键，特别是眼结膜，严防出现粘连，否则会给患者今后的生活质量带来巨大影响。

（五）专家点评——李大魁

在皮肤不良反应方面，卡马西平是很有名气的。由于此药的适应证不断向多学科延伸，安全性的管理需要新的策略——跨科交流应是常态化的。

参考文献

[1] 韦全剑，付应敏，吕雄文. 卡马西平临床应用进展. 安徽医药，2008，12（1）：56-57.

[2] Morimoto M, Watanabe Y, Arisaka T, et al. A case of drug-induced hypersensitivity syndrome due to carbamazepine. Bull Tokyo Dent Coll, 2011, 52 (3)：135-142.

[3] 阳眉，蒋献，冉玉平，等. 卡马西平药疹 13 例临床分析. 华西医学，2002，17（3）：340-341.

[4] Then SM, Rani ZZ, Raymond AA, et al. Frequency of the HLA-B*1502 allele contributing to carbamazepine-induced hypersensitivity reactions in a cohort of Malaysian epilepsy patients. Asian Pac J Allergy Immunol. 2011 Sep；29（3）：290-293.

[5] Chang CC, Too CL, Murad S, et al. Association of HLA-B*1502 allele with carbamazepine-induced toxic epidermal necrolysis and Stevens-Johnson syndrome in the multi-ethnic

Malaysian population. Int J Dermatol, 2011, 50 (2): 221-224.
[6] 王萍, 周秋红, 盛阳昊, 等. 中国汉族部分发作癫痫患者中 SCN1A 基因的两个功能性位点与卡马西平单药治疗疗效的相关性研究. 中南大学学报（医学版）, 2014, 39 (5): 434-441.

皮肤损害，触目惊心

——拉莫三嗪致中毒性表皮坏死松解症一例

左亚刚，北京协和医院皮肤科副教授

（一）病例介绍

患者女性，63岁，因"全身红斑水疱15天，发热12天"入院。20天前因癫痫服用拉莫三嗪，服用5天全身出现红斑，瘙痒，当地医院诊为药疹，口服西替利嗪片、外用炉甘石洗剂等治疗3天，红斑逐渐增多加重，并出现水疱，口腔、外阴黏膜糜烂。体温升至39℃。查WBC 14.4×10^9/L，当地医院考虑感染不除外，加用头孢曲松1.0g静脉滴注qd×5d，体温未控制，波动于38.5~39.4℃。转至上级医院，诊断为重症药疹。实验室检查：WBC 8.2×10^9/L，EOS 3%，N 81%，L 12%，肝肾功、血脂、凝血因子、甲状腺功能、尿便常规正常，总蛋白50g/L，白蛋白20g/L，血沉25mm/h，加用地塞米松10mg qd静脉滴注，用药5天后，皮损和体温仍未控制，水疱进一步增多，糜烂面扩大，口腔、外阴广泛糜烂渗液，体温升至40℃，当地医院经与家属协商后予注射用甲泼尼龙琥珀酸钠500mg冲击治疗3天，同时予注射用亚胺培南/西司他丁钠1g静脉滴注qd。3天后将注射用甲泼尼龙琥珀酸钠降至100mg继续静脉滴注。复查外周血WBC 3.0×10^9/L，RBC 3.2×10^{12}/L，PLT 87×10^9/L，TP 40g/L（60~85g/L），ALB 18g/L（35~52g/L），ALT 68U/L（7~40U/L），TBIL 33μmol/L（5.1~22μmol/L），DBIL 12μmol/L（<6.8μmol/L），BUN 8.8mmol/L，Cr正常，Glu 15.2mmol/L（3.9~6.1mmol/L）。家属要求转院，遂来我院就诊。发病以来，体温波动于38.5~40℃，饮食睡眠较差。既往史：癫痫20年，一直服用卡马西平治疗。药物过敏史：无。

入院查体：体温39.6℃，血压110/70mmHg，脉搏123次/分，呼吸33次/分。平车推入病房，痛苦面容，神清，因张口困难不能详述病史。甲状腺不大，双侧颈动脉未闻及杂音，双肺未闻及干湿性啰音。腹部查体腹平软，无压痛及反跳痛，双足背动脉搏动对称，双下肢无水肿。浅表淋巴结未及肿大。皮肤科检查：全身弥漫暗红斑、大小不一糜烂面，有腥臭味，全身被卫生纸包裹，甲紫涂满全身。口腔、外阴黏膜糜烂，有脓性分泌物，张口、吞咽困难（见文末彩图8、9）。入院后辅助检查：血常规：WBC 2.8×10^9/L，N 70%，L 24%，EOS 0%，RBC 3.0×10^{12}/L，血红蛋白89g/L，PLT 60×10^9/L；尿常规：WBC 200/μl；便潜血阳性。血沉35mm/1h（<20mm/1h）；生化：ALT 102U/L（7~40U/L），AST 80U/L（13~35U/L），BUN 12.6mmol/L（2.78~7.14mmol/L），Cr 122μmol/L（45~84μmol/L），TBIL 34.9μmol/L（<28μmol/L），DBIL 20.7μmol/L（<6.48μmol/L），GLU 15mmol/L（3.9~6.1mmol/L），钾 3.0mmol/L（3.5~5.5mmol/L），血钠、氯正常；D-dimer 322（0~250），胸部正侧位X片正常。心电图、腹部超声未执行（因皮损广泛糜烂）。血气分析：pH 7.5，HCO_3^- 19mmol/L，PCO_2 30mmHg（35~45mmHg），动脉血氧饱和度90%。创面细菌培养和血液培养均为耐甲氧西林金黄色葡萄球菌（MRSA），且对多种药物耐药。

（二）病例特点

中老年女性，急性病程，病情危重。曾在外院多家医院治疗，病情一直未得到控制。外周血三系减少，肝肾损害，电解质紊乱。临床表现为全身红斑水疱伴黏膜损害，伴高热。既往有癫痫病史，一直服用卡马西平，近期改用拉莫三嗪，既往无药物过敏史。根据患者临床表现、服药史，符合中毒性表皮坏死松解症（TEN）的诊断。

（三）治疗要点和治疗经过

1. 病情评估

目前国际上通用的评估重症药疹患者病死率的方法是SCORTEN评分法。该评分系统包括7个参数：①年龄>40岁；②心率>120次/分；③合并有癌症或血液系统肿瘤；④表皮剥脱>10%体表面积；⑤血尿素氮>10mmol/L；⑥血糖>14mmol/L；⑦血HCO_3^-<20mmol/L。符合其中0~1个危险因素提示病死率为3.2%，2个危险因素为12.1%，3个危险因素为35.3%，4个危险因素58.3%，5个或更多危险因素则为90%。根据此评分法，该患者预期病死率为90%。

2. 主要治疗原则

主要治疗原则是：①注射用甲泼尼龙琥珀酸钠120mg静脉滴注qd。②IVIG 50g，静脉滴注qd，连用5天。③对症处理：补充白蛋白20g/d，直至白蛋白恢复正常。④每日补液量控制在4000～5000ml，根据出入量进行调整。⑤输血：因患者三系减少，予输注全血每次400ml，共输注4次。⑥保肝治疗，因患者转氨酶明显升高，予复方甘草酸苷40mg静脉滴注qd。⑦定期检测电解质，纠正电解质紊乱。⑧抗感染：因患者血培养和创面细菌培养均为MRSA，对多种药物耐药，经与感染科协商，予万古霉素2g静脉滴注bid。

3. 治疗难点

（1）皮肤大面积破溃，导致电解质紊乱、低蛋白血症、皮肤感染引起败血症，即使使用最强的抗生素仍未能有效控制感染。

（2）患者在外院曾行激素冲击治疗，导致免疫系统紊乱、造血功能停滞、多器官损伤，给治疗带来很大挑战。患者在入院时评估病死率达90%，虽经全力抢救，患者终因感染性休克、多器官功能衰竭死亡。

4. 皮损及黏膜的处理

（1）皮损的处理：因为患者皮肤大面积剥脱，失去正常皮肤的屏障功能，故皮肤护理是治疗成功的关键。应在如下几方面做好工作：①将患者置于单人病房，有条件的可置于烧伤病房进行隔离。②每天对房间进行紫外线消毒2次，避免患者家属亲友探视。房间门口放置消毒液，医护人员进入房间进行手部消毒。③采用暴露疗法，保持创面干燥，尽量减少患者卧床时间，减少对患者皮肤的压迫，剥脱严重的部位进行光照热疗，促进伤口愈合。④尽可能选择皮肤完好处建立静脉通路，使用留置针。⑤对已脱落的表皮应及时清除，用纱布覆盖，保护创面。同时外用抗生素类乳膏防止感染。同时应用牛碱性成纤维细胞生长因子，促进皮肤再生。⑥每日清创换药2次，每次用溃疡油纱覆盖。

（2）黏膜的处理：重症多形红斑患者常合并口腔、眼、外生殖器糜烂，对这些部分应同时进行治疗。可用复方硼砂含漱液漱口，或用利多卡因和地塞米松的溶液漱口，既可缓解疼痛又可促进黏膜的愈合。外阴护理很重要，因外阴和尿道黏膜糜烂，很容易导致尿道感染，严重者出现败血症等危及生命。定期清洁外阴，大量补液以增加患者排尿，排尿后及时清洁尿道口。眼结膜的处理非常关键，可以用自体血清进行冲洗，外用激素眼膏和抗生素软膏。

5. 预后判断

对重症药疹患者在治疗后出现三系下降、顽固性低蛋白血症、体温下降往往提示预后不佳，应及早向患者及家属交代。

6. 拉莫三嗪药物过敏与遗传易感性

拉莫三嗪与卡马西平、苯妥英钠等芳香族抗癫痫药相似，均易诱发 SJS 或 TEN 等重症药疹，且与 HLA-B*1502 等位基因有关。此外，HLA-B*38、B5801、CW*0718、DQB1*0609、DRB1 1301、A6801 这 6 个等位基因出现的频率较高，可能与 SJS、TEN 有关。

（四）治疗体会

1. 心理治疗

出现重症药疹一般病程很短，患者很难在短时间内接受，往往认为是医生的不合理治疗造成的，加上患者不能正常饮食、休息，全身皮肤剥脱使其痛苦难忍，心情烦躁、易怒。此时对患者进行适当的精神安慰，增强他们战胜疾病的信心，在很大程度上会对病情的恢复起到一定作用。

2. 抗生素的应用

从多名外院转至我院的患者中发现，很多外院医生为防止患者皮损处出现细菌感染，总是习惯性静脉应用抗生素，感觉只有这样做，心里才踏实。殊不知，很多患者就是在预防性应用抗生素时出现二次过敏，导致病情加重，甚至死亡。由于患者处于高敏期，很容易对相似结构的药物出现过敏，而且出现过敏时医护人员和家属很难发现。故在没有明确细菌感染的情况下，不要急于应用抗生素。如果创面细菌培养阳性，或血培养阳性，根据药敏试验结果选择敏感的抗生素。但不排除早期没有感染的情况下，创面应用抗生素软膏预防感染。

3. 激素的使用

激素冲击治疗在 TEN 早期使用能降低病死率。但一定要评估患者的整体情况，在有潜在感染的情况下应用有可能导致感染性休克，会增加死亡风险。激素治疗 1 周后若皮损仍未得到有效控制，多见于激素剂量不足。早期足量应用糖皮质激素可缩短病程及降低病死率。

（五）专家点评——李大魁

药物引起的 SJS/TEN 是最严重的药源性皮肤不良反应。目前的防范措施有限，只能在事后处理上下功夫。本例注意到，此类患者多处于高敏状态，除抗过敏和局部抗感染药外,应用其他药物时要谨慎。本例的激素用量和心理干预的观点值得重视。

参考文献

[1] Bastuji-Garin S, Fouchard N, Bertocchi M, et al. SCORTEN: a severity-of-illness score for toxic epidermal necrolysis. J Invest Dermatol, 2000, 115 (2): 149-153.

[2] Zeng T, Long YS, Min FL, et al. Association of HLA-B * 1502 allele with lamotrigine-induced Stevens-Johnson syndrome and toxic epidermal necrolysis in Han Chinese subjects: a meta-analysis. Int J Dermatol, 2015 Apr; 54 (4): 488-493.

[3] Lonjou C, Borot N, Sekula P, et al. A Europeanstudy of HLA-B in Stevens-Johnson syndrome and toxic epidermal necrolysis related to five high-risk drugs. Pharmacogenet genomics, 2008, 18 (2): 99-107.

[4] Kazeem GR, Cox C, Aponte J, et al. High-resolution HLA genotyping and severe cutaneous adverse reactions in lamotrigine-treated patients. Pharmacogenet genomics, 2009, 19 (9): 661-665.

[5] Pereia FA, Mudgil AV, Rosmarin DM. Toxic epidermal necrolysis. J Am Acad Dermatol, 2007, 56 (2): 181-200.

[6] 施跃英,丁银儿. 29例中毒性表皮坏死松解症患者的护理. 中华护理学杂志, 2012, 47 (6): 506-508.

[7] Paquet P, Piérard GE, Quatresooz P. Novel treatments for drug induced toxic epidermal necrolysis (Lyell's syndrome). Int Arch Allergy Immunol, 2005, 136 (3): 205-216.

[8] 陈金波,王宏伟,王宝玺,等. Stevens-Johnson综合征和中毒性表皮坏死松解症61例回顾性分析. 中华皮肤科杂志, 2008, 41 (8): 542-544.

磺胺的不安
——复方磺胺甲噁唑致中毒性表皮坏死松解症

舒畅，北京协和医院皮肤科住院医师

（一）病例介绍

患者男性，65岁，2月余前因抗中性粒细胞胞浆抗体相关血管炎（AAV）第一次入院。入院后完善评估考虑AAV诊断明确，予静滴甲泼尼龙琥珀酸钠80mg qd治疗3天，40mg qd治疗15天，序贯为口服甲泼尼龙片40mg qd，后每2周减量4mg，并先后予环磷酰胺0.2g静滴1次，0.4g静脉输注5次（每周一次），住院期间曾出现高热，T_{max} 39.5℃，予头孢哌酮/舒巴坦静脉输注7天、左氧氟沙星片口服7天后体温恢复正常，为预防肺孢子菌机会性感染，予加用口服复方磺胺甲噁唑（TMPCO）2片qd，因病情好转，一般情况好，嘱出院随诊。出院后患者规律服药，服用TMPCO第24天，逐渐于腹部出现散在红斑，未突出皮面，稍有发痒，未诊治，3天后腹部红斑数量增加，并逐渐扩散至前胸及背部，部分融合成片，继而其上出现大疱及表皮剥脱，伴明显瘙痒，考虑磺胺相关药疹，停用TMPCO。停药后患者皮损面积仍然继续扩大至颈部、面部及四肢，伴眼部红肿，结膜分泌物增加，口腔、生殖器黏膜及周围亦出现红斑、水疱，伴疼痛、出血，甲周可见紫红斑，其后3天皮损进行性加重并出现发热伴咳嗽、咳痰，T_{max} 39.5℃。于我院急诊，皮肤科会诊考虑重症多形红斑型药疹可能性大，予静脉输注氢化可的松琥珀酸钠250mg q12h、静脉输注人免疫球蛋白（IVIG）20g qd，再次收入院治疗。家族史：否认遗传病史。

入院查体：体温36.4℃，脉搏96次/分，血压110/61mmHg，体重62kg。皮肤情况：四肢、面部可见大片红斑，躯干部红斑呈环靶形，局部融合成片，中央有大疱形成，疱壁松弛，疱液微黄清亮，Nikolsky征阳性，局部破溃、渗液、结痂，结膜充血，眼周少量渗出。唇部糜烂伴少量渗出、局部血痂，口腔黏膜可见散在破溃、渗血，肛门及外生殖器局部糜烂，周围皮肤色红。全身皮肤受累面积约30%～40%。心、肺、腹查体未见明显异常。完善检查：血常规：WBC 4.66×10⁹/L，HGB 92g/L，PLT 211×10⁹/L；生化：Alb 22g/L，ALT、胆红素、肌酐均在正常范围，Urea 8.68mmol/L，Glu 6.2mmol/L；血气：pH 7.496，PO_2 75.9mmHg，SO_2 96.0%，cLac 3.5mmol/L，$cHCO_3^-$ 30.5mmol/L。疱液细菌、真菌涂片均为（-）。胸部CT：双肺气肿伴多发肺大疱；双肺多发索条影；左肺下叶前基底段不张；双侧胸膜局限性增厚。

（二）病例特点

老年男性，基础病为抗中性粒细胞胞浆抗体相关血管炎，受累脏器系统包括肺（肺间质磨玻璃影）、肾脏（微量蛋白尿、肾小球源性血尿）及周围神经（肌电图提示运动轴索损害），炎症指标显著升高伴有发热，抗中性粒细胞胞浆抗体（+），激素及免疫抑制剂治疗有效，考虑抗中性粒细胞胞浆抗体相关性血管炎诊断明确。此次入院主因全身多发红斑、大疱，结合磺胺药物服用史以及特征性皮损，考虑中毒性表皮坏死松解症（TEN）诊断明确。

（三）治疗要点和治疗经过

1. 重症药疹的原因

Stevens-Johnson综合征（SJS）指皮肤剥脱面积占总体表面积（BSA）的10%以下的表皮坏死性药疹，中毒性表皮坏死松解症（TEN）指皮肤剥脱面积占总体表面积的30%以上的情况（见文末彩图10），两者是两种罕见的具有一定致死性的重症药疹，临床特征为皮肤黏膜疼痛、红斑及广泛的表皮剥脱。如皮肤剥脱面积在10%~30% BSA之间，则被称为SJS-TEN重叠。SJS的平均病死率为1%~5%，而TEN的病死率则可高达50%以上。TEN的病死率可通过TEN严重指数评分（SCORTEN）进行估计，七个相同权重的参数结合起来可以评价预后，包括：年龄>40岁（1分），心率>120次/分（1分），合并恶性肿瘤（1分），首日皮肤受累面积大于10%的BSA者（1分），尿素氮>10mmol/L者（1分），碳酸氢盐水平<20mmol/L者（1分），血糖>14mmol/L者（1分）。SCORTEN评分0~1分者病死率3.2%，2分者12.1%，3分者35.8%，4分者8.3%，5分以上者病死率超过90%。本例患者65岁，SCORTEN评分1分。

SJS/TEN每年每百万人发生不到10例，几乎均与用药相关，常见致敏药物包括非甾体抗炎药（NSAIDs）、磺胺类药物、抗感染药物、抗癫痫药，通常皮损在用药后7~21天出现。本例患者因抗中性粒细胞胞浆抗体相关血管炎接受激素及免疫抑制剂治疗，临床为预防肺孢子菌肺炎（PCP）给予TMPCO预防性治疗，在连续服药24天后出现药疹并加重，因此考虑TMPCO过敏致SJS/

TEN基本明确。需指出的是，采用TMPCO预防PCP需有一定指征。在AIDS患者中，当$CD4^+$细胞小于200时用TMPCO对PCP进行一级预防，或者PCP患者治疗后用TMPCO进行二级预防，是有循证医学证据的。而对于其他免疫抑制状态患者，采用TMPCO预防PCP尚无临床研究的支持。

2. 磺胺类药物导致过敏的机制

磺胺类药物，以往是指对氨基苯磺酰胺的衍生物，而现指所有含磺胺（$-SO_2NH_2$）结构的药物。这一大类药物主要包括：磺胺类抗菌药如磺胺甲噁唑、磺胺嘧啶、乙酰磺胺、柳氮磺吡啶，碳酸酐酶抑制剂如醋甲唑胺、乙酰唑胺；有磺胺结构的药物包括，磺酰脲类降糖药如格列苯脲、格列齐特、格列美脲，磺酰基利尿剂如氢氯噻嗪、呋塞米、布美他尼、吲达帕胺，尿酸促排剂丙磺舒，5-羟色胺受体激动剂舒马曲坦，选择性环氧化酶-2抑制剂塞来昔布等。根据药理作用的不同，可将磺胺类药物分为磺胺类抗菌药和磺胺类非抗菌药。临床所见"有磺胺类药物过敏史"者通常指既往使用磺胺类抗菌药后曾发生超敏反应的个体。相对而言，磺胺类非抗菌药的过敏发生率则较低。为什么磺胺类抗菌药更容易出现过敏反应呢？

据推测，磺胺类抗菌药产生过敏反应的关键是其共有的芳香胺结构，而非磺酰基基团。磺胺类抗菌药进入体内后会经过一个复杂的代谢过程，包括不同程度的乙酰化、羟化等。在代谢过程中产生的多种中间产物里，一些可能具有免疫原性或具有毒性，或两者兼而有之。芳香胺结构的多种代谢产物可作为半抗原，当与载体蛋白结合后，即具有免疫原性，刺激机体产生超敏反应相关的抗体。而磺胺类非抗菌药仅含有磺胺基团，而不一定含有芳香胺基团，因此大多数并不是通过芳香胺基团代谢形成半抗原的途径导致过敏（如呋塞米过敏者其半抗原被认为是来源于呋喃基团代谢物）。因此，理论上磺胺类抗菌药之间存在较高的交叉过敏风险，而磺胺类非抗菌药之间的交叉过敏风险较低，磺胺类抗菌药和磺胺类非抗菌药间的交叉过敏风险更低。

磺胺甲噁唑所致过敏反应包括Ⅰ~Ⅳ型变态反应。经典的磺胺甲噁唑超敏反应综合征的特点是发热、全身斑丘疹，以及一个或多个内脏受累，服用长效制剂者更常见。通常出现在磺胺甲噁唑治疗开始后的7~14天。在停药后皮损也多于7~14天彻底消退。AIDS患者中，磺胺类抗菌药过敏史可高达60%。尤其对于CD4/CD8比值大于0.10，磺胺药物治疗持续时间少于14天的患者，过敏反应的风险更大。SJS/TEN亦被发现在长期应用糖皮质激素治疗的患者中更易发生。对于Ⅰ型超敏反应可行快速口服脱敏（即磺胺小剂量口服逐渐递增浓度诱导个体耐受）。对于SJS/TEN这类重症药疹则无法行脱敏治疗，在出现临床征象后需尽早停用可疑药物。

对于潜在磺胺类抗菌药过敏的患者应充分评估用药风险。药物不良反应最重要的危险因素是过敏史（10倍风险），病毒感染、TEN家族史居其次。慢乙酰化型个体合并谷胱甘肽缺陷者具有易患性。此外，皮下注射更易过敏，频繁给药比长间隔给药更易过敏。对于磺胺类抗菌药过敏，目前没有可用的诊断测试。由于SJS/TEN和遗传易感性密切相关，部分药物相关的SJS/TEN有明确易感基因（如HLA-B*1502和HLA-B*5901分别与卡马西平和醋甲唑胺诱导的SJS/TEN相关），因此遗传筛查可防止部分SJS/TEN的发生。但磺胺类抗菌药相关的SJS/TEN目前尚无明确易感基因，既往研究发现HLA基因座中A29、B12、DR7与一部分此类SJS/TEN有弱相关性。由于SJS/TEN的高致死性，有学者认为，只要患者既往曾发生过磺胺类相关SJS/TEN，不管是由磺胺类抗菌药还是由磺胺类非抗菌药所致，此后均不推荐应用磺胺类非抗菌药物（如乙酰唑胺等）。

3. 治疗经过

SJS/TEN的治疗需要早期诊断、立即停用致敏药物、支持治疗和特殊治疗。支持治疗与严重烧伤的处理类似，目标是减少并发症。创面护理、充分补液和营养支持十分重要，必要时可外用抗生素软膏（如莫匹罗星）预防继发性感染，条件允许时可使用生物敷料或皮肤代替物。特异性治疗至今尚未达循证医学可接受的标准，目前，短期激素冲击、环孢素、环磷酰胺、血浆置换、乙酰半胱氨酸都被用于SJS/TEN的治疗。IVIG被认为能减低TEN患者的病死率，但治疗总量小于2g/kg体重可能是不够的。目前常用的治疗方案是0.75g/kg体重每日连用4天以上，或1g/kg体重每日连用3天。在当前已经过检验的可供选择的治疗方法中，大剂量IVIG显示出其有效性和安全性，但尚需进一步试验更有力地证实其疗效。

本例患者入院后，给予静滴氢化可的松琥珀酸钠250mg q12h治疗3天，甲泼尼龙琥珀酸钠80mg q12h治疗7天，后减量为甲泼尼龙琥珀酸钠80mg qd，同时应用IVIG 20g qd治疗4天，10g qd治疗3天，因皮肤渗液较多，低白蛋白血症伴水肿，予输注人血白蛋白，头孢他啶、甲硝唑磷酸二钠抗感染，患者皮损逐渐好转。入院12天后，患者突发心源性休克伴呼吸衰竭，转入内科ICU，考虑急性心肌梗死，给予呼吸机辅助呼吸，血流动力学监测，纠正休克等相应治疗，但患者病情持续恶化。治疗过程中，患者并发重症医院获得性肺炎，病原学结果示鲍曼不动杆菌、曲霉菌，并导致感染性休克、急性肾损伤，予积极抗感染，血滤等治疗仍无好转，5天后死亡。

（四）治疗体会

磺胺类药物的致敏性存在明显的个体差异，影响因素包括非遗传和遗传相关因素。如本例病例,应用激素和免疫抑制剂导致机体免疫功能紊乱,以及个体的基因多态性可能是导致磺胺类抗菌药高度敏感的主要原因。因此,使用磺胺类药物前,应充分评估患者用药风险。在应用磺胺类抗菌药预防机会感染时,需嘱患者密切监测用药后1~4周的不良反应,一旦出现皮肤红斑应立即停药并及时门急诊就诊。对疗程长、剂量大的患者应进行血常规检查和尿液检查,并在服药期间多饮水,保持高尿流量,必要时同服碳酸氢钠,防止发生结晶尿。老年患者应用本品易致肾损害,应慎用或避免应用本品。在治疗方面,激素冲击疗程宜短,IVIG用量应足,尽可能减少患者免疫抑制及并发感染的风险。

(五)专家点评——李大魁

磺胺类药问世70余年,已有海量暴露人群,安全性信息充分。SJS/TEN属低概率不良反应,多与遗传因素有关,值得继续研究。目前应注意探索影响此反应的非遗传因素,如年龄、肾功能、合用药物等。临床上应警惕皮肤不良反应,争取及早发现。同时磺胺类的许多老适应证已被新的抗菌药取代,目前应限制在肺孢子菌性肺炎、弓形虫病和诺卡菌病。本例文献复习充分,处理恰当,为本病的治疗积累了经验。

参考文献

[1] Gerull R, Nelle M, Schaible T. Toxic epidermal necrolysis and Stevens-Johnson syndrome: A review. Critical Care Medicine, 2011, 39 (6): 1521-1532.

[2] French LE, Prins C. Erythema Multiforme, Stevens-Johnson Syndrome and Toxic Epidermal Necrolysis. In: Dermatology. Bolognia JL, Jorizzo JL, Schaffer. 3rd ed. ePub: Elsevier Ltd, 2012: 323-333.

[3] Bastuji-Garin S, Fouchard N, Bertocchi M, et al. SCORTEN: a severity-of-illness score for toxic epidermal necrolysis. Journal of Investigative Dermatology, 2000, 115 (2): 149-153.

[4] Worswick S, Cotliar J. Stevens-Johnson syndrome and toxic epidermal necrolysis: a review of treatment options. Dermatologic therapy, 2011, 24 (2): 207-218.

[5] Brackett CC, Singh H, Block JH. Likelihood and Mechanisms of Cross-Allergenicity Between Sulfonamide Antibiotics and Other Drugs Containing a Sulfonamide Functional Group. Pharmacotherapy: The Journal of Human Pharmacology and Drug Therapy, 2004, 24 (7): 856-870.

[6] Strom BL, Schinnar R, Apter AJ, et al. Absence of cross-reactivity between sulfonamide antibiotics and sulfonamide nonantibiotics. New England Journal of Medicine, 2003, 349 (17): 1628-1635.

[7] Lee H Y, Dunant A, Sekula P, et al. The role of prior corticosteroid use on the clinical

course of Stevens-Johnson syndrome and toxic epidermal necrolysis: a case-control analysis of patients selected from the multinational EuroSCAR and RegiSCAR studies. British Journal of Dermatology, 2012, 167 (3): 555-562.

[8] Chung WH, Hung SI. Recent advances in the genetics and immunology of Stevens-Johnson syndrome and toxic epidermal necrosis. Journal of Dermatological Science, 2012, 66 (3): 190-196.

[9] Kelly TE, Hackett PH. Acetazolamide and sulfonamide allergy: a not so simple story. High Altitude Medicine & Biology, 2010, 11 (4): 319-323.

救命良药还是夺命毒药
——心力衰竭患者地高辛中毒一例

都丽萍，北京协和医院药剂科主管药师，临床药师

（一）病例介绍

患者男性，66岁，因"咳嗽、咽痛、发热半月伴憋气、双下肢水肿，加重3天"入院。半个月前患者受凉后出现咽痛、咳嗽、咳痰、发热、畏寒，体温在37.5～38.0℃之间，于社区医院给予双黄连静脉注射和口服退热药治疗，效果不佳。3天前出现明显胸闷、憋气，不能平卧、双下肢水肿，就诊于我院急诊，当日夜间突发意识丧失伴口唇发绀，持续2分钟，给予吸氧、扩张支气管、抗感染、扩血管、强心、利尿、调整抗凝药剂量等治疗，自觉水肿喘憋症状有所好转，为进一步诊治，急诊以"肺部感染诱发心功能不全加重"收入心内科病房，继续给予地高辛强心、呋塞米利尿、华法林抗凝、硝酸异山梨酯扩血管以及吸氧、复方异丙托溴铵雾化扩张支气管、氨溴索化痰、莫西沙星抗感染等治疗。入院第二天，患者自觉全身乏力、困倦较明显。既往史：患者既往心功能不全30年，长期服用地高辛0.125mg qd，无明显不适；风湿性心脏病二尖瓣置换术后25年，长期服用华法林3mg qd，未定期监测PT/INR；三度房室传导阻滞行起搏器植入术后10年。

入院后检查：体温37.5℃，血压140/50mmHg。肺部听诊有湿啰音，双下肢水肿。血常规示：WBC 12.98×10^9/L，NEUT% 80.8%，血钾3.6mmol/L，肺CT提示肺部感染，超声心动图示左室射血分数36%。

（二）病例特点

老年男性患者，慢性心功能不全30年，二尖瓣置换术、起搏器植入术后，此次因肺部感染诱发心功能不全加重，心功能Ⅳ级（NYHA分级）。目前的治疗以控制心衰、肺部感染为主。入院后患者出现明显乏力、困倦症状，不能排除地高辛中毒所致。

（三）治疗要点和治疗经过

1. 地高辛中毒的典型及不典型表现

地高辛可明显改善心衰患者的症状，降低住院率，提高运动耐量，增加心输出量，但由于其治疗窗窄，使用不当时易出现毒性反应。典型的地高辛中毒表现主要有心律失常（室上性心动过速、房室传导阻滞等）、胃肠道反应（恶心、呕吐等）及神经系统症状（视觉异常、定向力障碍等）。但在临床实际中，很多老年人的地高辛中毒表现并不典型，如头晕、疲劳、困倦等，特别是该患者为起搏器植入术后，起搏器心律可能掩盖更严重的地高辛所致的心律失常，若不加以警惕，极易被原患疾病、其他合用药物等混杂因素掩盖而贻误治疗时机。

地高辛治疗心衰主要是通过抑制心肌细胞膜 Na^+-K^+-ATP 酶，使细胞内的 Na^+ 浓度升高、K^+ 浓度降低，促进 Na^+-Ca^{2+} 交换，最终使细胞内 Ca^{2+} 浓度升高而增强心肌收缩力。从作用机制上看，细胞内 K^+ 浓度降低是地高辛中毒的重要原因。本例患者为老年心衰患者，长期服用地高辛而未规律监测血药浓度，且患者血钾偏低，药师考虑可能存在地高辛中毒的潜在风险。值得注意的是，患者住院期间使用了多种药物，除地高辛外，莫西沙星和呋塞米说明书中也有疲乏、眩晕等不良反应，且呋塞米因失钾作用还可进一步增加地高辛中毒的风险。因此，药师需要综合分析患者的整体情况，明确患者出现不良反应的主要原因、是否因药物相互作用加重药品不良反应，并及时提醒医生，避免引起更严重的后果。

2. 地高辛血药浓度监测

测定血药浓度有助于地高辛中毒的诊断。在药师的建议下，医生给该患者开具地高辛血药浓度检查以明确判断。当日回报地高辛血药浓度 2.46ng/ml，而其有效治疗浓度为 0.5～2.0ng/ml，因此可判定该患者地高辛中毒。需注意的是，地高辛体内药动学特征为二室分布模型，先迅速分布至血中，导致血浆浓度很高，之后逐渐分布至心脏等组织发挥效应，因此片剂口服至少 6 小时后、注射剂给药至少 4 小时后抽取的血样才能真实反映地高辛的药理作用。因患者于早 8 点口服地高辛，故药师建议护士于下午 2 点后抽取患者血样，保证了监测结果的准确性。

3. 治疗方案调整

根据地高辛血药浓度结果，医生立即暂停使用地高辛，并给予枸橼酸钾口服液 10ml tid 口服补钾治疗。地高辛的半衰期为 1.5～2 天，预计停药 2 天后体内药物浓度可回落一半以上,降至有效浓度范围内,因此药师建议 2 天后可重新开始小剂量给药。停药 2 天后,患者诉困倦乏力症状好转,故医生重新开始给予小剂量地高辛 0.125mg po qod。一般地高辛用药 7 天后血药浓度可达稳态,故一周后复查地高辛血药浓度及血钾水平,结果回报血钾 4.16mmol/L,地高辛浓度 1.12ng/ml,在有效治疗浓度范围内,故继续以此剂量服用。

4. 治疗结果

在医生和药师的通力合作下,经过有效的治疗,患者病情有了明显的改善,体温恢复正常、无胸闷憋气,下肢水肿明显减轻,未再出现之前的困倦乏力感。准予出院,继续地高辛 0.125mg po qod 治疗,嘱患者有不适症状时及时就诊,监测地高辛血药浓度。

(四)治疗体会

本例患者在治疗心衰、肺部感染的过程中出现了困倦、无力等表现,这些表现在重症患者中很常见,且非常不典型。医生往往倾向于以其心衰、低血钾、感染性发热等基础疾病来解释这些症状,而药师则凭借高度的职业敏感性,第一时间考虑到可能是由药物引起,并利用自身的专业优势,成功地帮助医生避免了潜在的更严重的后果。本病例提示对于心衰患者,特别是病情复杂、存在多重用药的老年患者,在使用洋地黄类正性肌力药物时,必须高度重视患者的主诉症状,关注药物中毒的临床表现,正确监测血药浓度(有时即使是在治疗浓度范围也可发生毒性),及时调整药物剂量;同时应关注电解质水平,特别是血钾浓度。一旦发生洋地黄中毒,应立即停药,同时根据血钾水平静脉或口服补钾,并根据血药浓度监测结果调整药物治疗方案。

(五)专家点评——李大魁

强心苷类药物已用数百年,使用此类药物需要扎实的临床训练和经验积累,常将此形容为"用药艺术"。后来由于对地高辛药动学的深入研究及重要相互作用的发现以及血药浓度监测的应用,使地高辛的使用更加科学、合理。本例体现了这些进展的综合运用。虽然近些年有些口服正性肌力药上市,但地高辛仍然是用于心力衰竭病人的最重要的口服正性肌力药,用好地高辛是临床基本功。

参考文献

[1] The Digitalis Investigation Group. The effect of digoxin on mortality and morbidity in patients

with heart failure. N Engl J Med, 1997, 336 (8): 525-533.
[2] Ahmed A, Rich MW, Love TE, et al. Digoxin and reduction in mortality and hospitalization in heart failure: A comprehensive post-hoc analysis of the DIG trial. Eur Heart J, 2006, 27 (2): 178-186.
[3] MICROMEDEX® Healthcare Series. CD-ROM, Vol. 166, 2015. Truven Health Analytics Inc.
[4] Kanji S, MacLean RD. Cardiac glycoside toxicity: more than 200 years and counting. Crit Care Clin, 2012, 28 (4): 527-535.
[5] 斯威曼. 马丁代尔药物大典（原著第37版）. 2版. 李大魁, 金有豫, 汤光, 等译. 北京: 化学工业出版社, 2014: 1215-1219.

肝素抗凝，钢丝上的舞蹈

——溶栓治疗致血小板减少并急性肾衰竭一例

都丽萍，北京协和医院药剂科主管药师，临床药师

（一）病例介绍

患者男性，60岁，因"双下肢间歇性跛行8年，右下肢静息痛10天"入院。患者10年前开始出现双下肢步行后疼痛并逐渐加重，跛行距离从1000米逐渐进展至50米左右，10天前右下肢出现静息痛，就诊于血管外科，行双下肢CT血管成像示：双侧髂动脉闭塞，为行手术收入院。患者既往有"高血压病、脑梗死"病史，均控制良好。

入院后查血、尿常规、生化、肝肾功能、凝血功能等指标均正常。在局麻下行大动脉造影术，术中发现肾下腹主动脉急性血栓形成，行置管溶栓，溶栓方案为：鞘管泵入肝素钠250U/h，外周泵入肝素钠250U/h，溶栓导管泵入尿激酶5万U/h。4小时后患者突发腰背部剧痛，伴恶心、呕吐，查体腰背部大片暗红色瘀斑，双足趾末梢颜色较术前暗。急行抽血化验血常规：WBC 15.84×10^9/L，NEUT% 87.6%，PLT 110×10^9/L；凝血指标：Fbg 2.12g/L，APTT 56.4s，D-dimer 358.75mg/L FEU；肾功能：Cr 165μmol/L；腹主动脉CT血管成像示：肾动脉血栓形成，急性肾梗死。次日复查血常规：WBC 17.93×10^9/L，NEUT% 87.8%，PLT 21×10^9/L，肾功能 Cr 570μmol/L；凝血指标：PT 14.8s，INR 1.28，Fbg 5.00g/L，APTT 69.7s，D-dimer 66.74mg/L FEU。术后2天再次复查PLT 17×10^9/L，肾功能 Cr 631μmol/L。患者肾功能及血小板计数进行性下降，情况危急。

（二）病例特点

该患者因肾下腹主动脉急性血栓形成，接受肝素-尿激酶置管溶栓抗凝治疗，4小时后出现急性肾动脉血栓形成、血小板计数及肾功能进行性下降，PLT降低至110×10^9/L，2天后PLT降至最低值17×10^9/L，Cr最高升至

631μmol/L。

（三）治疗要点和治疗经过

1. 患者发生急性肾动脉血栓形成和肾衰竭的原因

患者行动脉置管溶栓术后 4 小时内发生了急性肾动脉血栓形成，首先考虑是溶栓并发症所致，即溶栓过程中小血栓脱落堵塞肾动脉，造成了急性肾梗死，这可以解释急性肾衰竭的发生。

2. 患者发生血小板快速丢失的原因

患者术后 2 天血小板降至 $17 \times 10^9/L$，究其原因，有两种可能：①患者术中血管内皮破损、血小板消耗形成血栓；②溶栓时使用肝素导致血小板减少症（heparin-induced thrombocytopenia，HIT）。该患者发生急性血小板减少更可能是哪个原因呢？

HIT 是使用普通肝素或低分子量肝素后诱发的、由免疫介导的血小板计数减少、血栓形成前期状态。其特点是首次用药后 5~14 天出现中等程度的血小板减少，出现抗血小板因子 4（PF4）/肝素抗体（HIT 抗体），动静脉血栓形成风险增高，发生率约为 1%~10%。HIT 可分为速发、迟发及自发三类，速发 HIT（rapid-onset HIT）一般为在 90 天内（特别是 30 天内）曾有肝素接触史的患者，体内持续存在抗 PF4/肝素抗体，再次接触肝素迅速诱发的 HIT，发生时间多为再次接触后 24 小时内；迟发 HIT（delayed-onset HIT）表现为 HIT 发生在肝素停用之后（平均 9.2 天）；更为罕见但也相对更加可怕的是自发 HIT，无肝素暴露史，有病例报道在无肝素暴露的患者体内检测出抗 PF4/肝素抗体，致使此类患者在接触肝素后迅速发生血小板减少，研究表明抗体可能来源于细菌感染。HIT 与血小板产生和消耗导致的血小板减少的主要区别在于，HIT 并不导致出血，而是形成血栓前状态，这对 HIT 的早期识别相当重要。

目前国际上对 HIT 的诊断主要依靠检测抗 PF4/肝素抗体，同时进行 4T 评分（表16），若评分较低且抗体检测阴性，可排除 HIT；若评分较高且抗体检测阳性，提示 HIT 高度可能。本例患者否认肝素使用史，此次接触肝素后迅速出现血小板降低，无明显出血表现而是出现急性血栓，怀疑系自发 HIT。但因条件所限无法检测抗 PF4/肝素抗体，因此只能结合其临床症状、体征和实验室检查结果进行 4T 评分，该患者结果为 4 分，即中度可能为 HIT。

表16 HIT临床可能性评分系统（4T评分）

4T	2分	1分	0分
血小板减少	血小板计数下降>50%，血小板最低值≥20×10^9/L，前3天无手术史	血小板计数下降>50%，但前3天有手术史；或血小板计数下降30%~50%，或血小板最低值(10~19)×10^9/L	血小板计数下降<30%，或血小板最低值≤10×10^9/L
血小板计数下降时间	使用肝素后5~10天，或≤1天（此前5~30天使用过肝素）	与5~10天相符，但不确定（如漏查血小板计数）；或≤1天（此前30~100天使用过肝素）；或>10天	使用肝素后4天内，此前100天内未用过肝素
血栓或其他并发症	确诊新血栓形成；肝素注射部位皮肤坏死；静注肝素后过敏反应；肾上腺出血	复发性血栓形成；疑诊血栓形成；非坏死性（红斑样）皮肤损害	疑诊血栓形成
其他血小板减少的原因	无	可能有	有

注：6~8分为HIT高度可能，4~5分为中度可能，0~3分为低度可能。

3. 对该患者可疑HIT的诊断性治疗

根据美国胸科医师协会（ACCP）指南推荐，可疑HIT的初始治疗包括：①停用所有肝素类药物，包括冲洗、肝素涂层导管等，且避免使用低分子量肝素（1B）；②换用其他抗凝药物，因为仅停用肝素类药物不能终止HIT的进展，且其抗凝作用的消失可增加血栓风险，如果存在明显的出血风险而且替代抗凝治疗带来显著风险，应反复评估血栓形成的可能性，同时尽快开始替代治疗；③应避免预防性输注血小板（2C），因HIT导致出血的风险很低，且输注血小板会增加血栓形成风险。HIT抗凝治疗药物及推荐级别见表17。

综合分析该患者急性血小板减少的原因，虽有可能为术中血管内皮破损、血小板聚集消耗引起，但血小板降低速度过快，似乎不能单纯用该原因解释。因不排除HIT的可能性，故决定按照HIT的治疗原则，停用肝素及尿激酶。考虑患者肾功不全，在指南推荐的几种替代药物中选择了不经肾代谢的阿加曲班静脉泵入（泵速0.8mg/h）抗凝治疗，监测APTT控制在50~60秒，密切监测患者出凝血情况。次日复查PLT升至51×10^9/L。

表17 HIT常用治疗药物

药品名称	清除途径	半衰期	监测	推荐等级	备注
阿加曲班	肝-胆	40~50min	APTT：1.5~3.0倍基线值	1C	FDA批准用于预防和治疗HIT
来匹芦定	肾	>80min	APTT：1.5~2.5倍基线值	1C	FDA批准用于治疗HIT合并血栓形成
比伐芦定	酶、肾	25min	APTT：1.5~2.5倍基线值	2C	批准PCI术中HIT
达那肝素	肾、其他	25h	抗Xa活性：0.5~0.8U/ml	1B	欧盟、加拿大获批

术后2天患者血清Cr 631μmol/L，需给予血液透析治疗，患者透析2天后复查PLT又降至21×10^9/L，怀疑血小板再次下降与透析时使用肝素封管有关，立即换用阿加曲班稀释液封管。次日复查PLT回升至60×10^9/L，此后复查逐渐回升至正常，未再出现血小板减少（图4）。这一"再激发"结果也使该患者HIT的可能性进一步增加。

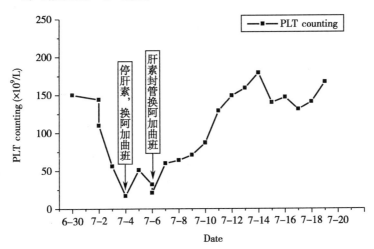

图4 住院期间患者血小板变化情况

4. 治疗结果

患者停用肝素、尿激酶，换用阿加曲班后，APTT控制良好，血小板计数也逐渐恢复至正常。肾衰竭方面，患者经血液透析治疗后肾功能也逐渐改善，

20 天后 Cr 已降至 294μmol/L，病情基本稳定，准予出院，院外继续透析治疗，抗凝药物已过渡为华法林 3mg po qd，门诊随诊监测 PT/INR。

（四）治疗体会

肝素仍然是目前临床上应用最广泛的抗凝药物之一，疗效确切、价廉易得，但它同时也是一柄双刃剑。HIT 是肝素治疗的并发症之一，病死率较高，进展较为迅速，且 HIT 相关抗体检测并不普及，诊断缺乏金标准，给临床早期鉴别和治疗带来了一定困难。对于使用肝素出现血小板减少的患者，我们一方面要结合肝素疗程、剂量、使用史、症状体征等尽快明确 HIT 诊断，另一方面要根据患者具体情况考虑合适的替代治疗。因本例患者并发急性肾衰竭，制定药物治疗方案时要考虑药物的药代动力学性质等，并根据肾功能水平调整药物剂量，这些方面都需要药师发挥专业优势。

（五）专家点评——李大魁

肝素出现血小板减少越来越被临床重视了，关键是及早发现和处理，尤其是在复杂临床情况下（如急性肾衰竭）的处理方法。本例介绍了成功的经验。

参考文献

[1] Obeng EA, Harney KM, Thomas M, et al. Pediatric heparin-induced thrombocytopenia: prevalence, thrombotic risk, and application of the 4Ts scoring system. Journal of Pediatrics, 2015, 166 (1): 144-150.

[2] MICROMEDEX® Healthcare Series. CD-ROM, Vol. 166, 2015. Truven Health Analytics Inc.

[3] Warkentin TE, Sheppard JA. Serological investigation of patients with a previous history of heparin-induced thrombocytopenia who are reexposed to heparin. Blood, 2014, 123 (16): 2485-2493.

[4] Warkentin TE, Kelton JG. Delayed-onset heparin-induced thrombocytopenia and thrombosis. Ann Intern Med, 2001, 135 (7): 502-506.

[5] Krauel K, Pötschke C, Weber C, et al. Platelet factor 4 binds to bacteria, inducing antibodies cross-reacting with the major antigen in heparin-induced thrombocytopenia. Blood, 2014, 123 (23): 3651-3654.

[6] Greinacher A, Warkentin TE, Chong BH. Heparin-induced thrombocytopenia. In: Michelson AD, ed. Platelets. 3rd ed. Oxford, United Kingdom: Elsevier's Science and Technology, 2012: 851-882.

[7] Linkins LA, Dans AL, Moores LK, et al. Treatment and prevention of heparin-induced

thrombocytopenia: antithrombotic therapy and prevention of thrombosis, 9th ed: American College of Chest Physicians Evidence-Based Clinical Practice Guidelines. Chest, 2012, 141 (2 Suppl): e495S-e530S.

[8] Greinacher A. CLINICAL PRACTICE. Heparin-induced thrombocytopenia. N Engl J Med, 2015, 373 (3): 252-261.

[9] Greinacher A, Warkentin TE. Recognition, treatment, and prevention of heparin-induced thrombocytopenia: review and update. Thromb Res, 2006, 118 (2): 165-176.

曲妥珠单抗的"伤心事"

——胃癌晚期患者应用曲妥珠单抗致左室射血分数减少一例

白帆,北京协和医院药剂科药师,临床药师

(一)病例介绍

患者女性,56岁,确诊贲门腺癌11月余,心慌、腹泻10天入院。11个月前行贲门癌姑息手术,病理科会诊报告:(贲门)鳞状上皮黏膜可见少量中分化腺癌浸润,免疫组化:HER-2(+++)。临床分期为cTxNxM1 Ⅳ期。超声心动图:心脏结构和功能未见异常,左室射血分数65%。患者约10个月前开始化疗,第1~3周期:曲妥珠单抗注射液+XELOX(奥沙利铂+卡培他滨)方案,骨髓抑制明显,疗效评价PR(疾病部分缓解);第4~5周期改为曲妥珠单抗注射液+卡培他滨,疗效评价PD(疾病进展);之后进入第6~8周期二线化疗:注射用曲妥珠单抗+多西他赛注射液+卡培他滨,疗效评价SD(疾病稳定);第9周期:注射用曲妥珠单抗+多西他赛注射液+氟尿嘧啶,胃肠道反应严重;第10周期:注射用曲妥珠单抗+多西他赛注射液。10天前患者出现心慌、腹泻。既往史无特殊,曾对氧氟沙星、造影剂过敏。

入院查体:脉搏80次/分,血压130/80mmHg。入院后完善相关实验室检查:血常规、肝肾功能无明显异常:甘油三酯1.89mmol/L↑,低密度脂蛋白3.71mmol/L↓,高密度脂蛋白0.82mmol/L↑;肿瘤标志物:癌胚抗原10.81μg/ml↑;D-二聚体测定0.73μg/ml↑。心电图未见明显异常,超声心动图:左室射血分数52%。

(二)病例特点

患者贲门癌术后化疗,十周期后出现心慌、腹泻。超声心动图显示左室射血分数由治疗前65%下降为52%。

（三）治疗要点和治疗经过

1. 心脏症状的原因分析

患者既往使用过的化疗药物有曲妥珠单抗、奥沙利铂、多西他赛、卡培他滨和氟尿嘧啶。经查阅药品说明书：奥沙利铂和卡培他滨说明书中无相关心脏毒性报道；多西他赛说明书中提示在接受多西他赛联合曲妥珠单抗组中有2.2%的患者发生症状性心衰，而多西他赛单药组为0；氟尿嘧啶偶见用药后心肌缺血，可出现心绞痛和心电图的变化；曲妥珠单抗是一种针对HER-2/neu蛋白设计的人源化人鼠嵌合型单抗，主要用于HER-2阳性的转移性乳腺癌、胃癌及乳腺癌辅助治疗，常见的不良反应有皮肤反应、血液毒性、输液反应、心脏毒性等，其中心脏毒性主要包括无症状性的左室射血分数降低、心动过速、心悸、呼吸困难、胸痛及充血性心力衰竭（CHF）。北美NSABPB-31临床试验（1834例）显示，曲妥珠单抗治疗组（962例）中30.5%的患者因左室射血分数降低而停用一次，15.6%的患者在1年疗程结束之前，因出现左室射血分数降低或其他心脏毒性症状而停用曲妥珠单抗。此外，曲妥珠单抗导致CHF和心脏死亡的3年累积发生率显著增高（治疗组与对照组分别为4.1%和0.8%）。

患者入院后检查：心电图无异常，超声心动图显示左室射血分数由治疗前65%下降为52%。结合患者超声心动图检查以及对曲妥珠单抗说明书和文献，考虑患者的心脏症状为曲妥珠单抗导致的心肌损伤。该患者约10个月前开始使用曲妥珠单抗440mg，十周期后，左室射血分数由治疗前65%下降为52%，不良反应出现与用药有时间先后顺序；停药一周期后再次复查，左室射血分数恢复至58%，符合停药后不良反应减轻；左室射血分数减低为该药已知的不良反应类型；出现左室射血分数减低不可用患者并用的药物及病情进展解释；患者再次使用该药是否出现该不良反应尚无法判断。根据2005年CFDA药品不良反应监测中心发布的《药品不良反应报告和监测工作手册》中有关规定，该不良反应评价为"很可能"。

曲妥珠单抗导致心脏毒性的机制可能为：作为单克隆抗体，曲妥珠单抗通过和肿瘤细胞表面的HER-2蛋白结合，阻断下游信号转导通路，进而抑制瘤细胞的增殖。HER-2信号转导直接参与了细胞的增殖和分化，心肌细胞上也存在HER-2蛋白，激活能保护心肌功能；反之，转导通路被抑制则诱导心肌细胞凋亡。对于使用过蒽环类化疗药物，合用有心脏毒性的其他化疗药物，或合并高血压、冠状动脉疾病、CHF、舒张功能不全等基础疾病的患者，发生不良反应的风险增高。

2. 治疗经过

2009 年，英国国立癌症研究所组织肿瘤学和心脏病专家进行讨论，发布了曲妥珠单抗心脏健康管理指南，对不同程度左室射血分数下降的处置提出了如下建议：

（1）治疗过程中，若左室射血分数≤40%，说明左室射血功能显著减低，应终止曲妥珠单抗治疗，给予血管紧张素转化酶抑制剂（ACEI）治疗，以降低心衰风险，具体使用方法参考成人心力衰竭治疗指南。6~8 周后复查左室射血分数，若左室射血分数恢复至正常，可重新给予曲妥珠单抗。

（2）治疗过程中，若左室射血分数为 40%~50%，可给予曲妥珠单抗，且同时给予 ACEI；若患者长期用 ACEI 时，左室射血分数仍然偏低，应咨询心脏病专家，6~8 周后复查左室射血分数。

（3）治疗过程中，若左室射血分数降低 10% 或更多（提示心衰风险增加），但仍然保持在 50% 之上，可持续给予曲妥珠单抗，并联用 ACEI，6~8 周后复查左室射血分数。

本患者左室射血分数为 52%，在正常范围内，较治疗前绝对数值下降 13%，按照指南可联用 ACEI 并持续曲妥珠单抗治疗。医生权衡后决定本周期暂停使用曲妥珠单抗，观察后决定下一周期是否再加用。停药一个周期（三周）后患者复查左室射血分数，恢复至 58%，继续加用曲妥珠单抗治疗，暂未联用 ACEI。

（四）治疗体会

临床药师在患者首次用药时应进行药学问诊，明确患者是否有相关危险因素，使用曲妥珠单抗治疗过程中，一定要密切观察其可能出现的心脏毒性反应，出现不良反应时，应及时评估患者用药的风险和获益，及时停止使用或者联合 ACEI 类药物。该病例也提示心功能检查应作为使用曲妥珠单抗患者用药前的常规检测，并在治疗期间进行动态监测。

（五）专家点评——李大魁

新的靶向抗肿瘤药物的不良反应与传统化疗药有很大不同。曲妥珠单抗应用日益广泛，其独特的心脏毒性已引起临床关注。本例在密切观察患者基础上，结合时间相关性分析和文献复习，发现曲妥珠单抗是左室射血分数减低的主要原因，提出的预防和处理方法，很有参考价值。

参考文献

[1] NCCN Clinical Practice Guidelines in Oncology: Gastric Cancer. Version 3. 2015.

[2] Tanchiu E, Yothers G, Romond E, et al. Assessment of cardiac dysfunction in a randomized trial comparing doxorubicin and cyclophosphamide followed by paclitaxel, with or without trastuzumab as adjuvant therapy in node-positive, human epidermal growth factor receptor 2-overexpressing breast cancer: NSABP B-31. J Clin Oncol, 2005, 23 (31): 7811-7819.

[3] 李涛, 鲁昌. 新药Ⅰ期临床试验中不良事件关联性评价存在的问题与对策. 中国新药杂志, 2011, 20 (2): 101-105.

[4] Jones AL, Barlow M, Barrett Lee PJ, et al. Management of cardiac health in trastuzumab-treated patients with breast cancer: updated United Kingdom National Cancer Research Institute recommendations for monitoring. Br J Cancer, 2009, 100 (5): 684-692.

甲巯咪唑的"危机处理"
——甲状腺功能亢进伴粒细胞缺乏药物治疗一例

唐彦,北京协和医院药剂科主管药师,临床药师

(一)病例介绍

患者女性,78 岁。因"心悸、手抖 5 月,发热 5 天"入院。患者 5 个月前无明显诱因出现心悸、手抖,伴有怕热多汗、失眠、乏力、情绪焦虑、极易激惹,体重下降(64kg→49kg)。1 个月前结合甲状腺功能测定诊断为"甲状腺功能亢进症",给予甲巯咪唑 10mg tid 及美托洛尔 25mg bid 治疗,其间每周监测血常规,白细胞及中性粒细胞计数均在正常范围内。患者自觉上述不适症状改变不明显。5 天前出现发热,WBC 2.73×10^9/L,NEUT 1.20×10^9/L,胸片未见明显异常,停用甲巯咪唑片,同时应用利可君及维生素 B_4 治疗。1 天前就诊于我院急诊,诊断为"甲状腺功能亢进症,粒细胞缺乏症",给予重组人粒细胞刺激因子注射液 150μg 皮下注射及厄他培南 1g 静脉滴注治疗。为进一步治疗收入院。

入院查体:血压 120/70mmHg,神志清,皮肤潮,双肺呼吸音清,心律齐,心率 78 次/分,腹软,双下肢不肿。入院后完善检查:WBC 1.45×10^9/L,NEUT 0.08×10^9/L;甲状腺功能:促甲状腺素 0.004IU/ml↓,血清游离甲状腺素 3.522ng/dl↑,血清游离三碘甲腺原氨酸 14.40pg/ml↑。降钙素原 0.11ng/ml;痰:荧光法抗酸染色阴性,难辨梭菌毒素测定 CDAB 阴性。

(二)病例特点

患者老年女性,临床表现为心悸、手抖、体重下降 5 个月,结合实验室检查诊断为甲状腺功能亢进症。患者服用甲巯咪唑片约 1 个月后出现粒细胞缺乏伴发热,考虑为严重的药物不良反应。

（三）治疗要点和治疗经过

1. 甲状腺功能亢进治疗方案的选择

临床上，白细胞计数 $<2.0\times10^9/L$，绝对中性粒细胞数 $\leq0.5\times10^9/L$，称为粒细胞缺乏症。甲状腺功能亢进患者合并粒细胞缺乏或者减少的主要原因有甲状腺功能亢进本身所致和治疗药物所致。甲状腺功能亢进属于抑制性T淋巴细胞功能缺陷所致的一种器官特异性自身免疫病。由于甲状腺功能亢进患者体内产生了针对白细胞的抗体、抗中性粒细胞胞质抗体，导致白细胞的破坏增多而使白细胞减少。此外，甲状腺功能亢进时体内产生大量甲状腺素抑制骨髓正常的造血功能，导致白细胞减少，以及大量甲状腺激素可以导致白细胞的分布异常，造成外周血白细胞减少。但是患者在治疗之前及治疗过程中一段时间内的白细胞和粒细胞计数正常，因此甲状腺功能亢进本身所致的可能性较小。患者服用治疗甲状腺功能亢进的药物甲巯咪唑片后出现了中性粒细胞数严重减低，考虑为药物相关性粒细胞缺乏症。抗甲状腺药物引起的粒细胞减少常出现于用药后的2～3个月内，个别病例用药后期发生，也可见于全程中的任何时间。以甲巯咪唑常见，丙硫氧嘧啶次之。

甲状腺功能亢进的主要治疗方案包括药物治疗、[131]I放射性核素治疗及手术治疗三类。患者服用甲巯咪唑片出现粒细胞缺乏严重的不良反应，不建议继续服用。丙硫氧嘧啶与甲巯咪唑有约30%的交叉反应，且患者目前处于急性超敏反应期，改用丙硫氧嘧啶再发粒细胞缺乏风险较高，因此不再使用药物治疗。手术治疗需要药物治疗控制甲状腺激素水平至正常时才能进行，目前暂不考虑。结合患者病情考虑[131]I放射性核素是最为适宜的治疗方案。

2. 粒细胞缺乏的治疗

在甲状腺功能亢进治疗过程中应密切观察血常规，严密观察外周血中白细胞的变化对预防粒细胞减少症的发生和甲状腺功能亢进的治疗具有重要意义。一般而言，在接受抗甲状腺药物治疗时的患者初治期，需每周查白细胞计数及分类1～2次；在用维持量时，每个月复查1次血常规。

对于治疗过程中出现的粒细胞缺乏，应积极处理。立即停药，给予重组人粒细胞刺激因子来促进白细胞的恢复。出现发热时考虑有合并感染的可能，粒细胞缺乏患者继发感染的病原菌中革兰阳性球菌与革兰阴性杆菌分布无明显差异，因此在早期经验性用药最好选择高效、广谱抗生素，待获得病原学依据后及时调整用药。厄他培南粉针是一种新型碳青霉烯类抗生素，属于广谱抗生素，适合粒细胞缺乏伴感染患者的治疗，但需要注意的是，厄他培南的抗菌谱不包括铜绿假单胞菌。

3. 治疗经过

患者经过升白及抗感染治疗，WBC 11.08×10^9/L，NEUT 6.11×10^9/L，体温36.5℃，无咽痛、无咳嗽、咳痰。停用重组人粒细胞刺激因子注射液，将注射用厄他培南改为头孢呋辛0.25g bid 口服，治疗后无感染指征。口服美托洛尔25mg bid 控制心率，营养支持等对症治疗后，患者一般情况可。停用甲巯咪唑片后患者手抖、高代谢等甲状腺功能亢进症状明显，故考虑行^{131}I治疗。

（四）治疗体会

对于甲状腺功能亢进药物治疗的患者，要密切监测患者体温、血常规等指征，警惕出现药物性不良反应。药师应对患者进行充分的用药教育。若出现发热、白细胞或粒细胞降低等症状，应立即停药，给予升高白细胞、抗感染等治疗。

（五）专家点评——李大魁

甲巯咪唑引起粒细胞减少早有所知。本例的价值在于发生此不良反应后病人的处理方法。一方面可以升高白细胞，但甲状腺功能亢进的控制药物可选择余地很小，且不良反应有所交叉。因此放弃药物治疗，改用放射治疗是恰当选择。

参考文献

［1］Warnock AL, Cooper DS, Burch HB. Life-Threatening Thyrotoxicosis：Thyroid Storm and Adverse Effects of Antithyroid Drugs. Congestive Heart Failure, 2014, 130 (139)：20.

［2］Nakamura H, Miyauchi A, Miyawaki N, et al. Analysis of 754 cases of antithyroid drug-induced agranulocytosis over 30 years in Japan. The Journal of Clinical Endocrinology & Metabolism, 2013, 98 (12)：4776-4783.

［3］Mutharasan P, Oatis W, Kwaan H, et al. Delayed antithyroid drug-induced agranulocytosis. Endocrine Practice, 2012, 18 (4)：e69-72.

［4］Kobayashi S, Noh JY, Mukasa K, et al. Characteristics of Agranulocytosis as an Adverse Effect of Antithyroid Drugs in the Second or Later Course of Treatment. Thyroid, 2014, 24 (5)：796-801.

［5］李舜，郭益静，陈力. 重组人粒细胞集落刺激因子不良反应的文献分析. 中南药学，

2012，9（12）：932-936.
［6］金玲，张永红. 粒细胞减少伴发热患者的抗感染治疗. 临床药物治疗杂志，2011，9（1）：12-15.
［7］王兰，欧阳净，杨佳丹. 甲巯咪唑致粒细胞缺乏症1例并文献复习. 临床合理用药，2012，5（6）：31-33.
［8］吴娇芬，吴光亮，马俐丽，等. 甲亢伴粒细胞减少患者的药学服务切入点探讨. 中国药师，2013（9）：1399-1401.

揭开黄疸的"面纱"
——美沙拉秦导致溶血性贫血一例

杨红，北京协和医院消化内科副教授

（一）病例介绍

患者男性，27岁，因"腹痛2年，加重3月"于2012年4月16日入院。患者于2010年无明显诱因出现脐上疼痛，进食后明显，逐渐疼痛加重，当地行结肠镜检查提示回盲部溃疡，转入外科行"右半结肠切除术+吻合术"，病理诊断为克罗恩病。手术1个月后无明显诱因出现右下腹胀痛，于我院就诊，行结肠镜检查提示吻合口溃疡，病理为炎性渗出物、坏死物、肉芽组织及结肠黏膜慢性炎，考虑诊断为克罗恩病。2012年4月6日开始给予美沙拉秦1g qid治疗，2周后腹痛症状缓解不明显。于2012年4月24日加用泼尼松50mg po qd（折算为1mg/kg），患者自觉腹痛缓解。患者于2012年5月8日起泼尼松减量至45mg qd，5月10日左右发现巩膜发黄，来我院就诊。

入院查血常规：WBC 11.17×10^9/L，RBC 3.25×10^{12}/L，HGB 113g/L，PLT 191×10^9/L，RET% 8.03%。生化：TBil 88.2μmol/L，IBil 78.1μmol/L，ALP 47 U/L，GGT 14 U/L。抗人球蛋白试验+分型：阴性。血涂片基本正常。红细胞渗透脆性（含对照）：未见异常。骨髓涂片：增生明显活跃，红细胞大小不等，大红细胞及嗜多色性红细胞易见，考虑溶血性贫血。

（二）病例特点

患者青年男性，慢性病程、急性加重。确诊克罗恩病后给予药物治疗的过程中出现黄疸、贫血，检查高度提示为溶血性贫血。

（三）治疗要点和治疗经过

1. 发生溶血性贫血的原因

该患者临床表现为黄疸，间接胆红素增高为主，血红蛋白轻度下降，胆管酶（ALP、GGT）和肝脏谷草转氨酶、谷丙转氨酶均正常，因此在黄疸的鉴别诊断中首先考虑溶血性黄疸可能性大，对患者进行了一系列的溶血方面的检查。检查中发现有红细胞破坏过多的直接证据：总胆红素及间接胆红素升高；间接证据有：骨髓红系增生显著，网织红细胞比例升高。因此综合判断该患者溶血的证据是肯定的。导致溶血性贫血的原因是什么呢？

炎症性肠病是一类不明原因的慢性非特异性肠道炎症性疾病，主要包括溃疡性结肠炎和克罗恩病。文献报道炎症性肠病可伴有贫血、凝血功能异常等多种血液学改变。文献报道溃疡性结肠炎合并免疫性溶血性贫血的患病率0.2%～1.7%，克罗恩病有个案报道。炎症性肠病合并免疫性溶血性贫血的机制在于，病变的肠道吸收非红细胞抗原，而后交叉反应产生红细胞抗体，自身抗体吸附于红细胞表面从而引起溶血性贫血。此外也有文献报道炎症性肠病的治疗药物也可以引起溶血性贫血，如有报道柳氮磺吡啶可以诱发药物性溶血性贫血。如果是疾病本身诱发的免疫性溶血性贫血，提示治疗方案还有待进一步加强；如果是其他原因如药物诱发的免疫性溶血性贫血，则需要停药或者换药。从患者的诊治疗效分析，使用皮质激素和美沙拉秦后腹痛缓解，提示疾病本身得到较好控制。是否为药物诱发的免疫性溶血性贫血？患者仅服用了美沙拉秦和激素，美沙拉秦是否会引起免疫性溶血性贫血？检索药物说明书和文献未能发现相关的报道，唯一的方法是停药后观察。

2. 治疗经过

入院后停用美沙拉秦，2012年6月11日复查血常规：WBC 13.31×10^9/L，RBC 3.89×10^{12}/L，HGB 139g/L，PLT 277×10^9/L，RET% 3.45%。但美沙拉秦为克罗恩病必需用药，考虑纤维素膜控释载体美沙拉秦制剂与患者原来使用的美沙拉秦制剂载体不同，可能不会产生溶血性贫血，故于2012年6月13日开始更换为纤维素膜控释载体美沙拉秦制剂，其间多次查血常规+网织红细胞、胆红素未见异常。2012年7月26日复查行腹盆增强CT及结肠镜显示病变较前好转。

然而患者于2012年8月28日再次出现皮肤巩膜黄染，查TBil 59.9μmol/L，IBil 45.8μmol/L；血常规：RBC 3.79×10^{12}/L，HGB 124g/L。考虑到上次患者停用美沙拉秦后溶血性贫血好转，虽然换用不同制剂后短期内未再次发生同一不良反应，但仍不能排除是该药物所致。嘱患者停用纤维素膜控释载体美沙拉秦制剂。9月20日当地复查，RBC 4.16×10^{12}/L，HGB 143g/L，TBil 15.6μmol/L，IBil 9.5μmol/L。通过2次停药后贫血缓解以及服药后发作，证实了患者的溶血性贫血与美沙拉秦相关，因此不建议患者再使用该药，换用硫唑嘌呤。之后的随访中患者克罗恩病稳定，体重增长。血常规、胆红素及炎症指标均正常。

3. 美沙拉秦的药理作用和不良反应

美沙拉秦可以通过抑制前列腺素合成和白三烯的形成，从而对炎症起显著抑制作用，它是轻、中度炎症性肠病的首选药物。其制剂按照控释材料不同可分为两种，一种是甲基丙烯酸酯控释，pH 依赖，释放部位是回肠末段和结肠；另一种是乙基纤维素半透膜控释，时间依赖，释放部位是远段空肠、回肠、结肠。

美沙拉秦的不良反应：①过敏反应：可出现不依赖剂量的过敏反应，如皮疹、药物热、支气管痉挛、红斑狼疮样综合征等；②心血管系统：可能对心肌有影响；③神经系统：个别患者出现头晕、头痛、定向力障碍；④消化系统：腹泻、恶心、呕吐、口干、便秘、轻微胃肠不适等，个别患者出现氨基转移酶升高，也有报道可引起胰腺炎；⑤泌尿系统：个别患者出现血浆尿素氮升高；⑥其他：可出现关节炎、瘙痒、关节痛、痉挛性肌痛等。文献检索没有找到美沙拉秦导致溶血性贫血的报道。本例中通过停药后贫血缓解，加药后再次出现，停用后又好转，最终确定为美沙拉秦的不良反应。

（四）治疗体会

本例患者克罗恩病诊断明确，诊治过程中美沙拉秦诱发了药物性溶血性贫血，通过积极寻找病因，及时停药，避免了患者受到更大的伤害。

美沙拉秦是轻、中度炎症性肠病治疗的首选药物，也是炎症性肠病患者常用药物，绝大多数患者服药后不良反应较小，因而医生容易忽视其不良反应。另外由于炎症性肠病在中国尚不属于常见病的范围，中国人群炎症性肠病的并发症、肠外表现、对药物的疗效及不良反应等方面尚需积累经验，提示临床医师要注重细节，仔细观察病情和辅助检查的变化，不断总结经验，提高临床的认识。

（五）专家点评——李大魁

由美沙拉秦引起溶血性贫血确实少见。患者停用美沙拉秦后溶血性贫血好转。换用不同制剂（纤维素膜控释载体美沙拉秦制剂）仍再次发生同一不良反应，通过 2 次停药后贫血缓解以及服药后发作（等同激发试验），证实了患者的溶血性贫血与美沙拉秦相关。

通常缓释制剂与常释制剂的活性成分相同，只是赋形剂和工艺不同。药物制剂上广泛使用的口服缓释制剂的赋形剂（主要是纤维素类衍生物）是非常安全的，可排除与此不良反应的相关性。缓释制剂的血药浓度比常释制剂平稳，与剂量或血药浓度相关的不良反应出现要延迟或较轻。因此如怀疑常释制剂的美沙拉秦引起溶血性贫血，更换成其缓释制剂要十分谨慎。

参考文献

[1] Quera R, Shanahan F. Thromboembolism: an important manifestation of in flammatory bowel disease. Am J Gastroenterol, 2004, 99 (10): 1971-1973.

[2] Plikat K, Rogler G, Scholmerich J. Coombs-positive autoimmune hemolytic anemia in Crohn's disease. Eur J Gastroenterol Hepatol, 2005, 17 (6): 661-666.

[3] Giannadaki E, Potamianos S, Roussomoustakaki M, et al. Autoimmune hemolytic anemia and positive Coombs test associated with ulcerative colitis. Am J Gastroenterol, 1997, 92 (10): 1872-1874.

[4] 张之南，郝玉书，赵永强，等. 血液病学. 2版. 北京：人民卫生出版社，2011：426.

抑郁的心
——氯米帕明致扩张型心肌病一例

郭潇潇，北京协和医院心内科主治医师
刘永太，北京协和医院心内科副教授

（一）病例介绍

患者男性，57岁，因"干咳、活动后气短1月"入院。患者1个月前鼻塞、流涕，进而出现活动后气短、干咳，快步行走时症状加重，夜间不能平卧。2周前逐渐出现双踝可凹性水肿，晨轻暮重，否认尿色及尿量改变。就诊于当地医院，给予利尿治疗，水肿明显消退，夜间可平卧入睡，但日常活动时仍有气短。2天前就诊于我院门诊，测量血压104/80mmHg，心电图显示为窦性心动过速（117次/分），左室高电压；考虑心力衰竭可能性大，收住院。患病来睡眠、体力、精神欠佳，小便如常，大便1次/日。既往抑郁、强迫症病史，口服氯米帕明100mg bid共5年；否认高血压、糖尿病、脑卒中、甲状腺疾病等病史，否认吸烟、饮酒史；否认心血管家族病史。

入院查体：血压102/74mmHg，心率99次/分，颈静脉充盈，双肺未及明确干湿啰音，心界向左扩大，可闻及奔马律，各瓣膜区未及病理性杂音。腹部查体无阳性体征，双侧足背动脉搏动对称，双下肢轻度可凹性水肿。入院后完善检查：血常规：WBC 5.57×10^9/L，N 68.7%，HGB 130g/L，PLT 223×10^9/L。肝肾功：ALT 22U/L，Alb 40g/L，Cr（E）94μmol/L，K 3.8mmol/L，Na 137mmol/L，TCO_2 28.2mmol/L。尿常规、便常规+潜血正常。脑钠尿肽386ng/L。心肌酶正常范围。胸部正侧位：两肺纹理增粗；心影扩大；左侧少量胸腔积液。超声心动图：心肌病变，扩张型心肌病可能性大，全心增大（左室舒张末内径62mm，右室横径41mm），室壁运动弥漫减低，左室收缩功能重度减低（左室射血分数22%），左室限制性舒张功能减低，轻度二尖瓣及三尖瓣关闭不全，轻度肺高压（50mmHg），少量心包积液。

（二）病例特点

患者中老年男性，上呼吸道感染后出现全心衰竭表现，表现为活动耐量下降、肺循环和体循环淤血。患者无糖尿病、高血压、心脏瓣膜病、心包疾病、慢性肾脏疾病、甲状腺疾病、大量饮酒等病史。心脏影像学提示左右心室明显扩大，射血分数重度减低。

（三）治疗要点和治疗经过

1. 心力衰竭的原因

本例患者上呼吸道感染后出现活动后气短及干咳，继而活动耐量下降，夜间不能平卧及双下肢可凹性水肿，这些都是充血性心力衰竭的典型临床表现，是累及左室和右室的全心衰竭。辅助检查发现血脑钠尿肽升高，超声心动图明确全心扩大，左、右室收缩功能重度减低，因此收缩性心力衰竭诊断明确。从形态改变上看，心脏呈现心室腔明显扩大，室壁运动弥漫减低的扩张型心肌病样表现。常见导致心脏增大、收缩功能减低的病因包括：心脏瓣膜病、冠心病、高血压、快速性心律失常、心包疾病、病毒性心肌炎、长期大量饮酒、甲状腺功能亢进、糖尿病和系统性疾病（如结缔组织病）。

为明确导致心衰的原因，入院后进一步完善以下检查：血沉正常。血清蛋白电泳、血+尿免疫固定电泳正常。糖化血红蛋白及甲状腺功能正常。CT冠状动脉重建：左主干、前降支、旋支及右冠状动脉未见明显异常。24小时动态心电图：窦性心律，6次室性期前收缩，28次房性期前收缩。心脏核磁共振成像：左、右心室扩大，射血功能减低，符合扩张型心肌病表现；左室射血分数17.1%，右室射血分数13.1%；二尖瓣、三尖瓣反流；心肌未见明显延迟强化。

结合超声心动图、患者病史及以上检查，排除了常见病因。患者是特发性扩张型心肌病吗？虽然患者并未找到常见的导致全心扩大和收缩功能减低的病因，但是其病史中有一项突出的特点，即由于抑郁、强迫症，长期口服氯米帕明 100mg bid。这是否与患者心衰有关？

药物也是扩张型心肌病发生的一类原因，常见的心肌毒性药物包括蒽环类化疗药物、紫杉醇、干扰素 γ 以及细胞靶向药物（注射用曲妥珠单抗）等。氯米帕明是三环类抗抑郁药物，被广泛应用于各种病因和症状表现的抑郁状态、强迫症和恐惧症。虽然早期研究显示这类药物可以安全的用于心血管疾病患者，但是近年来越来越多的文献报道氯米帕明与充血性心力衰竭相关，其心血管安全性受到关注和质疑。多个病例报道服用氯米帕明大于 1 年的患者有可能出现扩张型心肌病，停药后患者的心腔大小和收缩功能都可能恢复至正常水平，但再次用药心力衰竭又会复发。目前这种药物导致心肌病变的作用机制尚不明确，有学者认为可能与它的抗胆碱能和奎尼丁样作用有关，另外该药可以使心肌细胞膜通透性发生改变并对心肌细胞有直接抑制作用。氯米帕明应慎用于心血管疾病患者，尤其是患有心血管功能不全、传导异常（例如：一度至三度房室传导阻滞）或心律失常的患者。老年患者对氯米帕明的抗胆碱能作用、神经病学及精神病学效应或其对心血管的影响特别敏感，他们对药物的代谢和清除能力可能有所下降，因而在治疗剂量下就存在血浆浓度升高的危险性。因此，对于患有心血管疾病的患者以及老年患者应监测心脏功能与心电图。

鉴于氯米帕明引起心力衰竭的个案已多有报道，而且本例患者服用较大剂量的氯米帕明已有 5 年，故不能排除此药物引起心肌病变的可能。

2. 治疗经过

请心理科会诊，经评估后认为患者精神心理疾病情况稳定，可以停用氯米帕明。另外，患者目前收缩性心力衰竭处于心功能Ⅲ级（NYHA 分级），应该完善抗心力衰竭的规范用药。首先教育患者调整生活方式，每日监测体重，限制钠盐的摄入。其次应评价患者液体潴留的严重程度，并相应调整利尿剂剂量。在液体潴留基本控制的基础上，开始加用 ACEI 类药物和 β 受体阻滞剂。该患者无肾功能异常，但基础血压偏低，上述两种药物应从小剂量 1/4 片开始，每 2 周左右根据血压和心率情况加量。此外 2014 年中国心力衰竭指南提示对于左室射血分数≤35%，已经使用 ACEI 及 β 受体阻滞剂治疗，心功能Ⅱ～Ⅳ级（NYHA 分级）的患者可以使用醛固酮拮抗剂。除药物治疗外，收缩心衰患者还要考虑是否具有器械治疗指征：非缺血性扩张型心肌病，左室射血分数≤35%，心功能Ⅲ级（NYHA 分级）可以考虑植入 ICD（心脏自动转复除颤器）进行猝死的一级预防。但是由于患者从未进行正规的抗心衰治疗，而且可能存在可逆（药物）因素，决定先对患者进行药物治疗。

患者住院期间的治疗方案如下：口服培哚普利片、酒石酸美托洛尔片、螺内酯片和呋塞米片，前 2 种药物从小剂量（培哚普利 1mg qd 和酒石酸美托洛尔 6.25mg bid）开始并逐渐增加剂量。患者出院时治疗方案：培哚普利片 4mg qd，琥珀酸美托洛尔片 47.5mg qd，螺内酯片 20mg qd，呋塞米片 10mg qd。2 个月后门诊随诊气短、下肢水肿消失，可连续上 5 层楼；血压 105/70mmHg，心率 65 次/分；脑钠尿肽降至 67ng/L，超声心动图提示左室舒张末内径较前明显减小，为 57mm，右室内径恢复正常，左室射血分数 52%。

（四）治疗体会

扩张型心肌病是临床常见的心血管疾病之一，但潜在病因多样，应该通过仔细的临床病史采集和完善的辅助检查加以寻找和鉴别。药物相互作用或不良反应是一类容易被忽略的导致心力衰竭的原因，特别是一些较少见的心脏毒性药物。及时发现并停用心脏毒性药物，结合规范的抗心力衰竭治疗，才能得到最佳的治疗效果。

（五）专家点评——朱文玲

一例慢性收缩性心力衰竭患者，心功能Ⅲ级。超声心动图及核磁共振成像均见全心增大，左、右心室 EF 重度下降，后者未见心肌延迟增强。冠状动脉造影正常，Holter 未见心律失常。经询问病史及特殊检查可以除外瓣膜病、高血压、冠心病、心律失常、酒精性、内分泌代谢性及免疫性疾病所致的继发性心肌病和常见心脏病，临床完全可以心安理得诊断为特发性扩张型心肌病，但病房医生仔细询问既往疾病及用药史，患者因抑郁症服用三环类抗抑郁药氯米帕明长达 5 年。经查阅文献，近年来越来越多的文献报道氯米帕明与心力衰竭相关，甚至服用氯米帕明 1 年以上可发生扩张性心肌病，停药后心脏可恢复，再次用药可复发。本例停服氯米帕明，按心衰指南予以利尿剂、ACE 抑制剂、β 受体阻滞剂和螺内酯等收缩性心衰的标准治疗，2 个月后复查心衰症状消失，心功能Ⅰ级，超声心动图除左室内径轻度增加（57mm）外，其他房室内径及左室射血分数恢复正常，证明扩张性心肌病由氯米帕明所致。

临床医师这种不轻易放弃病因探讨的钻研精神值得学习和提倡，对不熟悉和不常用的药物需加强学习，了解药理和毒副作用，加强药物不良反应的随诊和处理。

参考文献

[1] Veith RC, Raskind MA, Caldwell JH, et al. Cardiovascular effects of tricyclic antidepressants in depressed patients with chronic heart disease. N Engl J Med, 1982, 306 (16): 954-959.

[2] Jefferson JW. Cardiovascular effects and toxicity of anxiolytics and antidepressants. J Clin Psychiatry, 1989, 50 (10): 368-378.

[3] Dalack GW, Roose SP, Glassman AH. Tricyclics and heart failure (letter). Am J Psychiatry, 1991, 148 (11): 1601-1601.

[4] Martí V, Ballester M, Obrador D, et al. Reversal of dilated cardiomyopathy after chronic tri-

cyclic antidepressant drug withdrawal. Int J Cardiol, 1995, 48 (2): 192-194.

[5] Raeder EA, Burckhardt D, Neubauer H, et al. Long-term tri- and tetra-cyclic antidepressants, myocardial contractility, and cardiac rhythm. Br Med J, 1978, 2 (6138): 666-677.

[6] Feenstra J, Grobbee DE, Remme WJ, et al. Drug-induced heart failure. J Am Coll Cardiol, 1999, 33 (5): 1152-1162.

惊心动魄的化疗

——大剂量甲氨蝶呤输注致急性肺水肿一例

张路,北京协和医院血液科主治医师

(一)病例介绍

患者女性,26岁,因急性B淋巴细胞白血病多程化疗后复发入院。患者1年余前出现发热、双侧牙龈肿痛,伴面颊部肿胀及颌下淋巴结肿大,外周血涂片可见原始细胞,占64%;骨髓免疫表型分析证实该群细胞异常表达$CD34^+$、$CD38^+$、$CD19^+$、$CD10^+$、$CD20^+$、$CD22^+$、$HLA-DR^+$;伴有BCR/ABL P190(+),诊断为急性B淋巴细胞白血病,高危组。于14个月前开始首程给予VDCD方案(环磷酰胺,柔红霉素,长春地辛,地塞米松)治疗后完全缓解,巩固治疗3个疗程。但患者依从性差,自行停药。2个月前病情复发,再次予MA方案(甲氨蝶呤1.5g,阿糖胞苷)治疗后又达到缓解,现为行巩固化疗入院。

入院查体:血压112/55mmHg,心率80次/分。心肺腹查体未见异常。血常规示 WBC 4.49×10^9/L,NEUT 2.53×10^9/L,EOS 0。遂开始大剂量甲氨蝶呤(7.5g)+长春地辛+培门冬酶(HD-甲氨蝶呤/VL)治疗,长春地辛输注约50分钟结束,随后以$2.67g/(h \cdot m^2)$(首先将1.5g甲氨蝶呤溶于100ml生理盐水,拟0.5小时内输注完毕)的速度开始输注甲氨蝶呤,5分钟后出现剧烈咳嗽,咳大量淡黄色泡沫样痰。氧饱和度急剧下降,从94%降至60%~70%,血压104/67mmHg,心率81次/分,双肺满布粗湿啰音。未闻及异常心音、心脏杂音,无颈静脉怒张,双下肢不肿,颈软无抵抗,巴氏征(-)。

(二)病例特点

青年女性,急性B淋巴细胞白血病诊断明确,多程化疗后复发,此次为行复发后巩固治疗入院。在快速输注大剂量甲氨蝶呤后出现急性肺水肿表现。

（三）治疗要点和治疗经过

1. 明确急性肺水肿原因

患者发生咳嗽、咳痰、血氧降低以及肺部大量啰音，高度提示为急性肺水肿。考虑患者既往并无心脏疾患，暂不考虑心力衰竭导致。由于同时伴有大剂量甲氨蝶呤输注，首先考虑是否为药物所致。

甲氨蝶呤对多种恶性肿瘤，特别是急性淋巴细胞白血病、非霍奇金淋巴瘤等疗效显著，较大剂量的用药可通过增加其血药浓度，使其向细胞内的转运增加，克服耐药性，增强疗效。按照儿童急性淋巴细胞白血病诊疗建议（第三次修订草案）的化疗方案及急性白血病治疗原则，大剂量通常指 $1\sim5g/m^2$。应用的剂量越大，其化疗效果越好，但是其不良反应也更为严重。文献报道主要不良反应为骨髓抑制、皮肤黏膜损害、肾功能损害以及神经系统损害。引发肺部损伤报道不多。1977年 Lascari AD 等人曾报道了一例口服甲氨蝶呤及环磷酰胺后出现高热、咳嗽、呼吸困难，影像学示双侧肺弥漫浸润影，未予积极处理，10小时内死亡的病例。1982年 Mark L 等人又报道了一例患者，鞘内注射甲氨蝶呤后迅速出现发热、进行性呼吸困难，双肺满布大量粗湿啰音，CT 检查可见肺门周围蝴蝶状浸润影，经过积极的吸氧、强心、利尿、广谱抗生素等对症支持治疗后，24小时内患者症状明显改善，72小时内患者肺部影像学恢复正常。除急性肺水肿外，甲氨蝶呤相关的肺部损伤还包括过敏性肺炎、机化性肺炎、肺间质纤维化、胸膜炎或胸腔积液。甲氨蝶呤引起肺损伤的具体机制尚不完全清楚，但一般认为与其拮抗叶酸的作用无关（文献报道叶酸解救能够减少骨髓抑制和胃肠道损伤，但不降低肺损伤的发生率）。目前推测有三种可能机制：一是过敏性损伤，因为在部分患者支气管肺泡灌洗液中发现 $CD4^+$ T 细胞增多，且在肺内有单个核细胞浸润；二是甲氨蝶呤对 I 型肺泡细胞或者肺血管上皮细胞的直接损伤以及触发细胞因子介导的炎症反应；三是宿主对潜伏病毒感染的免疫反应。

长春地辛作用机制为抑制微管聚集，进而导致有丝分裂周期的阻滞。长春碱类药物的主要不良反应为神经毒性，常见的临床表现包括感觉异常、感觉缺失、神经性疼痛等。本例患者在输注长春地辛过程中并无不适。

综合各方面因素，考虑患者的急性肺水肿系快速使用大剂量甲氨蝶呤所致。

2. 治疗经过

患者在使用甲氨蝶呤过程中发生严重的肺水肿，需要停止使用。但是大剂量甲氨蝶呤在急性淋巴细胞白血病的治疗中具有非常重要的意义。患者此次为急性淋巴细胞白血病复发，如不继续巩固治疗，有可能导致疾病进展甚至危及生命。

综合患者病情及国内外已有的关于大剂量甲氨蝶呤引起急性肺水肿的治疗经验，权衡利弊，制定以下治疗方案：立即停止甲氨蝶呤输注，嘱患者端坐位，予以吸氧、静脉给予 20mg 呋塞米和 5mg 地塞米松处理后患者喘憋症状明显缓解，双肺听诊啰音减少，氧饱和度上升至 95%，未再诉不适。之后尝试予低速泵入甲氨蝶呤 [$0.167g/(h \cdot m^2)$，具体为 6g 甲氨蝶呤溶于 500ml 生理盐水，23.5 小时输注完毕]，同时予静脉地塞米松 5mg，加强患者出入量控制。2 天后患者咳嗽、喘憋症状及肺部体征完全消失，不吸氧条件下氧饱和度可恢复至 98%，4 天后肺部 CT 平扫恢复正常。

（四）治疗体会

大剂量甲氨蝶呤对于急性淋巴细胞白血病患者的治疗具有重要价值。但该治疗策略存在较多毒副作用，除皮肤黏膜、骨髓和神经系统损伤外，肺部损伤或者肺水肿也有可能出现。肺水肿起病急、进展快，如不及时处理可能导致死亡，在治疗过程中需密切监测，早期发现并及时处理。

（五）专家点评——李大魁

本例不良反应的因果关系清晰，诊断不困难，分析和处理恰当。甲氨蝶呤的肺毒性在 2000 年后引起重视（马丁代尔，35 版，中译本 2014），有些国家的说明书已有记载或警示（如美国说明书）。甲氨蝶呤应用广泛，当各科应用的剂量，疗程均有很大差异。高剂量的甲氨蝶呤已进入某些联合化疗方案，传统的安全性信息已显不足。因此应注意区别本药品在各种临床情况的药物安全性差异。

参考文献

[1] Lascari, AD, Strano, AJ, Johnson, WW, et al. Methotrexate-induced sudden fatal pulmonary reaction. Cancer, 1977, 40 (4): 1393-1397.

[2] Bernstein ML, Sobel DB, Wimmer RS. Noncardiogenic pulmonary edema following injection of methotrexate into the cerebrospinal fluid. Cancer, 1982, 50 (5): 866-868.

[3] Niemeyer CM, Gelber RD, Tarbeil NJ, et al. Low-dose versus high-dose methotrexate during remission induction in childhood acute lymphoblastic leukemia (Protocol 81-01 update). Blood, 1991, 78 (10): 2514-2519.
[4] Evans WE, Relling M V, Boyett J M, et al. Does pharmacokinetic variability influences the efficacy of high-dose methotrexate for the treatment of children with acute lymphoblastic leukemia: what can we learn from small studies? Leuk Res, 1997, 21 (5): 435-437.

药源性室速不容忽视

——羟氯喹导致心脏损伤一例

陈未，北京协和医院心内科副教授

（一）病例介绍

患者男性，54岁，间断发热近3年，活动后胸闷气短半年入院。2010年5月患者因发热在外院行超声心动图检查显示："先天性主动脉瓣二叶瓣畸形，主动脉瓣赘生物形成"，诊为"感染性心内膜炎"，行主动脉瓣生物瓣置换术。术后体温正常，未予抗生素治疗。2011年12月患者再次出现发热、寒战，外院超声心动图显示"主动脉瓣位生物瓣瓣架表面赘生物形成，主动脉瓣少量瓣周漏"，反复给予青霉素、亚胺培南-西司他丁钠治疗，体温可以降至正常，但停用抗生素1周后再发热。2012年1月于我院就诊后查心电图无异常。血培养多次（-），1,3-β-D葡聚糖检测试验（+），半乳甘露聚糖检测（-），PPD（++），结核抗体弱阳性，鹦鹉热衣原体抗体、布氏杆菌凝集试验、嗜肺军团菌抗体、肺炎支原体抗体、隐球菌抗原均为（-）。Q热Ⅰ相IgG抗体效价1:3200倍稀释阳性；Ⅱ相IgG抗体效价1:800倍稀释阳性。考虑为慢性Q热，亚急性感染性心内膜炎。2012年2月开始予口服米诺环素100mg bid和羟氯喹200mg tid治疗。之后患者体温正常，建议患者长期使用上述两种药物治疗。2012年10月患者出现活动耐力降低，经胸超声心动图检查发现左心增大，左室射血分数45%，主动脉瓣中重度狭窄，重度主动脉瓣瓣周漏，各瓣膜未见明确赘生物。为进一步诊治入院。

入院查体：血压103/64mmHg，全身皮肤黏膜未见Janeway损害、Osler结节等，胸部见手术瘢痕，双肺呼吸音清，主动脉瓣听诊区可及收缩期3/6级杂音，三尖瓣听诊区可及2/6级收缩期杂音。双下肢不肿。考虑患者置换瓣膜出现问题，导致心功能衰竭，2013年5月13日再行主动脉瓣置换术，病理诊断提示主动脉瓣人工瓣膜纤维组织增生，较多炎细胞浸润，伴黏液变性。术后复查超声心动图显示置换瓣膜功能良好。但是术后10日患者无明显诱因反复出现意识丧失，心电图提示三度房室传导阻滞，尖端扭转型室性心动过速，Q-T

间期延长至 500~550ms；查血钾为 3.8~4.5mmol/L。予电除颤成功转复，放置临时起搏器；同时给予静脉补钾、补镁治疗。

（二）病例特点

中年男性，因主动脉瓣二叶瓣畸形、感染性心内膜炎行主动脉瓣生物瓣置换，诊断为 Q 热感染性心内膜炎，长期服用米诺环素和羟氯喹抗感染治疗，此次在第二次瓣膜置换术后 10 天发生尖端扭转型室性心动过速。

（三）治疗要点和治疗经过

1. 患者为何发生尖端扭转型室性心动过速？

尖端扭转型室性心动过速是一特殊类型的快速室性心律失常，通常在原发或继发性 Q-T 间期延长的基础上发生，临床上常常表现为晕厥和心源性猝死。原发性 Q-T 间期延长可见于编码心肌细胞钠和钾通道的基因突变，继发性者多见于药物（表18）、低血钾和缺氧等。患者既往心电图未见有 Q-T 间期延长，故考虑继发因素。多次查血钾属正常范围，临床无缺氧证据，因此无法除外药物致尖端扭转型室性心动过速的可能。患者因 Q 热长期使用羟氯喹和米诺环素，这些药物是否有导致上述恶性心律失常的可能？

表18 导致 Q-T 间期延长的抗生素

类别	药物名称
抗疟疾药	明确：蒿甲醚、蒿甲醚-本芴醇、氯喹、卤泛群、本芴醇、奎尼丁 可能性大：羟氯喹、甲氟喹、伯氨喹、奎宁
抗结核药	贝达喹啉、德拉马尼
三唑类抗真菌药	氟康唑、伊曲康唑、酮康唑、泊沙康唑、伏立康唑
氟喹诺酮类	环丙沙星、左氧氟沙星、莫西沙星、司帕沙星
HIV 抗病毒药	洛匹那韦、奈非那韦、沙奎那韦
大环内酯类	阿奇霉素、红霉素、克拉霉素、替利霉素
其他	甲硝唑、喷他脒（静脉）、替拉凡星、达巴凡星

Q 热是由贝纳柯克斯体引起的一种人畜共患传染病。羟氯喹作为一种抗疟药和免疫调节药常用于治疗疟疾、少见的病原如立克次体感染以及结缔组织病等。经口服给药后，羟氯喹可以被迅速且完全吸收，并在不同组织中分布，组织浓度最高的是眼、皮肤、骨骼肌、肝肾肺和心肌。羟氯喹经过肝和肾排泄，

半衰期长达 20~60 天。长期使用羟氯喹可能产生多脏器损害，常见者为视网膜病变、神经系统病变、皮肤色素沉着等，近年来对于心肌的损伤报道增多。在美国 FDA 的药物不良反应报告系统中，羟氯喹位居引起心脏病变药物的第 5 位，仅次于地高辛、昂丹司琼、重组阿糖苷酶 α 和曲妥珠单抗。

羟氯喹可直接抑制溶酶体内的磷脂，改变溶酶体内 pH 环境，降低溶酶体酶活性，导致溶酶体储存障碍，引起代谢物质在心肌细胞和传导细胞中的蓄积。病理上典型表现为心肌细胞质内空泡形成，肌丝紊乱，细胞肥大和心肌细胞纤维化。因此，羟氯喹致心肌损伤可累及心脏系统的多个方面，包括：①传导系统，出现束支阻滞、三度房室传导阻滞、Q-T 间期延长及尖端扭转型室性心动过速；②心肌病变，如心室肌向心性肥厚、限制样舒张功能减低、双房增大等；③其他少见损伤如肺动脉高压。羟氯喹导致心脏毒性的危险因素包括：高龄、女性、用药时间超过 10 年、每日用药剂量大、基础疾病以及肾功能不全等。基础疾病包括高血压、全身感染、糖尿病和免疫病等，都可能增加羟氯喹心脏损伤的风险。心肌毒性的发生时间多见于羟氯喹平均用药 10 年左右，但由于个体差异，也可见于用药后 3 个月~30 年。有报道心衰发生的羟氯喹累积剂量为 270~9125g。本例患者羟氯喹累积用量为 219g，患者较小剂量就出现心脏损害，考虑与存在基础心脏疾患相关。

米诺环素的主要不良反应是消化道反应、肾损害、皮疹和影响牙齿，未见心脏毒性的报道。综合考虑，患者发生尖端扭转型室性心动过速可能是服用羟氯喹所致。

2. 治疗经过

Q 热病原体为贝纳柯克斯体（coxiella burnetii），治疗上常选用多西环素、羟氯喹、利福平及复方新诺明等药物。与利福平、复方新诺明比较，多西环素＋羟氯喹是一种最佳的治疗方案，复发率低。在北京协和医院 Q 热心内膜炎诊治中，米诺环素、多西环素、复方新诺明治疗效果均很好，无症状时间可达 30 个月。目前建议 Q 热心内膜炎患者可能需要终身服用多西环素。

鉴于羟氯喹可能与 Q-T 间期导致尖端扭转型室性心动过速相关，故停用羟氯喹，改为米诺环素加复方新诺明治疗，血钾维持在 4.5~5.0mmol/L。之后复查心电图 Q-Tc 为 440ms，患者未再发生室性心律失常。2 年后随访患者体温正常，正常活动，复查心电图 Q-Tc 在正常范围内。

（四）治疗体会

羟氯喹引起的心肌损伤并不少见，因免疫病、Q 热心内膜炎等基础疾病本身可以累及心脏的传导系统、心脏功能，临床上一旦出现心脏损害，常更多考虑疾病本身的影响，较少考虑到药物不良反应。因此羟氯喹导致的心肌病变常被低估，如果持续用药可能导致不良后果，若能够意识到药源因素，早期停药，心脏受损是可逆的。

（五）专家点评——李大魁

药源性尖端扭转型室性心动过速目前很受关注，但是由于是跨科问题，在非心血管科室是不易发现的。本例在全面的临床评估后，聚焦在羟氯喹的估计是恰当的，停药后症状逐渐消失也是有力证据，也有相关方面文献支持，因果关系明确。本药的尖端扭转型室性心动过速的不良反应出现缓慢，增加识别难度。另外，羟氯喹的半衰期长，即使停药，预计此不良反应消退也需要一定时间，临床应有警惕。

参考文献

[1] Yogasundaram H, Putko BN, Tien J, et al. Hydroxychloroquine-induced cardiomyopathy: case report, pathophysiology, diagnosis, and treatment. Canadian Journal of Cardiology, 2014, 30 (12): 1706-1715.

[2] Newton-Cheh C, Lin AE, Baggish AL, et al. Case 11-2011: a 47-year-old man with systemic lupus erythematosus and heart failure. N Engl J Med, 2011, 364: 1450-1460.

[3] Joyce E, Fabre A, Mahon N. Hydroxychloroquine cardiotoxicity presenting as a rapidly evolving biventricular cardiomyopathy: key diagnostic features and literature review. Eur Heart J Acute Cardiovasc Care, 2013, 2 (1): 77-83.

抽丝剥茧，探寻病因

——他克莫司导致消化道多发溃疡和失明一例

杨红，北京协和医院消化内科副教授

（一）病例介绍

患者男性，59岁，因"反复腹痛7月，加重3月"入院。患者于入院7个月前出现右上腹持续性钝痛，视觉模拟评分2分。4个月前于外院诊为"胆石症"行胆囊切除术。术后1个月腹痛变为右中下腹剧烈钝痛，视觉模拟评分达10分，伴排稀水样便，2~3次/日。1个月前于外院行消化内镜提示贲门溃疡、肠吻合口溃疡，病理显示急慢性炎症，考虑为"克罗恩病可能性大"，予美沙拉秦和埃美索拉唑等治疗，腹痛无改善。2周前出现午后低热，体温最高37.8℃，无盗汗。近3个月体重下降16kg。既往史：23岁时出现右下腹痛、腹泻，外院肠镜示"回盲部病变"，行回盲部切除术，病理不详。曾反复出现口腔溃疡，胃镜示"食管多发溃疡"，经中药治疗后痊愈。39岁时患肺结核，已治愈。56岁时因大量蛋白尿经肾穿刺病理诊断为膜性肾病，予皮质激素及环磷酰胺治疗1年后改用他克莫司2mg bid，根据血药浓度调整剂量，近1年未测血药浓度，入院时服他克莫司1.5mg bid。近1年来反复出现痛性口腔溃疡，无外阴溃疡、皮疹、虹膜炎。

入院查体：血压146/76mmHg，体型消瘦，颊黏膜多发不规则溃疡，腹软，右下腹深压痛，无反跳痛，未扪及腹部包块，未见肛周病变。查血常规：WBC 11.39×10^9/L，HGB 102g/L，PLT 450×10^9/L；24小时尿蛋白定量0.55g。粪便潜血阳性，病原学检查阴性。血Alb、Cr及ALT正常。高敏C反应蛋白（hsCRP）15.05mg/L，纤维蛋白原5.58g/L，补体、免疫球蛋白3项正常。巨细胞病毒抗原及DNA阴性。抗核抗体、抗中性粒细胞胞质抗体、抗心磷脂抗体和狼疮抗凝物阴性。全血他克莫司谷浓度9.9ng/ml。针刺试验阴性。胸腹盆CT平扫示部分小肠积气、扩张伴液平。胃镜示食管下段、贲门后壁溃疡，结肠镜示吻合口环腔溃疡，病理均为急慢性炎症。查PET-CT未见恶性病变摄取。入院次日出现右膝关节肿痛，第4天突发右眼失明，急诊眼底镜检查和头颅磁共振成像未见异常。考虑系统性血管炎可能性大，患者因顾虑药物不良反应拒绝使用皮质激素。遂予葛根素注射液、甲钴胺口服及盐酸卡替洛尔滴眼液治疗。1 天后右眼有光感，1 周后右眼视力 0.01，复查眼底示黄斑周围水肿，考虑视网膜血管炎、右黄斑小血管闭塞可能性大。

（二）病例特点

该患者临床表现为反复痛性口腔溃疡、剧烈的腹痛、消化道多发溃疡、发热、关节痛和突发右眼失明，后期出现可疑的视网膜血管炎眼底改变，炎症指标升高。患者因膜性肾病使用他克莫司免疫抑制剂治疗 2 年余。

（三）治疗要点和治疗经过

1. 患者的临床症状是何所致？

患者的临床表现结合实验室检查首先考虑有系统性血管炎可能。但是由于膜性肾病，患者一直服用免疫抑制剂他克莫司，并维持较高的血药浓度，为什么还会出现血管炎疾病活动？这个疑问提醒我们要除外继发因素导致血管炎病变可能，如恶性肿瘤、感染、药物等因素。入院后经检查除外恶性肿瘤和感染可能，逐渐将目标锁定在了血药浓度偏高的他克莫司。

他克莫司属于钙调神经磷酸酶抑制剂，与细胞内特异性受体结合，抑制钙调神经磷酸的活性，干扰细胞因子转录和 T 淋巴细胞的激活而发挥免疫抑制作用，多用于移植后抗排斥治疗、自身免疫性疾病的治疗。推荐使用的剂量：对于肝移植患者，口服初始剂量 0.1～0.2mg/kg，分两次口服；对于肾移植患者，口服初始剂量 0.15～0.3mg/kg，分两次服用。他克莫司用于治疗膜性肾病的血药浓度标准多参照肾移植术后标准，即用药 1 年以上且肾病情稳定时目标浓度为 3～7ng/ml。

他克莫司常见的不良反应包括神经系统毒性、血糖异常、感染、电解质紊乱、血液系统病变、肝肾功能损害以及胃肠道反应等。他克莫司神经系统的不良反应考虑与脑后部可逆性脑病综合征、血栓性微血管病有关，推测其机制是该药可收缩血管导致血管内皮损伤、血管舒缩功能失调，进而造成机体微循环紊乱和血栓形成。因此可以导致视觉障碍，包括偏盲、幻视及皮质盲等。检索文献并未发现他克莫司导致消化道溃疡的报道。分析该患者他克莫司谷浓度过高，持续时间较长，而既往曾有回盲部病变，可能使得原有的血管病变加重，出现如剧烈腹痛、大的消化道溃疡等表现。

2. 治疗经过

鉴于患者肾病变稳定，他克莫司血药浓度较高，患者消化道溃疡以及眼部病变不除外与他克莫司相关，故将其剂量减少为1mg bid，3天后患者腹痛减轻，1周后查他克莫司血药浓度为5.3ng/ml，2周后仅有间断右下腹痛，视觉模拟评分3分，右眼可看清近距离物体，腹泻、低热、关节痛缓解，口腔溃疡好转，高敏C反应蛋白降至正常出院。院外监测他克莫司血药浓度在3～5ng/ml，腹痛逐渐缓解，口腔溃疡消失。半年后查消化内镜示食管下段、贲门溃疡、吻合口溃疡完全愈合。随访3年，患者无复发。

依据患者血管炎的临床表现与药物使用之间存在时间顺序性，血清抗中性粒细胞胞质抗体阴性，排除其他原因所致血管炎以及药物停用后相应症状改善或消失，考虑本例出现的消化道溃疡和失明是由他克莫司所致。

（四）治疗体会

临床要重视药物与病情的相关性，警惕药物不良反应。在无法获取特异性的诊断证据时，可以在严密监测下减少剂量或者停用，可能有助于明确药物的不良反应。

（五）专家点评——李大魁

他克莫司国外上市后监测曾发现"失明"的不良反应，并写入国外说明书中，国内尚未见报告。本例他克莫司谷浓度过高，持续时间较长，可能使得原有的血管病变加重，造成靶器官缺血甚至坏死及右黄斑小血管栓塞等表现，可作为"失明"的药理学解释。本例血管炎的临床表现与药物使用之间存在时间相关性，且药物停用后相应症状改善或消失，同时血清抗中性粒细胞胞质抗体阴性，排除其他原因所致血管炎。表明本例因果关系明确，应是国内首例报告。

参考文献

[1] Matsumura K, Nakase H, Chiba T. Efficacy of oral tacrolimus on intestinal Behcet's disease. Inflamm Bowel Dis, 2010, 16（2）：188-189.

[2] Bartynski WS. Posterior reversible encephalopathy syndrome, part 2：controversies surrounding pathophysiology of vasogenic edema. Am J Neuroradiol, 2008, 29（6）：1043-1049.

[3] Gaston RS. Maintenance immunosuppression in the renal transplant recipient：an overview. Am J Kidney Dis, 2001, 38（6 Suppl 6）：S25-S35.

[4] Martinovic RM, Kaliterna D, Radic J. Drug-induced vasculitis: a clinical and pathological review. Neth J Med, 2012, 70 (1): 12-17.
[5] Batioglu F, Taner P, Aydintug OT, et al. Recurrent optic disc and retinal vasculitis in a patient with drug-induced urticarial vasculitis. Cutan Ocul Toxicol, 2006, 25 (4): 281-285.

缜密思索、找寻原因

——他克莫司引起严重谵妄一例

胡蓉蓉，北京协和医院内科住院医师
庄俊玲，北京协和医院血液内科副教授

（一）病例介绍

患者男性，41岁，诊断急性粒细胞白血病（AML-M2）5月余，4个疗程化疗后达到完全缓解（CR），白血病评价为中危。有同胞9/10 HLA相合胞弟，准备行异基因造血干细胞移植，于2012年2月入院。既往史：2004年因发热、皮下结节、反复口腔溃疡及肛门部位溃疡、下肢静脉血栓形成诊断为白塞综合征。不规律服用泼尼松、环磷酰胺以及抗凝药物，2009年加用沙利度胺，2011年7月改用小剂量泼尼松和雷公藤多苷后白塞综合征控制稳定。

入院后完成移植前准备，供者共采集单个核细胞 $18.45 \times 10^8/kg$，$CD34^+$细胞 $1.5 \times 10^6/kg$，$CD3^+$细胞 $13.42 \times 10^7/kg$，全部回输。回输前1天起予他克莫司注射液3.0mg，24小时静脉泵入预防移植物抗宿主病，根据血药浓度调整剂量，抗排斥治疗目标血药浓度为10~15ng/ml，检测血药浓度波动在13.4~20.3ng/ml。病程中曾有一过性血压、血糖升高，肾功能基本正常。第19天血常规：WBC $2.29 \times 10^9/L$，HGB 86g/L，PLT $45 \times 10^9/L$，考虑白细胞植入，20天出移植仓，并继续他克莫司静脉泵入，浓度在15ng/ml左右。第26天晨起出现精神异常，表现为烦躁、色觉改变、对答不切题、计算力及定向力下降、治疗不配合，伴发热，查体血压不高，全身未见新发皮疹，皮肤巩膜无黄染，颈软，生命体征平稳，中枢神经系统病理征（-）。查动脉血气分析氧合和乳酸正常；血常规：WBC $5.07 \times 10^9/L$，HGB 75g/L，PLT $12 \times 10^9/L$；血涂片：未见破碎红细胞；胆红素、电解质正常，Glu 9.9mmol/L，Cr 51μmol/L；血氨 43.0μmol/L；血培养×3次均阴性；他克莫司浓度：17.1ng/ml。行腰穿，脑脊液清亮，压力190mmHg，WBC 0，蛋白0.56g/L，氯离子113mmol/L，Glu 4.8mmol/L，墨汁负染色、抗酸染色、细菌涂片及培养、真菌涂片均（-），弓形虫、风疹病毒、巨细胞病毒、单纯疱疹Ⅰ/Ⅱ型IgM、IgG（-）；血人类疱疹病毒6型（HHV-6）DNA为0。头CT平扫和头颅磁共振成像：所见脑实质内未见明确异常信号，脑室对称无扩大，脑沟裂池未见明显异常；脑干及小脑形态结构如常。

（二）病例特点

本例患者原发病为恶性血液肿瘤合并白塞综合征；行异基因造血干细胞移植。供者细胞植入顺利。抗排斥治疗药应用4周左右，他克莫司血药浓度偏高。患者出现发热和谵妄等精神异常。

（三）治疗要点和治疗经过

1. 患者精神异常的原因

异基因造血干细胞移植患者用药复杂，包括大剂量放化疗清空骨髓、预防感染药物以及抗排斥治疗药物等。在植入早期出现发热、谵妄等表现，加之既往白塞综合征病史，发热、谵妄的原因需从如下方面考虑：①感染性因素：患者长期接受化疗和免疫抑制剂治疗，出现精神异常伴发热需除外中枢神经系统感染，但查体无中枢神经系统定位体征，脑脊液生化、常规无明显异常，细菌、真菌、病毒等病原学（-），头颅CT及磁共振成像未见异常征象，基本上可除外中枢感染可能。在造血干细胞及实体器官移植受者中，HHV-6尤其是HHV-6B是常见的引起边缘性脑炎等中枢神经系统感染的病毒，主要临床表现为谵妄。本例患者血HHV-6 DNA为阴性，基本除外了该感染可能。②结构性因素：患者无颈抵抗、恶心、呕吐等颅内压增高表现，没有中枢神经系统定位体征，头颅CT未见颅内高密度影，头颅磁共振成像未见异常信号，除外脑出血、脑梗死等脑血管疾病引起的结构性病变。③代谢性因素：患者电解质、血糖、血气等均未发现异常，不支持。④药物因素：他克莫司和环孢素都是钙调神经蛋白抑制剂，两者分别与他克莫司结合蛋白和亲环素结合，通过抑制钙调神经蛋白影响T细胞活性，目前广泛用于预防实体器官及造血干细胞移植后移植物抗宿主病。其不良反应较多，其中最常见的为肾毒性，血糖、血脂代谢紊乱，高血压，高钾血症及神经毒性。钙调神经蛋白抑制剂相关中枢神经系统并发症的临床表现多种多样，包括癫痫、神志改变、不自主运动或视觉障碍等。据文献报道，造血干细胞移植儿童患者使用钙调神经蛋白抑制剂早期发生中枢神经系统并发症的中位时间为31天（0~155天），发生率为13.4%（27/202）。本例患者出现神经系统症状，除外其他中枢神经系统疾病后结合使用钙调神经蛋白抑制剂的情况，可考虑为药物的中枢神经系统不良反应。

2. 他克莫司引起精神症状的机制

（1）颅内血管内溶血：钙调神经蛋白抑制剂可以引起以溶血尿毒症综合征/血栓性血小板减少性紫癜等为表现的血栓性微血管病，在肾移植后免疫抑制治疗中有多例报道。血管内溶血可出现在颅内，导致精神神志障碍，但多合并肝肾功能异常、胆红素升高等表现。本例患者发病后检测胆红素不高，血红蛋白较前无明显下降，血涂片未见破碎红细胞，肾功能无明显变化，临床表现不是典型溶血尿毒症综合征/血栓性血小板减少性紫癜。

（2）基因多态性：他克莫司和环孢素都是细胞色素 P450（CYP）3A5 和 P-糖蛋白（P-gp）的底物。CYP3A5 和 P-gp 表达于肝、小肠、大脑及血脑屏障。CYP3A5 的第 3 内含子中有决定 P-gp 活性的单核苷酸，G 等位基因时 P-gp 失活，而 A 等位基因时 P-gp 具有活性。P-gp 为 ATP 依赖的外流泵，具有活性时机体对他克莫司的代谢较快，引起神经毒性的可能性小。对本患者进行 CYP3A5 基因型检测，结果为 *1/*3，AG 型（突变型，杂合子），为他克莫司快代谢性，所以本患者基本除外了 CYP3A5 基因缺陷引起的神经毒性。

（3）并发症的影响：1994 年文献曾报道 2 例白塞综合征患者使用他克莫司后出现神经毒性，可能机制是白塞综合征患者血脑屏障的通透性较正常人高，脑脊液中他克莫司浓度升高所致。

综合本例患者情况及文献结果发现，白塞综合征患者使用钙调神经蛋白抑制剂出现中枢神经系统毒性的风险增加，血药浓度在治疗窗范围内即可出现中枢神经毒性，故有白塞综合征病史的患者应慎用钙调神经蛋白抑制剂作为抗排斥治疗药物，可使用西罗莫司等药物代替。

3. 治疗经过

钙调神经蛋白抑制剂是造血干细胞移植中最常用的抗排斥治疗药物，在移植早期对抑制受者免疫功能、保证造血干细胞植入至关重要。移植后一般需要应用 6 个月左右，如果过早停用可能导致移植物排斥、植入失败或出现严重的移植物抗宿主病，甚至危及生命。但患者目前神经系统症状考虑与他克莫司有关。那么如何在移植早期调整抗排斥治疗药物的应用？

首先评估患者的白血病情况：检测血人类短串联重复序列复合扩增为完全供者型；复查骨穿提示白血病完全缓解，病情稳定。第二步暂时停用他克莫司，监测血药浓度降至 2.2ng/ml，患者神志逐渐转清。考虑到植入早期抗排斥治疗药物的重要性，换用他克莫司胶囊 1.0mg po q12h，血药浓度达到 7.5ng/ml，患者再次出现神志异常。于是将他克莫司改为同类药物环孢素

125mg po bid，结果再次出现无法对答交流、大声呼叫、言语混乱、床上约束、不配合检查治疗等谵妄症状，停用环孢素后神志逐渐转清。考虑到钙调神经蛋白抑制剂类抗排斥治疗药物均出现类似表现，改用西罗莫司口服预防移植物抗宿主病，维持血药浓度在 3～12ng/ml 之间，患者未再出现神经精神症状。无严重移植物抗宿主病发生，西罗莫司应用半年左右停用。随访观察近 4 年白血病一直稳定，血象基本正常，骨髓嵌合度一直为完全供者型。

（四）治疗体会

白血病患者进行异基因造血干细胞移植后，出现严重谵妄，经过缜密的思考与检查，考虑可能为钙调神经蛋白抑制剂类药物所致，及时调整了免疫抑制剂的治疗方案。虽然过程颇有波折，但是最终使得患者能够顺利度过移植早期阶段，保证了移植的成功。钙调神经蛋白抑制剂类的神经系统不良反应并不常见，临床需警惕。

（五）专家点评——李大魁

钙调神经蛋白抑制剂类药物不良反应复杂，临床上混杂因素多，迟发型反应往往判断尤其困难。本例排除各项疾病因素后，怀疑药物引起，停药或减量后，症状减轻或消退，结合血药浓度监测可以初步判断由钙调神经蛋白抑制剂引起。经再次用药后（相当于激发试验，rechallenge test）症状重复出现，显示因果关系非常明确。通常中枢神经系统不良反应多与剂量和血药浓度有关，所以应用此类抗排斥治疗药时应密切关注血药浓度。

参考文献

[1] Zerr DM, Fann JR, Breiger D, et al. HHV-6 reactivation and its effect on delirium and cognitive functioning in hematopoietic cell transplantation recipients. Blood, 2011, 117 (19)：5243-5249.

[2] Oyen O, Strøm EH, Midtvedt K, et al. Calcineurin inhibitor-free immunosuppression in renal allograft recipients with thrombotic microangiopathy/hemolytic uremic syndrome. Am J Transplant, 2006, 6 (2)：412-418.

[3] Koh KN, Park M, Kim BE, et al. Early central nervous system complications after allogeneic hematopoietic stem cell transplantation in children. Korean J Hematol, 2010, 45 (3)：164-170.

[4] Hauser IA, Schaeffeler E, Gauer S, et al. ABCB1 genotype of the donor but not of the recipient is a major risk factor for cyclosporine-related nephrotoxicity after renal transplantation. J Am SocNephrol, 2005, 16 (5)：1501-1511.

[5] Guy-Viterbo V, Baudet H, Elens L, et al. Influence of donor-recipient CYP3A4/5 genotypes, age and fluconazole on tacrolimus pharmacokinetics in pediatric liver transplantation: a population approach. Pharmacogenomics, 2014, 15 (9): 1207-1221.

[6] Igarashi T, Ishigatsubo Y, Ohno S, et al. Central nervous system toxicity related to FK506 in patients with Behcet's disease. Ann Rheum Dis, 1994, 53 (5): 350-351.

非选择性药物的致命伤

——普萘洛尔导致慢性肾衰竭患者高钾血症一例

陈闽江，北京协和医院呼吸内科主治医师
叶文玲，北京协和医院肾内科副教授、副主任医师

（一）病例介绍

患者女性，29岁，因恶心、呕吐，发现血肌酐升高半月入院。患者半个月前出现恶心、呕吐，外院就诊检查发现贫血和血肌酐升高。为进一步诊治入院。发病后食欲差，体重减轻5kg。既往史：2年前确诊为甲状腺功能亢进症，服用甲巯咪唑10mg tid。

入院查体：血压127/85mmHg，心率120次/分，甲状腺Ⅱ度肿大，未触及震颤，心界向左扩大，未闻及病理性杂音，肺部及腹部查体未见异常，双下肢无水肿。实验室检查：血常规：WBC 7.3×10^9/L，HGB 72g/L，PLT 113×10^9/L；24小时尿蛋白2.48g；血钾4.64mmol/L，Na^+ 139.5mmol/L，Cr 335mol/L（计算肌酐清除率21ml/min），BUN 20.45mmol/L，CO_2结合力23.3mmol/L，Alb 36g/L；抗核抗体、抗双链DNA、抗可溶性抗原抗体、抗中性粒细胞胞质抗体均为阴性；游离三碘甲腺原氨酸16.85pmol/L↑，游离甲状腺素63.60pmol/L↑，促甲状腺激素0.008mU/L↓，抗甲状腺受体抗体、抗甲状腺球蛋白和抗甲状腺过氧化物酶抗体均阴性。肾B超示双肾缩小，甲状腺B超示双侧甲状腺增大，回声明显不均，血流丰富。考虑慢性肾功能不全、肾性贫血、甲状腺功能亢进。给予低蛋白饮食、α-酮酸、促红细胞生成素和铁剂纠正贫血等非透析治疗，同时将甲巯咪唑改为10mg bid。入院后第6天，患者主诉心悸，心率130次/分，心电图显示窦性心动过速，加用口服普萘洛尔10mg tid。患者心悸症状好转，心率逐渐降至80~90次/分，3天后复查电解质：血钾5.27mmol/L，Na^+ 137mmol/L。给予低钾饮食，血钾未下降。入院后第14天（使用普萘洛尔治疗第9天），复查血钾高达6.41mmol/L，但观察患者尿量未减少，血肌酐检查较前无明显改变。经静脉注射高渗葡萄糖、胰岛

素、呋塞米治疗后，血钾波动于 5.05~6.1mmol/L 之间，查尿钾为 39mmol/24h（属正常范围内）。

（二）病例特点

女性患者，因慢性肾衰竭入院行非透析治疗，由于窦性心动过速使用普萘洛尔治疗，之后出现血钾的升高。

（三）治疗要点和治疗经过

1. 发生高钾血症的原因

发生高钾血症的原因主要有：①摄入过多：单纯摄入或误服含钾多的食物、药物或输入过多的库存血。②排泄减少：临床上常见原因是使用保钾利尿药、血管紧张素转化酶抑制药、非甾体抗炎药和环孢素等。肾功能不全少尿和无尿的病人，肾上腺皮质功能不全有醛固酮缺乏者、选择性低肾素低醛固酮血症和醛固酮不敏感综合征。③钾从细胞内移至细胞外：大面积组织损伤和坏死、血管内大量溶血、急性肿瘤溶解综合征、药物（如精氨酸与细胞内钾交换，使钾移至细胞外，琥珀酰胆碱也有使细胞内钾移至细胞外作用）、家族性高钾性周期性瘫痪、酸中毒等。

本例患者本身有肾衰竭，但入院时血钾在正常范围，近期肾功能并无明显进一步恶化，尿量也无明显减少；并未摄入高钾的食物、药物，也未服用保钾药物，无肾上腺疾病和溶血、组织损伤、酸中毒的临床表现。出现高钾血症似乎是在加用普萘洛尔后出现，是否与该药相关？

普萘洛尔为非选择性β受体阻滞剂，文献报道可引起血钾升高。在肾功能正常时，因肾排钾的代偿作用，较少引起致命性的高钾血症，但当患者存在肾功能不全时，发生高钾血症的可能性增高，甚至可发生致命的高钾血症。β受体阻滞剂引起高血钾的机制可能为：①影响细胞膜 Na^+-K^+-ATP 酶的功能。在正常情况下激动剂与 $β_2$ 受体结合后刺激环腺苷酸的合成，后者在维持细胞膜 Na^+-K^+-ATP 酶的活性和功能中起着重要的作用，$β_2$ 受体阻断后 Na^+-K^+-ATP 酶的活性降低，细胞摄取钾减少。②抑制儿茶酚胺刺激引起的肾素释放，从而减少醛固酮的合成，使肾排钾减少。在肾衰竭时，第一种机制起着主导性的作用。Nowicki 等人研究发现，血液透析患者应用非选择性β受体阻滞剂后，血钾浓度升高，血浆葡萄糖和胰岛素的水平下降，而血醛固酮水平未发生明显改变，提示细胞内外血钾的转运异常是高钾血症主要的机制。

本例患者存在慢性肾衰竭，加用非选择性β受体阻滞剂普萘洛尔，有可能增加了该药导致高钾血症的危险。本例患者监测 24 小时尿钾于正常范围,限制血钾摄入后并未使血钾降低,提示钾离子由细胞内向细胞外的异常转移可能是高钾血症的原因。

2. 治疗经过

由于患者的高钾血症考虑与用普萘洛尔有关,入院第 17 天将普萘洛尔减量为 5mg bid。减量后血钾恢复正常水平,但心率增快至 100~110 次/分。入院第 22 天再次将普萘洛尔加至 10mg tid;2 天后复查血钾,再次升高至 6.04mmol/L。

美托洛尔为选择性 β 受体阻滞剂,与非选择性 β 受体阻滞剂相比,在慢性肾衰竭患者中无明显升高血钾的副作用。故普萘洛尔改为美托洛尔 12.5mg bid。改变治疗后,患者心率 90 次/分,血钾波动于 3.91~4.03mmol/L,住院期间未再出现血钾升高,复查尿钾为 40.6mmol/24h。住院期间肾功能稳定,血 Cr 波动在 332~389mol/L,每日尿量 2000ml 左右。

患者为慢性肾衰竭,由于窦性心动过速加用普萘洛尔,之后出现高钾血症,减量后血钾恢复正常;再次加量,血钾再次升高;改用美托洛尔后血钾恢复正常。因此,可以确定患者的高钾血症与用普萘洛尔有关。

(四)治疗体会

由于非选择性 β 受体阻滞剂可能会导致细胞内外钾离子转移,在肾功能正常时使用,因肾排钾的代偿作用,引起致命性的高钾血症极为少见,但当患者存在肾功能不全,发生高钾血症的可能性增高。提示肾衰竭患者如需使用 β 受体阻滞剂,应严密监测血钾水平,纠正可能加重高钾血症的因素,尽量避免使用非选择性 β 受体阻滞剂。

(五)专家点评——李大魁

本例经激发试验证明普萘洛尔引起高血钾的因果关系明确。普萘洛尔的此不良反应在现有文献少有记载,应注意此后是否有类似报告。如有足够例数的报告重复确认,此不良反应有可能写入说明书中。

参考文献

[1] Perazella MA. Drug-induced hyperkalemia: old culprits and new offenders. Am J Med, 2000, 109 (4): 307-314.
[2] Hamad A, Salameh M, Zihlif M, et al. Life-threatening hyperkalemia after intravenous labe-

tolol injection for hypertensive emergency in a hemodialysis patient. Am J Nephrol, 2001, 21 (3): 241-244.

[3] Nowicki M, Miszczak Kuban J. Nonselective Beta-adrenergic blockade augments fasting hyperkalemia in hemodialysis patients. Nephron, 2002, 91 (2): 222-227.

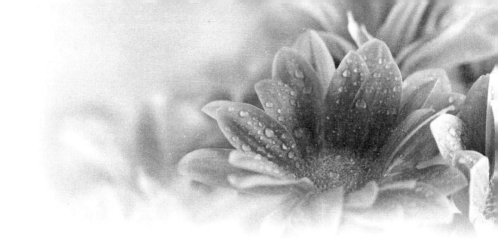

五、药物相互作用

一波三折的血压
——血液透析患者调整血压治疗方案一例

陈罡，北京协和医院肾内科主治医师

（一）病例介绍

患者女性，56岁，因"慢性肾衰竭17年，间断发热、胸腔积液，血压升高1月"于2012年8月收入院。1996年12月患者因"慢性肾衰竭"行肾移植术，术后使用泼尼松+他克莫司+吗替麦考酚酯抗排斥反应，泼尼松规律减量。2006年起尿量逐渐减少，双下肢出现水肿并渐加重，血清肌酐（SCr）逐步上升，未规律监测血压。至2011年8月，尿量＜100ml/d，双下肢水肿明显，血压波动于160～175/85～100mmHg，SCr 1182μmol/L。诊断"慢性肾衰竭，肾移植术后，移植肾失功能，肾性高血压"。在规律血液透析及药物对症同时将抗排斥反应药物逐步减至他克莫司0.5mg bid；加用硝苯地平控释片30mg qd、美托洛尔片25mg bid。其间每周透析3次，每次4小时，水肿消退，血压控制于125～140/70～80mmHg。2012年7月无明显诱因出现发热，午后为著，体温高峰38.3℃，偶有胸闷，同时血压升高（150～170/90～100mmHg）。既往史：IgA肾病29年。

入院查体：心率98次/分，血压170/90mmHg；心、腹（-）；右下胸壁叩诊浊音，右下肺呼吸音弱，触觉语颤减弱；双下肢无明显水肿。实验室检查：血常规：WBC 5.74×10^9/L，NEUT% 79%，HGB 92g/L；白蛋白（Alb）34g/L；血沉2mm/1h，高敏C反应蛋白36.72mg/L；结核感染T淋巴细胞斑点试验抗原A 0斑点形成细胞/10^6外周血单个核细胞，抗原B 32斑点形成细胞/10^6外周血单个核细胞。胸片：右侧胸腔积液。

（二）病例特点

患者中年女性，慢性病程；移植肾慢性肾衰竭后进入维持性血液透析治疗。既往使用硝苯地平和美托洛尔控制血压较为满意，近期血压升高（150～

170/90~100mmHg），同时出现发热和胸水。

（三）治疗要点和治疗经过

1. 第一阶段治疗：如何调整治疗方案，良好地控制血压

高血压是维持性血液透析治疗患者的常见并发症之一，其发生率在维持性血液透析治疗患者中高达86%，而发生高血压的机制也可以有所不同，因此需要进行详细的评估并制订治疗方案。临床上维持性血液透析治疗患者的高血压主要有三种类型：容量依赖型、肾素依赖型和交感神经兴奋型。其中容量依赖型最常见，充分透析并保持理想干体重，85%~90%的维持性血液透析治疗患者无须服用降压药就能控制血压。临床使用的"干体重"定义均和血压相关，维持性血液透析治疗患者出现高血压时，评估干体重是必不可少的。本例在血压升高同时出现较多胸腔积液，提示干体重未达标。为控制血压，应首先尝试下调干体重。治疗方向是实现干体重达标。

治疗：入院后予低钠膳食，控制透析间期体重增长，适度增加超滤量，并置管引流胸水1500ml，最终下调干体重2.0kg。未调整降压药物，一周后患者透析前血压恢复至130~140/75~85mmHg。

2. 第二阶段治疗：发热和胸水的原因及治疗

患者此次入院另外一个主要表现是发热和胸水。抽取胸水送检后显示：细胞总数1240×10^6/L，白细胞820×10^6/L，单核99%，黎氏试验（+）；葡萄糖5.2mmol/L，乳酸脱氢酶158U/L，总蛋白53g/L，白蛋白28g/L，腺苷脱氨27U/L，氯化物102mmol/L；细菌培养、真菌培养、抗酸染色、瘤细胞均（-）。维持性血液透析治疗患者人群的结核感染率虽然是普通人群的6~25倍，但临床症状表现通常不典型，部分仅表现为食欲缺乏、乏力、消瘦和贫血，易被误认为是透析不充分；精制结核菌素纯化蛋白衍生物（PPD）试验、血清结核抗体、结核感染T淋巴细胞斑点试验等检查，也因患者免疫功能低下而易出现假阴性。本例患者虽然病原学检查无阳性发现，但临床表现高度怀疑结核性胸膜炎，及时给予经验性抗结核治疗实属必要。考虑结核不除外，8月10日加用异烟肼300mg qd，利福平450mg qd，乙胺丁醇375mg qd，8月27日体温正常。但抗结核治疗一周后即8月17日起血压再度升高，人体成分分析仪（body composition monitor，BCM）提示干体重达标，其间多次调整降压药，包括将原有降压药物硝苯地平控释片增加服用次数，加用氯沙坦以及卡托普利，均无法控制血压（图5）。

分析：此次血压升高在抗结核治疗后出现，联合多种降压药物后仍控制不

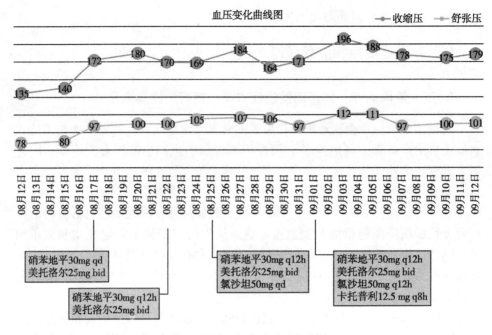

图 5　患者入院期间血压变化图

佳,需怀疑药物相互作用影响抗高血压药物代谢所致。药物代谢涉及Ⅰ相和Ⅱ相反应,Ⅰ相反应引入或脱去—OH、—SH、—NH_2等功能基团,使药物在体内的生物利用度下降。CYP 酶是参与Ⅰ相反应的重要酶类,而利福平是 CYP 酶的强诱导剂,在体内诱导 CYP3A4、CYP2C9、CYP2C19 和 CYP2D6 等酶类,其中对 CYP3A4 的诱导能力超过 50 倍。分析患者该时期的降压药:氯沙坦是 CYP2C9 和 CYP3A4 的底物,美托洛尔是 CYP2D6 的底物,卡托普利是 S- 甲基转移酶的底物。加用利福平后,推测它们的生物利用度均会下降。因此,此次治疗调整的方向是选择不经 CYP 酶代谢或影响较小的降压药,将氯沙坦更换为替米沙坦(替米沙坦不经细胞色素 P450 代谢,通过母体化合物与葡糖苷酸结合代谢),停用美托洛尔而换用哌唑嗪(主要通过去甲基化和共价键结合形式在肝内代谢)。

治疗:9 月 12 日将降压药物更换为"氨氯地平 5mg bid + 替米沙坦 80mg qd + 哌唑嗪 1mg tid"后血压逐步正常(图 6)。

3. 第三阶段:血压再次波动,如何处理

9 月 24 日患者急性发热至 38℃,伴右下腹疼痛。查体:血压 175/98mmHg,移植肾区触痛。急查血沉 82mm/h;他克莫司浓度 0.5ng/ml;移植肾超声:移植肾弥漫性病变,动脉主干中重度狭窄可能性大。考虑移植肾急性

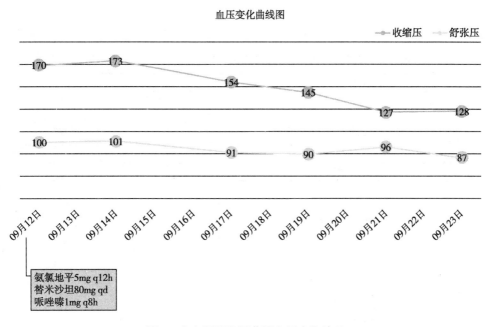

图6　患者调整降压药后血压变化情况

排斥可能，泌尿外科会诊后排除急诊手术指征。

分析：患者临床表现及检查高度提示移植肾排斥反应，属于急性炎症过程，在肾脏表现为毛细血管受损，间质水肿、出血，免疫细胞浸润、血管内皮肿胀、管腔狭窄，肾血管阻力增加，肾素-血管紧张素-醛固酮系统激活，临床表现为发热、肾区疼痛和血压升高。无论从移植肾急性排斥的治疗出发，还是从控制高血压的源头考虑，根本都在于抑制炎症反应，因此，需在第一时间加用泼尼松。大多数的移植肾急性排斥过程在术后6个月内发生，6个月后发生的急性排斥多是由于免疫抑制治疗的不耐受或免疫抑制剂的突然减量所致。检测发现该患者他克莫司浓度明显不足，考虑为急性排斥的原因。患者服用他克莫司0.5mg bid 已经1年而此期间并未发生排斥反应。是何种原因导致患者发生血药浓度不足而引发急性排斥呢？他克莫司也是CYP3A4代谢的底物，利福平作为CYP酶的强诱导剂，同样可使其血药浓度骤降。有文献报道利福平作用甚至超越两种酶抑制剂的联合。鉴于继续应用利福平对治疗所可能带来的不确定性，应考虑停用利福平。

治疗：9月24日加用泼尼松60mg qd，他克莫司增量至1mg bid，停用利福平，换用左氧氟沙星500mg qd。10月初体温恢复，移植肾区疼痛消失。其间降压药物调整仅将哌唑嗪1mg tid 换为特拉唑嗪2mg qn，血压逐步降至正常（图7）。患者病情稳定，10月24日出院继续门诊规律血透。

五、药物相互作用

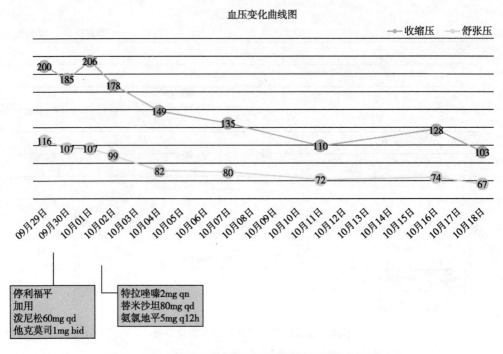

图7 发生急性移植肾排斥反应后药物调整和血压变化

（四）治疗体会

总结该患者三次血压波动的治疗体会：①要充分注意个体差异。即便是同一个患者，在病程不同阶段高血压原因也可能不同。我们既尊重临床指南这一普遍性的原理，同时也要观察与研究个体患者的特殊性。②高血压的治疗并非一味使用降压药，要强调多种手段综合诊治。有时更要善于做"减法"而不是"加法"。③慢性肾脏疾病患者常同时使用多种药物，且并发症较多。当病情变化时一定要注意鉴别此种变化是原发病所致，还是与医源性因素有关。在理解药理机制的基础上充分注意药物相互作用，并给予针对性的处理有时可以起到"四两拨千斤"的戏剧性效果。北京协和医院内科老主任张孝骞教授曾教导大家"要把每一个病例变成一个研究课题"。他还指出："诊断是一个动态变化的过程，应当随着病情演变而不断加以修正……即令诊断无误，每一个病例也都有与共同规律不同的特点（特殊性），值得重视与体会"。本例曲折的诊治经过，遵从并实现了前辈医家的教诲。

（五）专家点评——朱文玲

一例慢性肾衰竭、肾移植术后、移植肾失功能、肾性高血压患者，规律血液透析及抗排斥反应治疗；硝苯地平控释片和美托洛尔降压治疗血压控制满意。患者因高度怀疑结核性胸膜炎，给予利福平等三联抗结核药物治疗后，血压升高，加用氯沙坦也无效。经分析药物相互作用，利福平是一种较强的 CYP 酶诱导剂，与通过该酶代谢的药物氯沙坦和美托洛尔合用，会增加氯沙坦和美托洛尔的代谢，降低其血药浓度，使降压作用减弱。该患者又出现急性排斥反应，增加抗排斥反应药剂量后，血压又再度升高，原来抗排斥反应药他克莫司也通过 CYP 酶代谢，同样，与利福平合用降低了他克莫司的血药浓度，使抗排斥反应失效。找到血压升高和急性排斥的原因，改用不经过 CYP 酶代谢的降压药替米沙坦和哌唑嗪后血压满意控制；停用利福平后急性排斥控制。因此，仔细询问和调查患者用药史，学习药物相互作用的影响机制，就能在临床上正确选用有效药物，避免药物相互作用影响疗效和出现不良反应。

参考文献

[1] Agarwal R, Nissenson A, Daniel Batlle D, et al. Prevalence, treatment, and control of hypertension in chronic hemodialysis patients in the United States. Am J Med, 2003, 115 (4): 291-297.

[2] Laurent G. How to keep the dialysis patients normotensive? What is the secret of Tassin? Nephrol Dial Transplant, 1997, 12 (6): 1104-1104.

[3] Segall L, Covic A. Diagnosis of tuberculosis in dialysis patients: current strategy. Clin J Am SocNephrol, 2010, 5 (6): 1114-1122.

[4] 华梓婷, 郭养浩, 孟春, 等. 细胞色素 P450 的基因多态性与药物代谢. 中国新药杂志, 2007, 16 (7): 510-515.

[5] Niemi M, Backman JT, Fromm MF, et al. Pharmacokinetic interactions with rifampicin: clinical relevance. Clin Pharmacokinet, 2003, 42 (9): 819-850.

[6] Wilkinson GR. Drug metabolism and variability among patients in drug response. N Engl J Med, 2005, 352 (21): 2211-2221.

[7] Roberts DM, Jiang SH, Chadban SJ. The treatment of acute antibody-mediated rejection in kidney transplant recipients- a systematic review. Transplantation, 2012, 94 (8): 775-783.

[8] Bhaloo S, Prasad GV. Severe reduction in tacrolimus levels with rifampin despite multiple cytochrome P450 inhibitors: a case report. Transplant Proc, 2003, 35 (7): 2449-2451.

按图索骥

——异烟肼导致腹泻、皮肤损害一例

王强，北京协和医院消化内科主治医师

（一）病例介绍

患者男性，29岁。因"乏力、口腔溃疡1年，皮肤溃疡3月，腹泻1月"入院。1年前起出现乏力，伴口腔多发溃疡，轻度咳嗽、咳痰，于当地医院行胸片诊断"肺结核"，予异烟肼0.3g qd、利福平0.45g qd、吡嗪酰胺0.75g qd、乙胺丁醇0.75g qd四联抗结核治疗10个月。口腔溃疡无好转，3个月前起出现皮肤多发溃疡，无明显疼痛及瘙痒，范围逐渐扩大，伴四肢肢端麻木感。1个月前饮酒后出现腹泻，排黄色糊样便4~5次/日，伴阵发性腹部绞痛，无发热。经抗感染、止泻及肠道益生菌治疗后无好转。既往史无特殊。个人史：饮白酒约250g/d（折合酒精约100g/d）×3年，饮酒后常不进食。吸烟1包/天×10年。

入院查体：生命体征平稳。前臂、双手、腋窝、会阴部大片皮肤溃疡，部分结痂（见文末彩图11、12），口腔黏膜多发溃疡。心、肺查体无异常。腹平软，全腹轻度压痛，无反跳痛、肌紧张。肝脾肋下未触及，腹部未触及异常包块，移动性浊音（-），肠鸣音正常。四肢肌肉萎缩，肌力及肌张力正常，右侧上肢针刺觉下降、右踝10cm以下针刺觉下降。肛诊无殊。入院后完善检查：血常规：WBC 13.83×10^9/L，NEUT% 78.1%，HGB 96g/L，PLT 521×10^9/L。尿常规（-），大便OB（+）。肝肾全：Alb 27g/L，余无殊。血沉89mm/1h，高敏C反应蛋白8.75mg/L。PPD试验（++），血结核感染T细胞斑点试验（TB-spot）：混合淋巴细胞培养+干扰素（B）：32斑点形成细胞/10^6外周血单个核细胞，混合淋巴细胞培养+干扰素（A）：0斑点形成细胞/10^6外周血单个核细胞。抗核抗体19项、抗可溶性抗原抗体、炎性肠病抗体四项均（-）。胸部CT：左肺上叶多发斑片、结节及条影，符合肺结核改变。肌电图：上、下肢周围神经源性损害（感觉纤维）。胃镜未见明显异常，结肠镜示：结肠黏膜节段性充血、水肿、糜烂，多发浅溃疡形成，部分覆白苔。活检病理：炎性渗出物、肉芽组织及结肠黏膜显急性及慢性炎；抗酸染色（-）。

（二）病例特点

青年男性，慢性病程。有长期饮酒史，抗结核治疗过程中出现皮肤溃疡及腹泻，辅助检查提示周围神经损伤及结肠多发溃疡，炎性指标明显升高。

（三）治疗要点和治疗经过

1. 患者出现皮肤溃疡和腹泻的原因？

患者存在多系统受累：皮肤、口腔溃疡，结肠溃疡，肺内结节，周围神经受累和炎性指标升高，曾一度考虑为自身免疫性疾病（如血管炎），在外院短期使用较大剂量糖皮质激素（甲泼尼龙 80mg/d×7d），临床症状无改善。因患者肺部情况比较符合肺结核的特征，入院后也考虑是否可用结核感染解释患者病程全貌，但患者的皮肤溃疡和腹泻症状均系在抗结核治疗过程中逐渐出现并进展的，且皮肤病变难以用结核解释。该患者临床比较突出的表现是他的皮疹，因此请皮肤科医师会诊。有经验的皮肤科医生在"望诊"的第一眼就考虑到了一个疾病的可能——烟酸缺乏症。

烟酸又称维生素 B_3，可转变为具有生物活性的烟酰胺，后者是合成烟酰胺腺嘌呤二核苷酸和烟酰胺腺嘌呤二核苷酸磷酸的重要物质，这两种辅酶在氧化还原反应中起递氢的作用，在体内的能量代谢反应中起重要作用。人体能将动物性食物蛋白质中的色氨酸转变为烟酸，60mg 色氨酸经转化后可产生相当于 1mg 的烟酸，肠道内细菌也能合成烟酸。烟酸缺乏会导致这些重要辅酶的缺乏，从而抑制细胞损伤修复，主要累及代谢较快的皮肤、胃肠道黏膜等，所引发的临床综合征又称陪拉格、糙皮病（pellagra）。在非洲等经济欠发达地区较多见，发达国家则比较少见。引起本病的原因有：饮食中缺乏烟酸，吸收不良，慢性酒精中毒时肝对其利用不充分，感染等疾病时需要量增加。本病曾流行于吃玉米而又不加辅食的人群，因玉米内烟酸呈结合形式不能被利用，色氨酸含量又低。类癌综合征患者能使大量色氨酸转向合成 5-羟色胺，致使烟酸合成减少而发生糙皮病。体内色氨酸转变为烟酸时需要吡哆醇（维生素 B_6），当维生素 B_6 严重缺乏或服用维生素 B_6 拮抗剂异烟肼，这种转变就受到阻碍。氟尿嘧啶能抑制一种色氨酸-烟酸代谢酶的转变，这些都可以造成烟酸缺乏。

典型的烟酸缺乏症可表现为"3D"症状，即皮炎（dermatitis）、腹泻（diarrhea）、痴呆（dementia），三者同时存在较少，常见皮肤和胃肠道症状，也有仅见精神障碍而无皮疹者，被称无皮疹糙皮病。其中皮肤损害是烟酸缺乏症较早出现且较为特异的表现，皮损多位于暴露部位，亦可发生于易受摩擦部位，常对称分布。早期经曝晒后于露出部位出现鲜红或紫红斑，界限清楚，略高起，有瘙痒或烧灼感，而后皮损转红褐色，有明显水肿，严重者红斑上发生大疱或疱破裂、表皮剥脱形成大片糜烂，伴浆液渗出，或形成溃疡；2~3周后损害呈红棕色或棕黑色，变得粗糙并有鳞屑。反复发作的慢性病例，皮肤增厚和皮纹明显，颜色转暗带棕黑色、粗糙而缺乏弹性，伴角化过度、干燥性鳞屑、皲裂、出血或覆有血痂。特异性的皮肤损伤结合病史是诊断的关键所在，实验室检测发现血/尿中烟酸水平的减低、补充烟酸治疗后症状明显缓解可以诊断该病。

本例患者长期嗜酒且饮食不规律，造成烟酸或色氨酸摄入不足，而饮酒本身也增加了烟酸的消耗。患者早期出现的口腔溃疡可能与其长期酗酒、营养不良相关的维生素缺乏有关。之后因为肺结核开始使用四联抗结核治疗，异烟肼是烟酸的类似物，竞争抑制内源性烟酰胺腺嘌呤二核苷酸的生成；吡嗪酰胺同烟酰胺结构相似，通过底物竞争亦可诱导出现烟酸缺乏症。文献报道长期酗酒或本身有营养不良的结核患者在接受抗结核治疗时，异烟肼导致烟酸缺乏几率就会更高。

2. 治疗经过

如需长期服用异烟肼，应补充富含烟酸和色氨酸的食物，避免日晒。由于烟酸会导致血管扩张，因此大剂量服用时会导致皮肤发热、发红和烧灼感。烟酰胺是一种水溶性维生素且是维生素B族中的一员。烟酸在活体内被转变为烟酰胺，尽管这两种化合物都具有维生素效应，但烟酰胺较烟酸的毒性要小。治疗糙皮病时，每日可口服烟酰胺100~1000mg，分次服用；严重腹泻或口服困难者，可肌内注射或静脉滴注。B族维生素和蛋白质的多重性缺乏常常同时发生，因此需要同时补充白蛋白、B族维生素（B_1、B_2和B_{12}）、铁剂等。

给予本例患者口服烟酰胺200mg tid，2周后减量为100mg tid，同时积极肠内营养支持。考虑肺结核仍有活动，予利福平0.45g qd，左氧氟沙星0.2g bid，链霉素0.75万U qd，乙胺丁醇0.75g qd抗结核治疗。患者皮肤及口腔溃疡逐渐愈合，腹泻缓解。3个月后复查炎性指标基本恢复正常，结肠镜见肠道黏膜恢复正常，患者未再出现腹痛、腹泻。治疗效果支持患者皮疹、口腔溃疡以及肠道溃疡均为烟酸缺乏导致。

（四）诊治体会

临床上较常见的异烟肼不良反应包括胃肠道症状、血液系统异常（贫血、白细胞减少等）、肝损伤、周围神经炎等，导致烟酸缺乏症并不多见，但是如果患者合并导致烟酸缺乏的疾病和其他原因时，该并发症发生几率增加。因此营养不良或酗酒的患者服用异烟肼时出现皮疹和（或）胃肠炎时应考虑到该病的可能，应及时停药并补充烟酰胺。值得一提的是，维生素 B_6 虽可预防异烟肼导致的周围神经炎，因为它同异烟肼一样会竞争性抑制烟酰胺腺嘌呤二核苷酸的产生，故并不能预防烟酸缺乏症的发生。对于合并导致烟酸缺乏危险因素并需要长期服用异烟肼的患者，可以考虑同时补充烟酰胺。

（五）专家点评——朱文玲

青年男性，慢性病程。有长期饮酒史，抗结核治疗（异烟肼、吡嗪酰胺等 4 联抗结核药）过程中出现皮肤溃疡（累及前臂、双手、腋窝、会阴，大片溃疡，部分结痂）及腹泻，辅助检查提示周围神经损伤及结肠多发溃疡，炎性指标明显升高，外院怀疑自身免疫性疾病大剂量激素治疗无改善。我院皮肤科会诊认为是典型的烟酸缺乏症皮损。经烟酰胺治疗，积极肠内营养支持以及调整抗结核药物后患者皮肤及口腔溃疡逐渐愈合，腹泻缓解。3 个月后复查炎性指标正常，结肠镜肠道黏膜恢复正常，未再出现皮疹和腹泻。治疗效果支持患者皮疹、口腔溃疡以及肠道溃疡均为烟酸缺乏导致，异烟肼是导致本例烟酸缺乏的主要原因。

本文介绍了烟酸缺乏症（糙皮病）的临床表现和皮损特征，糙皮病发生机制及病因。烟酸缺乏会导致重要辅酶的缺乏，从而抑制细胞损伤修复，主要累及皮肤和胃肠道黏膜。异烟肼是导致烟酸缺乏的常见药物不良反应。长期饮酒、营养不良、维生素缺乏也是导致烟酸缺乏的原因。长期服用异烟肼的患者如果存在烟酸缺乏的危险因素，可考虑同时补充烟酰胺。

通过临床实践可提高对少见的或认识不足的药物不良反应的认识，增进知识。本例抗结核药异烟肼引起烟酸缺乏发生如此严重的全身性皮损、口腔和肠道溃疡，提高了我们对异烟肼不良反应的认识。作者提供的皮损照片（见文末彩图 11、12）可能是很多内科医生第一次所见。

参考文献

[1] Hegyi J, Schwartz RA, Hegyi V. Pellagra: dermatitis, dementia, and diarrhea. Int J Dermatol, 2004, 43 (1): 1-5.

[2] Bilgili SG, Karadag AS, Calka O, et al. Isoniazid-induced pellagra. Cutan Ocul Toxicol, 2011, 30 (4): 317-319.

[3] Ishii N, Nishihara Y. Pellagra encephalopathy among tuberculous patients: its relation to isoniazid therapy. J Neurol Neurosurg Psychiatry, 1985, 48 (7): 628-634.

多重用药中的"暗礁"

——多种 CYP450 酶代谢药物合用致辛伐他汀横纹肌溶解症一例

史亦丽,北京协和医院药剂科主任药师

(一)病例介绍

患者女性,83岁,因间断发热15天就诊。入院后,胸部CT提示右下肺片状渗出影,军团菌抗体阳性,诊断为社区获得性肺炎。给予注射用哌拉西林钠/他唑巴坦钠、克拉霉素抗感染治疗12天后好转出院并继续口服克拉霉素。1天前再次发热,体温38.4℃,门诊查血常规:WBC 18.82×10^9/L,NEUT% 93%。为进一步治疗入院。既往史:①高血压:40余年,口服缬沙坦胶囊、硝苯地平控释片治疗,平素血压120/70mmHg。②高脂血症8年,规律服用降脂药物(辛伐他汀20mg qn)治疗,现有多发性外周动脉粥样硬化。③肥厚性心肌病:半月前超声心动图提示左室室间隔基部肥厚,左室流出道轻度梗阻,考虑肥厚性心肌病不除外,给予美托洛尔片 6.25mg q12h 控制心率,停用硝苯地平控释片,改用地尔硫䓬缓释胶囊 90mg qd。④神经系统:1992年及1994年2次脑梗,遗留右侧轻度偏瘫及语言不利、饮水呛咳、吞咽费力等;1998年CT血管成像诊断多发性脑动脉狭窄。2007年因狂躁、幻觉、妄想就诊北医六院诊断"非典型或混合型阿尔茨海默病",现服用阿立哌唑片 10mg qn 治疗。⑤双下肢深静脉血栓形成:2007年于我院行永久性滤网植入术。目前华法林 2.20mg/2.25mg/1.5mg 交替口服,入院前1周 INR 1.82。⑥其他:1995年右侧乳腺手术,病理良性;1988年亚急性甲状腺炎;双眼老年白内障多年。

入院查体:体温38.3℃,血压150/80mmHg,脉搏118次/分,呼吸22次/分,右下肺湿啰音。心律齐,二尖瓣听诊区可闻及3/6级收缩期杂音,主动脉瓣听诊区可闻及2~3/6收缩期杂音。双下肢轻度压凹性水肿。血常规:WBC 18.82×10^9/L,NEUT% 93.0%,HGB 120g/L,PLT 202×10^9/L。心电图:V_2 ~

V_5 导联 T 波双向、倒置。胸部 X 片：双肺纹理粗，右下肺斑片影。

（二）病例特点

老年女性，急性起病，15 天前曾因发热住院治疗，军团菌抗体阳性，给予哌拉西林钠/他唑巴坦钠和克拉霉素治疗后好转，出院 3 天后因再次发热入院，考虑社区获得性肺炎。有高血压、动脉粥样硬化、高脂血症、阿尔茨海默病、双下肢深静脉血栓形成等 10 余种慢性病史。

（三）治疗要点和治疗经过

1. 肺部感染治疗

患者高龄，体温升高，右下肺啰音，白细胞和中性粒细胞比例升高，胸部 X 片提示右下肺斑片影。结合 15 天前病史，仍考虑社区获得性肺炎可能性大。入院后留取痰作病原学检查，经验性给予注射用哌拉西林钠/他唑巴坦钠（4.5g q8h）和克拉霉素（0.5g bid）抗感染治疗。患者陈旧脑梗后有延髓性麻痹，吞咽困难，肺炎可能与隐匿误吸相关，为避免误吸发生，给予禁食禁水、放置胃管、肠内营养支持，同时注意翻身拍背、协助排痰、雾化吸痰等呼吸道管理措施。治疗 3 天后体温无明显降低，同时双下肢出现多发瘀斑，复查血常规：WBC 13.70×10^9/L，NEUT% 89.3%，HGB 116g/L，PLT 172×10^9/L；生化：K 3.1mmol/L，肌酸激酶 629U/L，肌钙蛋白酶 I、肌酸激酶同工酶- MB 正常，INR 2.93。将华法林减量为 0.75mg qd，1 天后复查 INR 2.88，停用华法林。抗感染药物改用注射用亚胺培南/西司他丁钠，加用抗真菌药氟康唑，克拉霉素维持。体温高峰逐渐下降，入院第 5 天，体温基本正常，复查血常规：WBC 12.4×10^9/L，NEUT% 85.9%。继续原方案抗感染治疗。

入院第 9 天（体温正常 4 天），患者再次体温升高，体温 38.1℃，呼吸 40～50 次/分，指测血氧饱和度逐渐下降至 88%～93%（鼻导管 5L/min），复查血常规：WBC 23.81×10^9/L，NEUT% 93.7%，动脉血气：pH 7.49，$PaCO_2$ 43.6mmHg，PaO_2 57.4mmHg，Lac 2.3mmol/L，HCO_3^- 32.9mmol/L。换用普通面罩 8～10L/min 后指测血氧饱和度 95%～98%，但呼吸仍浅快 40～55 次/分，转入 ICU 进一步治疗。复查血肌酸激酶高达 30030U/L（图 8），次日出现少尿，补液扩容并利尿，效果不佳，考虑存在肌溶解症。为改善呼吸、引流痰液并保证氧供，予经口气管插管接呼吸机辅助呼吸，床旁血滤清除肌红蛋白。由于不除外克拉霉素可能与肌酸激酶升高相关而停用。

2. 患者发生肌溶解的原因

患者因动脉粥样硬化及高脂血症，规律服用辛伐他汀（20mg qn）8 年，血脂水平控制较好，无不良反应出现。入院后出现肌酸激酶及肌红蛋白持续升高，至第 9 天肌酸激酶达峰值 30 030U/L，远远高于正常上限的 10 倍以上，诊断为横纹肌溶解症。是什么原因导致肌溶解？由于患者服用辛伐他汀，同时合并使用多种药物，临床医师及药师首先考虑辛伐他汀与多种经 CYP450 酶代谢的药物合用所致可能性大，停用可疑药物辛伐他汀片、地尔硫䓬缓释胶囊和氟康唑注射液，予血滤清除肌红蛋白等对症治疗。停药 10 天后肌酸激酶降为正常。其间因加用阿奇霉素导致肌酸激酶一过性再次升高。肌酸激酶变化见图 8。

结合图例分析，最后明确地尔硫䓬的联用是导致辛伐他汀发生横纹肌溶解症的主要原因，而合用克拉霉素和氟康唑有诱导肝微粒体酶活性增强的作用，促使其向横纹肌溶解症发展。

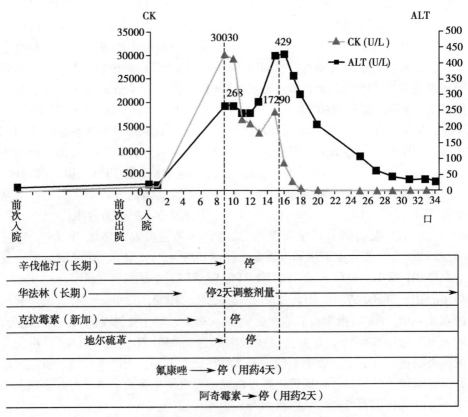

图 8 肌酸激酶值和 ALT 值与用药的时间变化图

他汀类药物是临床常用的降脂药物,肌毒性是此类药物的不良反应之一,临床表现包括肌痛、肌炎、肌病,甚至横纹肌溶解等,严重者可以导致死亡。肌病发生机制尚不完全清楚,可能与他汀影响辅酶 Q10、线粒体功能以及影响细胞膜和离子通道信号等相关。他汀类药物引起的肌毒性呈明显的剂量依赖性。Davidson 等人研究结果显示,辛伐他汀剂量 40mg、80mg、160mg,发生肌肉症状的患者比例相应为 0.6%、1.3%、2.6%。辛伐他汀主要由肝 CYP450 3A4 酶代谢,能抑制该酶活性的药物理论上可阻碍其代谢从而提高血药浓度,增加肌病发生的风险。美国 FDA 于 1990~2002 年间收到的他汀类不良反应报告中,横纹肌溶解症 3339 例,58% 由药物相互作用所致。我国 2014 年他汀类药物安全性评价专家共识提出:他汀相关肌病的确切机制目前还不清楚,易患因素有:①高龄患者;②体型瘦小、虚弱者;③多系统疾病;④多种药物合用;⑤特殊状态如感染、创伤、围术期、强体力劳动;⑥合用药物或饮食;⑦他汀的用量;⑧特殊人群,如甲状腺功能减退者、曾有肌酸激酶升高等;⑨遗传因素。

本例患者安全使用辛伐他汀(20mg/d)8 年,因为肺炎和梗阻性肥厚型心肌病合用 CYP450 酶抑制剂克拉霉素、地尔硫䓬、氟康唑(CYP2C9 抑制剂)等药物,从图示分析,地尔硫䓬的加用可能是主要因素,随着氟康唑的加入,CK 值发生急剧升高,显示多种 CYP 药酶抑制剂联合作用,最终导致横纹肌溶解症。其间加用阿奇霉素(CYP3A4 抑制剂)导致肌酸激酶的一过性再次升高,也提示多种药酶抑制剂的相互作用。

(四)治疗体会

临床在用药之前应详细了解合用药物的相互作用情况,评估药物作用对患者的利弊,选择适合的药物和最佳的使用剂量,并对患者进行治疗药物监测。本病例为高龄患者,存在多系统疾病、感染、合用药物等多种高危因素,导致辛伐他汀血浆浓度升高,从而引发肌溶解。临床使用辛伐他汀时要避免同时应用 CYP3A4 抑制剂,如不可避免,在这些药物治疗期间要暂停使用辛伐他汀,防止药物相互作用导致的严重不良反应。

(五)专家点评——朱文玲

老龄化和新药繁多造成的多药治疗现象日益普遍,药物相互作用的评估也应运而生。目前已有智能软件预先筛查处方中的相互作用,但有临床意义的药物相互作用还需要医生和药师的专业判断。本例基于药物代谢酶的分析,服药与肌溶解的时间关系和再次用药后重复出现,证明药物相互作用是其主要原因，是一份有价值的药物相互作用案例。

通过肝CYP450酶代谢的药物联合应用，容易产生药物相互作用，增强药物的毒性反应，尤其在他汀类降脂药应用中可发生肌溶解的严重不良反应。某些药物为P450酶抑制剂，如克拉霉素、罗红霉素、氟康唑、地尔硫䓬等。他汀类药物与这些药合用时，由于P450酶的活性受到抑制，他汀类药物的代谢降低，其血浓度增加即可发生毒性不良反应引起肌溶解。本例合并肥厚型心肌病，是否一定要用地尔硫䓬呢？为了避免与他汀类药物产生药物相互作用，完全可以选择β受体阻滞剂，况且β受体阻滞剂为肥厚型心肌病的首选治疗药物。

参考文献

[1] Thompson PD, Ciarkson P, Karas RH. Statin associated myopathy. JAMA, 2003, 289 (13): 1681-1690.

[2] 张洁，柴健. 他汀类药物致横纹肌溶解症文献分析. 天津医学, 2008, 20 (8): 27-29.

[3] Schindler C, Thoms M, Mstschke K, et al. Asymptomatic statin-induced rhabdomyolysis after long-term therapy with the hydrophilic drug pravastatin. Clinl Ther, 2007, 29 (1): 172-176.

收之东隅，失之桑榆

——合用质子泵抑制剂导致甲氨蝶呤中毒一例

邹羽真，北京协和医院药剂科药师，临床药师

（一）病例介绍

患者女性，36 岁，诊断为急性混合细胞白血病双表型，3 个疗程化疗中。第 1 个疗程行 VDLD 方案化疗，具体为：长春地辛 4mg iv d1、8、15、22，柔红霉素 70mg iv d1、d2，60mg iv d3，培门冬酶 3750U im d1、15，地塞米松 15mg iv d1~14。第 2 个疗程行 CLEA 方案化疗，具体为：环磷酰胺 1.6g iv d1，培门冬酶 3750U im d1，依托泊苷 100mg iv d1~d4，阿糖胞苷 120mg iv d1~d5。化疗后骨穿结果均回报完全缓解（CR）。第 3 个疗程行 HD-MTX/VL 方案化疗，具体为：甲氨蝶呤（MTX）8g iv 持续 24h d1、d15，长春地辛 4mg iv d1，培门冬酶 3750U im d5，同时予水化、碱化、止吐等对症支持治疗。d1 给予 MTX 静脉持续滴注 24 小时，停药后 20 小时检测血药浓度为 0.94μmol/L，未再持续监测，常规给予亚叶酸钙（FH4）4 次，30mg im q6h，过程顺利。因生化提示 ALT 158U/L，未行培门冬酶治疗。休疗期间间断复查肝肾功能，肌酐为正常，ALT 逐渐降低至正常范围。患者既往有阑尾切除术及右侧卵巢囊肿剥脱术病史。

此次入院为第 3 个疗程化疗 d14，为完成下半程 HD-MTX 化疗入院。入院查体：体重 57kg，体表面积 1.59m^2，血常规：WBC 2.55×10^9/L，NEUT 1.46×10^9/L，HGB 80g/L，PLT 162×10^9/L；生化：ALT 49U/L，Cr（E）46μmol/L；胰功及凝血正常。入院当天静脉给予 3L 生理盐水进行水化以及 5% 碳酸氢钠 125ml q12h 碱化尿液，第二天（即第 3 个疗程化疗 d15）开始静脉给予 MTX 8g，持续 24h，用法用量与前半程相同。输注过程顺利，输注约 12 小时时，患者觉剑突下腹痛，VAS 4 分，有压痛，大便潜血（+），静脉给予奥美拉唑 40mg qd（d16~20）后疼痛减轻。化疗前后（d14~20）患者尿量 5000~9000ml/d，入量>6000ml/d，并持续水化、碱化尿液，尿 pH>7。入院后第 3 天（d16）查钾低，K 2.6mmol/L；复查肝肾全：Alb 34g/L，ALT 32U/L；Cr

90μmol/L，较前升高。MTX 停药后 20h 监测血药浓度为 17.64μmol/L。患者间断觉腹痛，并腹泻 5～6 次/日，黏液便。考虑 MTX 中毒，给予 FH4 解救：1g 静脉滴注 q6h，30mg im q6h，以及 FH4 30mg + NS 500ml 含漱。入院后第 4 天（d17）患者出现口腔溃疡，加强 FH4 含漱，腹痛症状及口腔溃疡均迅速好转，监测 MTX 血药浓度下降（表 19）。

表 19 该患者 MTX 血药浓度及给予 FH4 的用法用量

取样时间	停药 20h (d16)	停药 44h (d17)	停药 68h (d18)	停药 92h (d19)	停药 116h (d20)
血药浓度（μmol/L）	17.64	4.86	1.53	0.99	0.67
FH4 用法用量	1g 静脉滴注 q6h	0.12g 静脉滴注 q6h	36mg im q6h	30mg im q6h	30mg im q6h

（二）病例特点

患者明确诊断为急性混合细胞白血病，入院行第 3 个疗程后半程化疗。化疗后出现 MTX 的毒性，经 FH4 解救后好转。患者第 3 个疗程前半程时曾使用相同剂量的 MTX，并未发生中毒。

（三）治疗要点和治疗经过

1. 患者发生 MTX 中毒的原因

MTX 为抑制叶酸还原酶，可干扰 DNA 合成、修复和细胞复制的抗肿瘤药。MTX 中毒多以口腔、胃肠道黏膜损伤为先发症状，持续血药浓度高会出现肝肾损伤、骨髓抑制、惊厥等症状，并可能造成不可逆的器官损伤。本例患者第 3 个疗程后半程化疗输注 MTX 完毕后监测血药浓度高，并出现腹泻、黏液便，第 2 天出现严重口腔溃疡，符合 MTX 中毒的症状。患者在第 3 个疗程前半程化疗和后半程化疗均使用相同剂量的 MTX，然而在停药 20 小时后测定的 MTX 血药浓度显示后半程浓度明显升高并出现临床毒性反应。是什么原因导致？

有文献报道影响 MTX 血药浓度的因素主要有个体差异、肾功能异常、感染以及药物相互作用。本例患者肾功能正常，曾使用相同剂量 MTX，而血药浓度并未升高，个体代谢并无异常；临床并未发现有感染迹象，是否为药物的相互作用？仔细分析患者前后半程化疗时使用药物有何变化时，发现后半程化疗时由于患者出现上腹痛和便潜血阳性开始规律性应用奥美拉唑注射液。于是在 PubMed 上检索"methotrexate、omeprazole、interaction"可得到 13 篇综述或者病例报道，均为甲氨蝶呤与奥美拉唑等质子泵抑制剂引起 MTX 血药浓度升高甚至 MTX 中毒。最早是 2000 年西班牙报道了一例 11 岁白人男性患者，提出质子泵抑制剂可能与 MTX 有相互作用。法国一篇综述总结了 2005 年至 2008 年期间 79 例患者，由于同时应用质子泵抑制剂与大剂量甲氨蝶呤（>1g/m²）引起后者清除延缓。2011 年 FDA 更新甲氨蝶呤的药品标签来警示该相互作用。2012 年加拿大警示质子泵抑制剂与甲氨蝶呤的相互作用，并更新甲氨蝶呤和质子泵抑制剂的说明书。由此可见，质子泵抑制剂延缓 MTX 排泄属于已知的药物相互作用，很可能 MTX 中毒与合用质子泵抑制剂引起甲氨蝶呤血药浓度上升有关。

质子泵抑制剂与甲氨蝶呤相互作用机制尚在研究之中。文献中分析可能的机制是质子泵抑制剂不可逆地抑制了肾的 H^+/K^+-ATP 酶泵，从而影响了甲氨蝶呤的清除。2014 年一项研究发现了另一个作用机制，质子泵抑制剂可抑制肾基底外侧的阴离子转运蛋白 hOAT3，该蛋白是 MTX 在肾小管的分泌转运蛋白，主要在肾近端小管表达，与 MTX 有高度亲和力，研究表明奥美拉唑、兰索拉唑和泮托拉唑在体外对 hOAT3 有不同程度的抑制作用。曾有综述认为兰索拉唑不会影响甲氨蝶呤代谢，但更多的研究表明，这种相互作用仍然存在。然而，质子泵抑制剂与大剂量甲氨蝶呤相互作用引起 MTX 中毒并不发生在每一个合并用药的病例中，临床中有合并使用甲氨蝶呤与埃索美拉唑或奥美拉唑，未发生明显的相互作用的病例报道。提示质子泵抑制剂对于甲氨蝶呤清除的抑制作用也存在个体差异。

2. 避免 MTX 中毒的措施

大剂量甲氨蝶呤（HD-MTX）用于恶性增殖性疾病，给药剂量范围很大（$0.3 \sim 12 \text{g/m}^2$），对急性淋巴系统白血病和混合细胞白血病有明确的疗效。使用 HD-MTX 时应常规监测血药浓度。若患者具有溶瘤综合征、肾功能减退或其他可能发生 MTX 中毒的高危因素，应在输注完毕后 4 小时检测血药浓度，并提前进行 FH4 解救；若不具有高危因素，常规于输注完毕后 20 小时进行首次血药浓度检测，如血药浓度 >10μmol/L 时提示出现 MTX 中毒，需进行大剂量 FH4 解救。FH4 的用法用量根据 MTX 血药浓度来确定（表 20）。

表 20 MTX 血药浓度与 FH4 解救的用法用量简表

血药浓度值	FH4 用法用量	下次检测时间
$C_{MTX} < 1 \mu mol/L$	FH4 = 15mg/m² im q6h × 8 次	不必再次检测
$1\mu mol/L \leq C_{MTX} < 5\mu mol/L$	FH4 = (C_{MTX} × 15) mg/m² im q6h	间隔 24h 再次检测
$C_{MTX} \geq 5\mu mol/L$	FH4 = C_{MTX} × BW iv drip st	间隔 12h 再次检测

3. 治疗方案制定

考虑到质子泵抑制剂与 MTX 的相互影响，入院后第 7 天（d20）停用奥美拉唑，复查 Cr（E）83μmol/L，未出现肛周溃烂、肝功能下降及其他药物不良反应，予以出院。一个月后患者行第 4 个疗程 HD-MTX/VL 化疗时未合用质子泵抑制剂，给予吉法酯和磷酸铝凝胶保护胃黏膜。测定 MTX 停药后 20 小时血药浓度为 1.30μmol/L。

（四）治疗体会

奥美拉唑、埃索美拉唑等质子泵抑制剂可能抑制 MTX 在肾的清除，使其血药浓度升高，具有潜在的引起 MTX 中毒的风险。临床应用 HD-MTX 治疗恶性增殖性疾病时避免联用质子泵抑制剂，可用 H_2 受体抑制剂及其他胃黏膜保护剂替代。

（五）专家点评——李大魁

临床发现的药物相互作用主要来自对病人的认真观察，时间相关性分析是发现速发型不良反应（含药物相互作用）线索的主要手段，再追溯文献可能会有重要发现，最终是患者获益和学术贡献。质子泵抑制剂广泛跨科使用，发挥医疗团队作用，对合理用药十分必要。

参考文献

[1] Beorlegui B, Aldaz A, Ortega A, et al. Potential interaction between methotrexate and omeprazole. Ann Pharmacother, 2000, 34（9）: 1024-1027.

[2] Santucci R, Leveque D, Lescoute A. Delayed elimination of methotrexate associated with coadministration of proton pump inhibitors. Anticancer Res, 2010, 30（9）: 3807-3810.

[3] Xanodyne Pharmacal, Inc. Methotrexate Sodium for Injection, revised October 2003. [accessed March 30, 2011]. Available at http://www.accessdata.fda.gov/scripts/cder/drugsatfda/index.cfm

[4] 药物警戒快讯 2012 年第 11 期（总第 115 期）. Available at http://www.sda.gov.cn/WS01/CL0389/78160.html

[5] McBride A, Antonia SJ, Haura EB, et al. Suspected methotrexate toxicity from omeprazole: a case review of carboxypeptidase G2 use in a methotrexate-experienced patient with methotrexate toxicity and a review of the literature. J Pharm Pract, 2012, 25（4）: 477-485.

[6] Chioukh R, Noel-Hudson MS, Ribes S, et al. Proton pump inhibitors inhibit methotrexate

transport by renal basolateral organic anion transporter hOAT3. Drug Metab Dispos, 2014, 42 (12): 2041-2048.

[7] Vakily M, Amer F, Kukulka MJ, et al. Coadministration of lansoprazole and naproxen does not affect the pharmacokinetic profile of methotrexate in adult patients with rheumatoid arthritis. J Clin Pharmacol, 2005, 45 (10): 1179-1186.

[8] Suzuki K, Doki K, Homma M, et al. Co-administration of proton pump inhibitors delays elimination of plasma methotrexate in high-dose methotrexate therapy. Br J Clin Pharmacol, 2009, 67 (1): 44-49.

[9] Whelan J, Hoare D, Leonard P. Omeprazole does not alter plasma methotrexate clearance. Cancer Chermother Pharmacol, 1999, 44 (1): 88-89.

六、其他

超适应证用药的是与非
——利妥昔单抗用于抗NMDA受体抗体脑炎一例

卢强，北京协和医院神经内科主治医师
关鸿志，北京协和医院神经内科副教授

（一）病例介绍

患者女性，12岁。主因"智能减退1月，性格行为异常10天、不自主运动7天"于2012年5月7日入院。患者于2012年4月8日感冒后出现智能减退，记忆力及学习新知识能力下降。4月16日起出现语言表达障碍，右手活动不灵活。4月23日就诊于外院，行头颅MRI检查示：双侧额顶叶白质内散在多发斑点状略长T2信号影。腰穿：脑脊液常规白细胞数$28×10^6$/L，单核24，多核1；生化正常；寡克隆区带阳性。诊断为颅内炎症不除外，给予阿昔洛韦（具体剂量不详）及甲泼尼龙625mg qd×3d→312.5mg qd×3d→187.5mg qd×4d，之后改为泼尼松50mg qd，每周减量10mg。患者病情持续加重，4月28日起不能说出有意义的话，眼神呆滞，右手不自主运动。5月1日起出现发作性胡言乱语、大喊大叫，双眼怒视，口唇及肢体不自主运动，伴有扭转及强直样动作，咬伤口唇及左手，偶伴有尿便失禁，每次持续4~10分钟，每日发作4~5次；另有发作性双眼向前或向右凝视，伴咂嘴、右手自动症，持续数十分钟到半小时，缓解后有胡言乱语，每日4~5次。同期出现吃纸、随时随处排尿、脱衣等异常行为，不认识父母。予静脉丙种球蛋白12g qd×5d，硫必利50mg tid对症治疗，病情仍持续加重入院。

入院查体：查体不能配合。有口唇及左手咬伤痕迹。颈部及腹部可见抓痕，双上肢散在片状瘀斑。神经系统查体：四肢肌张力高。精神异常，淡漠与激越交替，淡漠时安静不语，激越时伴有不自主发声，右手显著多变的不自主运动以及异常行为。无有意义的语言。查血抗核抗体谱19项：抗Ro52（++），抗干燥综合症抗体A（++）。甲状腺功能：抗甲状腺球蛋白抗体156.7IU/ml↑（<115U/ml），抗甲状腺过氧化物酶抗体35.57IU/mL↑（<34）。血清和脑脊

液抗 N-甲基-D-天冬氨酸（N-methyl-D-aspartate，NMDA）受体抗体（转染细胞）均强阳性。脑脊液寡克隆区带（+）。胸腹盆增强 CT、PET 均未发现肿瘤。头 PET/CT：双侧顶枕颞叶及中央沟附近大脑皮质及丘脑弥漫代谢减低，双侧前额及额叶背外侧皮质、小脑、双侧基底核代谢相对高。视频脑电监测：重度异常，正常背景活动消失，大量弥漫性高波幅 1~2.5Hz δ 活动及节律，有时在慢波背景上叠加节律性 β 活动（异常 δ 刷）。

（二）病例特点

青少年女性，亚急性起病。主要表现为智能减退、性格行为异常，语言障碍（缄默），不自主运动，癫痫发作。脑电图广泛重度异常。血清及脑脊液抗 NMDA 受体抗体阳性。相关检查未发现肿瘤。

（三）治疗要点和治疗经过

1. 抗 NMDA 受体脑炎的诊治

抗 NMDA 受体脑炎是最近才发现的一种与抗 NMDA 受体抗体相关的自身免疫性脑炎。2007 年，美国宾夕法尼亚大学 Dalmau 等发现了致病性抗 NMDA 受体抗体，提出抗 NMDA 受体脑炎的诊断。该病的预后取决于免疫治疗是否及时、是否存在肿瘤以及是否能够及时切除肿瘤。免疫治疗中多数以激素冲击治疗（甲泼尼龙 1g/d×5d）、大剂量丙种球蛋白 [0.4g/(kg·d)×5d] 或血浆置换作为一线治疗。

经检查并未发现患者合并肿瘤，在院外已经接受激素和丙种球蛋白治疗，但是剂量可能不足。故 5 月 10 日起开始使用丙种球蛋白 20g qd，共 5 天。继续静脉输注更昔洛韦 0.25g bid，共 1 周（抗病毒药共 3 周）。使用丙种球蛋白后患者大部分时间仍有口部咀嚼、吸吮样动作；仍有发作性四肢及躯干强直；无交流，无自发言语。

考虑一线免疫治疗无效，检索文献发现：肿瘤阴性或诊断延迟的病人，约半数以上对一线免疫治疗反应差，需要二线免疫治疗，即成人推荐利妥昔单抗（$375mg/m^2$，每周 1 次，连用 4 周）联合环磷酰胺（$750mg/m^2$，首次与首剂利妥昔单抗同时使用，之后每个月重复一次），用至临床症状改善伴随血及脑脊液抗体滴度下降，儿童推荐单用利妥昔单抗。

2. 利妥昔单抗可否用于治疗抗 NMDA 受体脑炎

利妥昔单抗为一种人鼠嵌合性单克隆抗体，能特异性地与跨膜抗原 CD20

> 六、其　他

结合，在与 B 细胞上的 CD20 抗原结合后，启动介导 B 细胞溶解的免疫反应。首次注射后，外周 B 淋巴细胞计数会明显下降。其适应证为复发或耐药的滤泡性中央型淋巴瘤（国际分类 B、C 和 D 亚型的 B 细胞非霍奇金淋巴瘤）的治疗。显然，对于本病属于超适应证用药，一个新的难题摆在我们面前：在我国"药品说明书之外的用法"，作为"违法用药"得不到保护，一旦对患者造成不良损害后果，可能面临承担法律责任的风险。因此，出于对医患双方的保护，在正常诊疗中应该尽量避免超适应证用药。但是，超适应证用药并非一定完全不能使用，《世界医学大会赫尔辛基宣言（人体医学研究的伦理准则）》规定：在对患者的治疗中，对于没有已经被证明的预防、诊断和治疗方法，或在使用无效的情况下，若医生判定一种未经证实或新的预防、诊断和治疗方法有望挽救生命、恢复健康和减轻痛苦，在获得患者知情同意前提下，应不受限制地应用这种方法。故伦理上对"超适应证用药"是给予了出路。

3. 治疗经过

按照我院关于超适应证用药的相关规定，与家属充分沟通并签署知情同意书，并经科主任签字，于药剂科和医务处备案。另外，对于利妥昔单抗已知的不良反应，如发热、寒战、强直等细胞因子释放综合征、消化系统反应、血液系统反应、心血管系统反应、感染、过敏反应等做好充分预案之后，于 5 月 30 日起给予患者静脉输注利妥昔单抗每次 500mg，每周 1 次。6 月 3 日起患者症状好转，出现自发言语"你是谁"等。6 月 8 日（第二次利妥昔单抗后）出现正常情感反应，如哭泣、微笑，面部、肢体不自主动作较前明显减少，睡眠时间较前延长，强直发作消失。6 月 16 日（第三次利妥昔单抗后）起可经口进食少量香蕉、水，可以进行简单交流，有正常情感反应，仅在紧张时出现面部及右手不自主运动。由于淋巴细胞亚群示 B 细胞已降至 0，遂未再使用利妥昔单抗。6 月 23 日起患者可以自行大小便、行走，进行简单交谈，无不自主运动。复查头 PET：大脑皮质异常代谢改变较前明显好转。复查脑电图较前明显好转。7 月 6 日患者出现发热，体温最高达 41℃，考虑为使用利妥昔单抗后继发感染所致，抽取血培养并根据结果（产超广谱 β-内酰胺酶的大肠埃希菌）使用较强抗生素治疗后体温正常，2012 年 7 月 17 日出院。出院时患者可以自行进食、大小便、行走、爬楼梯和简单交谈。出院后口服吗替麦考酚酯，随访至今 2 年半病情无反复。

（四）治疗体会

文献报道利妥昔单抗是抗 NMDA 受体脑炎有效的治疗手段之一，可用于一线免疫治疗无效的病例。由于存在严重继发感染、过敏反应等风险，且目前尚为超适应证用药，因此需谨慎给药。为了推动医学进步和维护人类健康，安全有效的"超适应证用药"应当得到保护和应用，但是必须在严格的管理下实施。例如，医生处方前须将超适应证用药的医学依据、治疗利益、可能风险等以书面形式告知患者并征得同意，同时需要征得科室、医院的支持和同意。在使用过程中要严密监测，特别是出现不良反应时要及时发现和治疗，对利妥昔单抗制剂中赋形剂以及成分有过敏的患者禁用，使患者能够最大限度地获益。

（五）专家点评——朱文玲

面临一例诊断延迟，一线免疫治疗反应差的抗NMDA受体脑炎患者时，积极探索采用当前无适应证的利妥昔单抗治疗方案，在找到超适应证可用于临床的依据前提下，充分评估，严格管理，谨慎用药终于取得满意疗效。作者在处方前将超适应证的医学依据，获益和风险方面的利弊充分与患者沟通，征得患者同意，并取得科室和院方支持及同意。在使用过程中更小心谨慎、认真负责和严密监测，以便发现不良反应及时处理。从患者利益出发，在遇到药物疗效不佳时，努力探索有效的治疗方案，勇于承担风险的高尚医风值得赞赏。

参考文献

[1] Dalmau J, Tüzün E, Wu HY, et al. Paraneoplastic anti-N-methyl-D-aspartate receptor encephalitis associated with ovarian teratoma. Ann Neurol，2007，61（1）：25-36.

[2] Dalmau J, Lancaster E, Martinez-Hernandez E, et al. Clinical experience and laboratory investigations in patients with anti-NMDAR encephalitis. Lancet Neurol，2011，10（1）：63-74.

[3] Ikeguchi R, Shibuya K, Akiyama S, et al. Rituximab used successfully in the treatment of anti-NMDA receptor encephalitis. Intern Med，2012，51（12）：1585-1589.

[4] 陈新谦，金有豫，汤光. 新编药物学. 17版. 北京：人民卫生出版社，2011：273.

[5] 斯威曼. 马丁代尔药物大典（原著第37版）. 2版. 李大魁，金有豫，汤光，等译. 北京：化学工业出版社，2013：736-739.

抗心律失常药物是把双刃剑

——胺碘酮用于宽 QRS 心动过速一例

陈太波，北京协和医院心内科副教授

（一）病例介绍

患者男性，45岁，因"发现尿检异常8年，喘憋2月"入院。8年前患者因尿蛋白阳性、血压升高，诊断为"慢性肾小球肾炎"，予中药及降压治疗。2年前查血肌酐1800μmol/L，行左上肢动静脉瘘成形术并开始血液透析治疗，之后血肌酐波动于700~800μmol/L。2个月前开始出现喘憋，活动后明显，夜间须端坐呼吸，超声心动图示"左室收缩功能减低，左室射血分数38%"，按"心力衰竭"治疗，同时继续血液透析治疗，上述症状缓解不明显，后转入我院肾内科。

入院查体：血压137/90mmHg，心率120次/分，端坐呼吸，右肺呼吸音弱，心界不大，各瓣膜区未闻及明显杂音，双下肢不肿。入院后查血常规WBC 7.39g/L，HGB 101g/L，PLT 319×10^9/L，血 ALT 122U/L，Alb 34g/L，Cr 575μmol/L，K 4.5mmol/L。入院后继续规律透析治疗，维持干体重，患者喘憋症状明显缓解。入院3周后患者于清晨6点再述胸闷、憋气，当时血压118/90mmHg，心率110次/分，呼吸30次/分，血氧饱和度80%，右下肺呼吸音低，未闻及明显干湿啰音，心律规整。予储氧面罩吸氧，血氧饱和度可维持在98%水平。ECG：宽QRS心动过速，QRS极度宽大，呈正弦波形，心率130次/分（图9）。由于患者存在基础心脏疾患（左室收缩功能减低）而ECG提示宽QRS心动过速，当时首先考虑为室性心动过速诱发急性左心功能衰竭。由于心律失常呈持续性，QRS极度宽大，有进一步恶化的可能性，遂决定予以转复。给予患者胺碘酮150mg静脉注射，心律一过性恢复窦性后又变为持续宽QRS波心动过速，继予胺碘酮1mg/min持续泵入。约1小时后（7am）患者意识丧失，心电监护示心率19~40次/分（图10），室性心律，血压45/23mmHg，呼吸9~12次/分，血氧测不出。立即予胸外心脏按压，简易呼吸器辅助呼吸，先后予异丙肾上腺素1mg，肾上腺素2mg静脉入壶。约5分钟后患者室性心律恢复至 98~125 次/分，呼吸 25~30 次/分，血压 120~164/80~110mmHg，血氧饱和度 95% 以上，但意识仍无恢复。予床旁气管插管，呼吸机辅助呼吸，并行股静脉置管。动脉血气分析结果回报：pH 7.066，PCO_2 36.8mmHg，PO_2 297.0mmHg，cK^+ 7.7mmol/L，cLac 9.6mmol，$cHCO_3^-$ 10.1mmol/L。

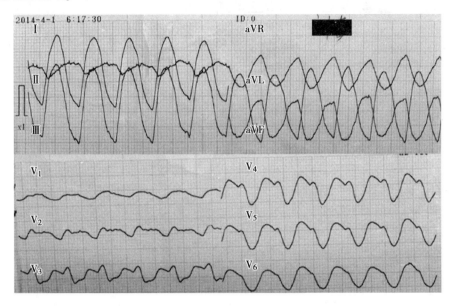

图 9　心电图提示加速性室性自主心律

（二）病例特点

本例患者为慢性肾功能不全、尿毒症、规律透析中，同时有左心室收缩功能减低。发生宽 QRS 心动过速后考虑为室性心动过速，给予静脉胺碘酮后发生心脏停搏。随后检查发现血钾显著升高。

（三）治疗要点和治疗经过

1. 宽 QRS 心动过速的原因

本例患者出现胸闷、憋气症状，心电图显示 QRS 极度宽大，频率约 120 次/分。这种较为缓慢的宽 QRS 心动过速不同于常见的室性心动过速（多继发于心肌疾病或者缺血，或者是流出道特发性室速，通常频率 >150 次/分），其常见原因包括高钾血症、使用某些抗心律失常药、毒品过量以及再灌注心律失

六、其他

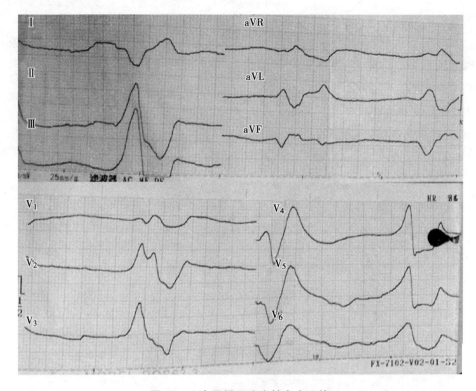

图10 心电图提示为室性自主心律

常（加速性室性自主心律）等。针对本例患者，由于存在严重肾衰竭，容易出现高钾血症，因此要警惕高钾血症导致的心电图异常。

随着血清钾升高的水平不同，体表心电图有不同的表现。血清钾＞5.5mmol/L 时可以出现胸前导联 T 波高尖，Q-T 间期缩短，有时可以见到 ST 压低；血清钾＞6.5mmol/L 时，出现 QRS 增宽，表现为室内传导阻滞样改变；血清钾＞7.0mmol/L 时，P 波振幅减低，P-R 间期延长，AV 传导阻滞；而血清钾＞8.5mmol/L 时，P 波消失，QRS 极度增宽，甚至出现"正弦波"形态。显著的高钾血症伴心动过速时，由于 P 波消失，QRS 波明显增宽，此时窦性心动过速可能被误诊为室性心动过速。

根据血气结果，提示患者存在代谢性酸中毒和高钾血症，考虑患者此时仍可能是窦性心动过速，由于合并高钾血症，QRS 波明显增宽，P 波消失或者不明显。

2. 治疗经过

胺碘酮、利多卡因、普鲁卡因胺等是治疗室性心动过速的常用抗心律失常药。但是由于高钾血症可以强化上述药物的钠通道阻滞作用，加剧室内传导阻滞，两者叠加可能会导致心脏停搏或心室颤动。因此高钾血症伴随宽 QRS 心动过速时禁忌使用传统的抗心律失常药，例如利多卡因，胺碘酮等，而应该首选静脉钙剂。钙剂可以在细胞水平对抗高钾血症的影响，稳定细胞膜。临床上可以选用 10% 的葡萄糖酸钙 10ml 在 2~3 分钟之内静脉推注，如果选用氯化钙，需要减量使用。由于高钙血症会加重洋地黄中毒，故高钾血症同时使用洋地黄时，应避免使用静脉钙剂；如此时血清钾升高明显（如心电图上 P 波消失，QRS 明显增宽），可以将 10% 的葡萄糖酸钙 10ml 稀释于 100ml 5% 的葡萄糖溶液中，30 分钟内静脉输注。静脉钙剂推注 1~3 分钟之内起效，故在推注过程中，心电图上可以表现出"戏剧性"的变化，QRS 由明显增宽恢复至完全正常。静脉钙剂虽然起效很快，但其作用维持时间相对较短，只有 30~60 分钟，因此在静脉钙剂治疗之后，应该及时给予随后的降钾排钾措施，如胰岛素、碳酸氢钠以及血液透析等。临床对心动过速的性质不能确定而又需要进行干预时，可以电复律。

本例患者停用胺碘酮，给予碳酸氢钠纠正酸中毒后复查血清钾 6.0mmol/L，同时心电图逐步恢复窦性的窄 QRS 波心律，未给予葡萄糖酸钙。

3. 抗心律失常药物的注意事项

胺碘酮属Ⅲ类抗心律失常药物，其作用机制为阻断钾通道，延长心肌细胞 3 相动作电位。胺碘酮在抑制复极钾电流的同时能均匀延长 Q-T 间期，降低窦房结的自律性，减慢窦房、心房及结区、房室旁路的传导。因此使用胺碘酮后可能会导致缓慢性心律失常以及少见的恶性室性心律失常，特别是合并有低血钾、高血钾和其他电解质紊乱时可诱发严重心律失常。因此使用前应该了解患者的电解质特别是血钾的情况。

（四）治疗体会

临床医师在宽 QRS 心动过速，尤其是频率较慢的宽 QRS 心动过速病因的鉴别诊断时，应该考虑到高钾血症的可能性，特别是要结合患者基础疾病。高钾血症相关的宽 QRS 心动过速时禁忌使用传统的抗心律失常药，如胺碘酮、利多卡因等，应首先予以钙剂稳定心肌细胞膜，随之使用胰岛素、碳酸氢钠以及血液透析等降钾排钾措施，及时降低血清钾浓度，从而避免高钾血症的不良临床后果。

（五）专家点评—朱文玲

本例患者为慢性肾功能不全、尿毒症、规律透析中。发作心率 120 次/分，宽 QRS 的心动过速，血压 118/90mmHg。静脉给予胺碘酮后发生室性自主性心律及停搏，之后检查发现血钾显著升高。

患者发作心率 120 次/分，宽 QRS 的心动过速，需要正确识别才能作出正确的处理。不应将心率慢的宽 QRS 心动过速误认为室性心动过速。室性心动过速时 QRS 波宽大，心室率快，150 次/分以上，持续时间长，血流动力学不稳定，可出现低血压、阿-斯综合征，易发生室颤和猝死。治疗需要Ⅰ、Ⅱ、Ⅲ类抗心律失常药物。血流动力学不稳定时应尽快电复律。而加速性室性自主心律虽 QRS 波也增宽，但心室率慢（60~100 次/分），快时 120~130 次/分，不超过 150 次/分。血流动力学影响不大，多有缓慢心律的基础。发生室速、室颤机会少。见于急性心肌梗死时再灌注损伤时再灌注心律失常、心肌炎、高钾血症等。治疗注重病因治疗，特别是高钾血症的处理，不应使用抗心律失常药，正如本例静脉注射胺碘酮后出现室性自搏性心律，心脏停搏。

本例患者为尿毒症，有高血钾的病理基础，看到 QRS 宽大，频率不快的心动过速，血流动力学稳定，心电图符合加速性自主性心律，不应使用抗心律失常药，首先想到的是高钾血症可能，应急查血钾，迅速纠正高钾血症，防止致命意外。本例给我们的教训是如何结合临床和心电图鉴别室性心动过速和加速性室性自主性心律。

参考文献

[1] Parham WA, Mehdirad AA, Biermann KM, et al. Hyperkalemia revisited. Tex Heart Inst J, 2006, 33 (1): 40-47.
[2] Gupta A, Bhatt AP, Khaira A, et al. Hyperkalemia presenting as wide-complex tachycardia in a dialysis patient. Saudi J Kidney Dis Transpl, 2010, 21 (2): 339-341.

恶性肿瘤与血栓，祸不单行

——胃癌患者 PICC 相关静脉血栓的抗凝治疗一例

白帆，北京协和医院药剂科药师，临床药师

（一）病例介绍

患者女性，27 岁，4 个月前确诊胃低分化腺癌及印戒细胞癌（cTxNxM1 Ⅳ期），大量腹水。3 个月前为进行化疗，于超声引导下行左侧经外周静脉穿刺中心静脉置管术（PICC），并于当日起行第 1 周期化疗，具体用药为第一天多西他赛 100mg 静脉滴注 + 顺铂 60mg 腹腔注射 + 5-FU 1000mg 腹腔注射；第二天 5-FU 3000mg 泵入（72 小时）。患者化疗后严重乏力、恶心，轻度呕吐，需卧床休息。第二周期入院时（约两个月前）诉左颈部疼痛，B 超提示：左侧颈内静脉、锁骨下静脉、头臂静脉血栓形成。住院期间给予达肝素钠（5000IU ih qd）抗凝治疗共 8 天，并进行第 2 周期原方案化疗。出院后停用抗凝药物。一个月前入院复查：腹水消失，疗效评价 PR（疾病部分缓解），骨髓 4 度抑制，胃肠道反应 1 级。第 3 周期化疗方案为第一天多西他赛 80mg 静脉滴注 + 顺铂 80mg 静脉滴注 + 5-FU 3000mg 泵入（72 小时）。住院期间继续行那屈肝素钙（4100IU ih q12h）抗凝治疗共 10 天，出院后患者自行将那屈肝素钙抗凝治疗减为每天 1 次。5 天前患者诉颈部疼痛加重。

入院后完善检查，体重 47kg，血常规、肝肾功能无明显异常；肿瘤标志物：CA 19-9 365U/ml↑，CYFRA 21-1 27.35ng/ml↑，CA 724 43.35U/ml↑。B 超提示：左侧颈内静脉血栓较前略有增大。凝血相关指标中血浆 D-二聚体较前升高，患者确诊静脉血栓后历次凝血相关指标汇总如下（表 21）。

六、其他

表 21 患者确诊静脉血栓后历次凝血相关指标

凝血相关指标	结果		
	2015-4-23（第二周期入院）	2015-5-15（第三周期入院）	2015-6-8（本次入院）
凝血酶时间测定（s）	14.3	14.8	14.9
血浆活化部分凝血活酶时间测定（s）	42.9	37.8	37.1
血浆凝血酶原时间测定（s）	13.5	12.8	13.4
血浆凝血酶原活动度测定（%）	96.0	107	97
国际标准化比值	1.03	0.96	1.02
血浆纤维蛋白原测定（g/L）	3.57	4.21	3.7
血浆 D-二聚体测定（μg/ml）	9.91	1.76	11.68

（二）病例特点

患者确诊胃低分化腺癌及印戒细胞癌后于左侧贵要静脉进行中心静脉置管后进行化疗，第一次化疗后出现左侧颈内静脉、锁骨下静脉、头臂静脉血栓形成，给予低分子量肝素间断治疗，静脉血栓仍然加重。

（三）治疗要点和治疗经过

1. 静脉血栓形成的治疗

1946 年 Virchow 提出：静脉壁损伤、血流缓慢和血液高凝状态是造成静脉血栓形成的三大要素。晚期恶性肿瘤患者化疗后乏力明显，不愿活动，加上行 PICC 置管后造成静脉壁损伤，担心导管脱落、行动不便等因素，导致置管侧肢体随意性的自主活动受限制，使其血液流动缓慢，是静脉血栓形成的高危人群。

根据 2015 年 NCCN 癌症相关静脉血栓防治指南 V.1 推荐，急性期（诊断同时或诊断评价过程中）静脉血栓形成治疗首选低分子量肝素（如达肝素（200IU/kg ih qd）或依诺肝素（1mg/kg ih q12h）。其他可选药物如磺达肝素（5~10mg ih qd）或普通肝素。不推荐口服新型抗凝药物如阿哌沙班、达比加群酯和依度沙班等。慢性期静脉血栓形成治疗：对近端深静脉血栓形成或肺栓塞患者，前 6 个月，首选低分子量肝素单药治疗；之后可考虑华法林治疗，并控制 INR

2~3。不推荐口服新型抗凝药物如阿哌沙班、达比加群酯等。治疗疗程至少3个月。对于非导管相关血栓，如果为活动性癌症、正在接受治疗或存在持续性高危因素，推荐持续抗凝。而对于导管相关性血栓，只要导管存在，就需要抗凝，移除导管后还需至少持续抗凝治疗3个月。

本例患者经PICC后，导管一侧颈内静脉发生静脉血栓，为导管相关性血栓，因为持续化疗，没有移除导管，故无论住院期间还是出院后都应持续抗凝。急性期治疗选择达肝素200IU/（kg·d），本例患者体重47kg，因此剂量为9400IU qd；慢性期治疗首选仍为低分子量肝素［如达肝素150IU/（kg·d）］。患者确诊静脉血栓形成后达肝素剂量不足、出院后停药、依从性差等综合因素导致静脉血栓治疗失败。鉴于患者对频繁皮下注射的依从性较差，低分子量肝素治疗满6个月后可改为口服华法林持续抗凝治疗。

2. 肿瘤患者的血栓预防

根据2015年NCCN癌症相关静脉血栓防治指南推荐，无抗凝禁忌的住院肿瘤患者应接受预防性抗凝治疗（推荐级别：1级）。预防性或治疗性抗凝治疗的禁忌包括绝对禁忌和相对禁忌。绝对禁忌：近期中枢神经系统出血、颅内或脊髓高危出血病灶、活动性出血（大出血，24小时内输血超过2单位）；相对禁忌：慢性、有临床意义的可测量出血>48小时、血小板减少症（血小板<50 000/μl）、严重血小板功能障碍、近期进行出血风险高的大手术、凝血障碍基础疾病、高位跌倒、腰麻/腰椎穿刺。

本患者无抗凝禁忌，首次住院期间就应预防性抗凝。预防性抗凝药物首选低分子量肝素如达肝素（5000IU ih qd）；可选：磺达肝癸钠（2.5mg ih qd）（1级）、普通肝素（5000IU q8h~q12h）（1级）、阿司匹林（仅适用于低风险、门诊多发骨髓瘤患者）以及华法林。出院后是否需要预防性抗凝需要经过评分确定。

2012年美国胸科医师协会（ACCP）抗栓治疗和血栓预防指南第9版（非手术患者血栓预防）指出，对于血栓形成风险较高的住院患者，住院期间推荐使用低分子量肝素等抗凝药（1B级）进行血栓预防，出院后不推荐预防性抗凝治疗。根据Padua风险因素评分表（如表22所示），大于4分为高风险。本患者首次化疗后严重乏力、恶心，轻度呕吐，卧床休息时间至少3天，评分可达6分，为高危人群，首次化疗住院期间推荐使用低分子量肝素等抗凝药进行血栓预防，与NCCN指南结论相同。

内科住院患者静脉血栓栓塞症预防中国专家组建议（2015年），也推荐根据ACCP-9中Padua风险因素评分表选择高风险患者。

表 22　Padua 静脉血栓风险因素评分表

危险因素	评分
活动性恶性肿瘤，患者先前有局部或远端转移和（或）6 个月内接受过化疗和放疗	3
既往静脉血栓栓塞症	3
制动，患者身体原因或遵医嘱需卧床休息至少 3 天	3
已有血栓形成倾向，抗凝血酶缺陷症，蛋白 C 或 S 缺乏，Leiden V 因子及凝血酶原 G20210A 突变，抗磷脂抗体综合征	3
近期（≤1 个月）创伤或外科手术	2
年龄≥70 岁	1
心脏和（或）呼吸衰竭	1
急性心肌梗死和（或）缺血性脑卒中	1
急性感染和（或）风湿性疾病	1
肥胖（体重指数≥30kg/m^2）	1
正在进行激素治疗	1

3. 治疗结果

结合 2015 年 NCCN 癌症相关静脉血栓防治指南和患者需要持续化疗暂时不能移除导管的情况，临床药师建议选择足量低分子量肝素持续抗凝治疗，并与患者积极沟通，减轻患者皮下注射的顾虑，鼓励患者坚持按照医嘱剂量用药，临床最终选择那屈肝素钙（4100IU ih q12h）抗凝治疗，第 5 周期入院时，患者诉颈部疼痛明显缓解，超声提示：左侧颈内静脉血栓有部分再通。

（四）治疗体会

静脉血栓栓塞已成为内科住院患者常见病发症和重要死亡原因之一。本患者为 VTE 高危患者，根据 NCCN 癌症相关静脉血栓栓塞性疾病指南（2015 年）和 ACCP-9 抗栓治疗和血栓预防指南 2012 年版（非手术患者血栓预防），患者第一次住院期间应进行预防性抗凝治疗。患者发生静脉血栓后，应当引起足够的重视，尽量减少因为治疗不及时而引发的不良事件。临床药师应当及时对患者做出相应风险/获益评估，针对高危人群积极预防和治疗，协助临床医师制定更为合理有效的治疗方案。

（五）专家点评——朱文玲

本文通过一例胃癌PICC相关静脉血栓患者的抗凝治疗体会，介绍2015年NCCN癌症相关静脉血栓栓塞性疾病指南和2012年ACCP-9抗栓治疗和血栓预防指南。对肿瘤患者应进行血栓风险评估，高危人群宜采取血栓预防治疗。PICC导管可增加住院患者发生上肢深静脉血栓形成的风险。2015年有文献报告909例PICC置管患者中268例发生深静脉血栓形成（29%）。留置PICC导管的患者应进行深静脉血栓检测，已经形成深静脉血栓的患者应采用低分子量肝素抗凝治疗3~6个月。本文报告的患者使用达肝素钠，该低分子量肝素用于深静脉血栓形成的常规剂量为200IU/（kg·d），有别于深静脉血栓形成的预防剂量。患者体重47kg，达肝素钠的日剂量应为9400IU，显然本例达肝素钠的治疗剂量不足（达肝素钠5000IU/d）。作者提醒深静脉血栓形成的抗凝治疗，低分子量肝素剂量需足量才能收效。

参考文献

[1] Angele MK, Catania RA, Ayala A, et al. Dehydroepiandrosterone: an inexpensive steroid hormone that decreases the mortality due to sepsis following trauma-induced hemorrhage. Arch Surg, 1998, 133 (12): 1281-1288.

[2] 李俊英, 于春华. 肿瘤患者PICC相关性血栓的研究进展. 华西医学, 2008, 23 (4): 893-894.

[3] Kahn SR, Lim W, Dunn AS, et al. Prevention of VTE in Nonsurgical Patients. Antithrombotic Therapy and Prevention of Thrombosis, 9th ed: American College of Chest Physicians Evidence-Based Clinical Practice Guidelines. Chest, 2012, 141: e195S-e226S.

[4] 中华医学会老年医学分会, 中华医学会呼吸病学分会, 《中华老年医学杂志》编辑委员会, 等. 内科住院患者静脉血栓栓塞症预防的中国专家建议. 中华结核和呼吸杂志, 2015, 38 (1).

[5] NCCN Clinical Practice Guidelines in Oncology: Venous Thromboembolic Disease. Version 1. 2015.

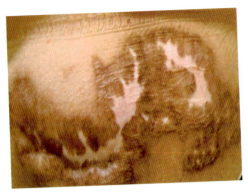

彩图 1 患者皮肤破溃后逐渐愈合,瘢痕形成

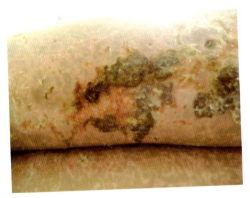

彩图 2 入院时可见陈旧性出血性皮疹,部分融合破溃,点状脓肿形成

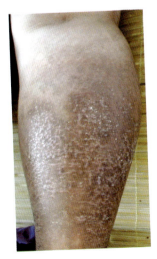

彩图 3 原有皮疹消退

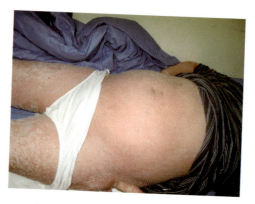

彩图 4　全身弥漫红斑脱屑，腹膨隆

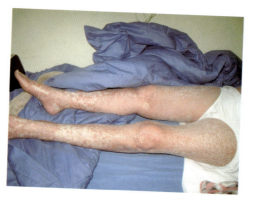

彩图 5　双下肢暗红斑，胫前压凹性水肿

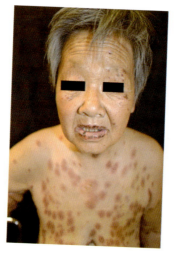

彩图 6　躯干靶形红斑，口唇糜烂结痂

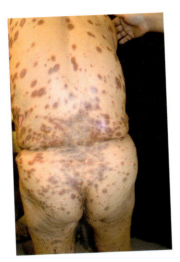

彩图 7　躯干散在大小不一水疱，疱壁松弛

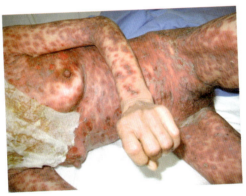

彩图 8　全身弥漫暗红斑、大小不一糜烂面，口腔、眼结膜糜烂

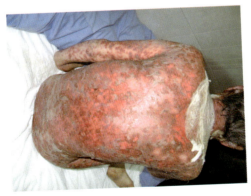

彩图 9　背部皮肤松解，露出鲜红色糜烂面，有渗液

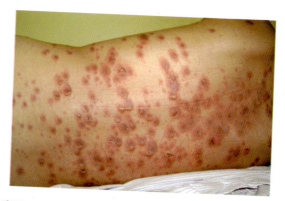

彩图10 中毒性表皮坏死松解症（TEN）的皮损表现

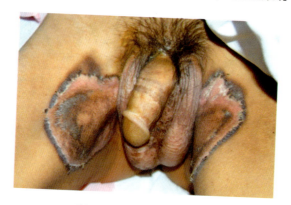

彩图11 会阴部皮肤损害

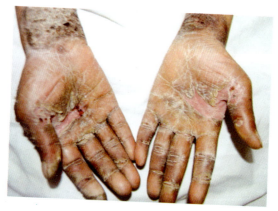

彩图12 双手皮肤损害